21 世纪医学类精编教材

U0325260

药事管理学

主编 于 滨 杨 茜 杨怀勇

吉林科学技术出版社

图书在版编目（CIP）数据

药事管理学／于滨，杨茜，杨怀勇主编. -- 长春：
吉林科学技术出版社，2020. 8
ISBN 978-7-5578-7346-2

Ⅰ. ①药… Ⅱ. ①于… ②杨… ③杨… Ⅲ. ①药政管
理-管理学-高等学校-教材 Ⅳ. ①R95

中国版本图书馆 CIP 数据核字（2020）第 157721 号

药事管理学

YAO SHI GUAN LI XUE

主　　编　于　滨　杨　茜　杨怀勇
出 版 人　宛　霞
责任编辑　郭　廓
封面设计　曾宪春
制　　版　北京荣玉印刷有限公司
开　　本　787 mm×1092 mm　1/16
字　　数　330 千字
印　　张　13
印　　数　1-1500 册
版　　次　2020 年 8 月第 1 版
印　　次　2021 年 5 月第 2 次印刷
出　　版　吉林科学技术出版社
发　　行　吉林科学技术出版社
地　　址　长春市福祉大路 5788 号出版集团 A 座
邮　　编　130118
发行部电话/传真　0431-81629529　81629530　81629531
　　　　　　　　　　81629532　81629533　81629534
储运部电话　0431-86059116
编辑部电话　0431-81629520
印　　刷　保定市铭泰达印刷有限公司
书　　号　ISBN 978-7-5578-7346-2
定　　价　49. 80 元

前　言

药事管理学作为一门应用学科，是药学科学与社会科学相互交叉、渗透而形成的交叉学科，它运用管理学、法学、经济学、社会学等学科的原理和方法研究药学事业各种实践活动及其基本规律。通过本课程的学习，学生可以了解药事活动的主要环节、内容及其基本规律，掌握我国药品管理的法律、法规和基本政策，熟悉药事管理的体制及组织机构，具备药品研制、生产、经营、使用等方面的管理和监督的能力，并能在实践中运用相关理论和知识，分析和解决实际问题，同时，为学生参加执业药师资格考试奠定基础。

按我国现行的学科划分，药事管理学属于药学学科的分支，是教育部规定的高等药学教育的专业核心课程；同时，在我国执业药师资格考试中，"药事管理与法规"为四大考试科目之一；另外，国家对药品生产、经营企业和医疗机构药学部门具有高级技术职称的专业人员执业药师资格认定时，"药事管理与法规"是唯一需要考核的内容。

本书在编写上注重体现药事管理学的学科特点，以《中华人民共和国药品管理法》为主线，以药品监督管理为核心，围绕药品研制、生产、经营、使用、监督管理这一脉络对药事管理学科相关内容进行整合。本书在编写过程中得到各编者所在单位的大力支持，在此表示衷心的感谢！

由于编写时间紧迫，编者学识水平有限，不妥之处，敬请广大师生和读者赐教，以便修订时进一步完善。

目　录

第一章 绪 论

第一节 药事管理概述

一、药事与药事管理的概念

（一）药事

医药是人类一定历史阶段的产物，其孕育、形成与发展已有数千年的历史，与社会政治、经济、文化、科技等的发展进步密切相关。中国历史典籍记载。早在神农氏时代就有了医药方面的描述。据《淮南子·修务训》所载："神农尝百草之滋味，水泉之甘苦，令民知所避就，当此之时，一日而遇七十毒。"《史记·补三皇本纪》总结为"神农氏……始尝百草，始有医药"。

"药事"一词也源于我国古代医药管理用语。据《册府元龟》中记载："北齐门下省，统尚药局，有典御二人，侍御师二人，尚药监四人，总御药之事。"北周设有"主药"6人，主管药物事宜。由此可见，早在南北朝时期（公元420年~公元589年），医药管理已有明确的分工，设有专职人员掌管药事工作。随着社会的变迁和药学事业的进步，"药事"的含义也在不断变化。

19世纪，"药事"一词成为日本药品管理的法律用语。1948年日本的《药事法》中，将药事定义为"与医药品、用具及化妆品的制造、调剂、销售、配方相关的事项"。

本教材将"药事"定义为：药事泛指一切与药品研发、生产、流通、使用、监督管理等有关的一系列事项与活动，是由与药学相关的若干个部门及其活动所构成的一个完整系统。其中，药学相关部门主要包括药品研发、药品生产、药品经营、药品使用、药品监督管理和药学教育等部门，其活动主要围绕药品领域的研发、生产、流通和使用四个环节展开。药学相关部门及其活动的最终目标是为人类防治疾病提供质量安全有效的药品，促进合理用药，保障公众健康。

（二）药事管理

1. 起源与发展　美国药学教育中的"药事管理"（Pharmaey Administration）一词最早出现在1950年。1915年8月，美国药房委员会协会（National Association of Boards of Pharmacy，NABP）与美国药学教师学会（American Conference of Pharmaceutical Facuhies，AcPF）联合组建了关于药学考试的专业委员会。1916年，药学考试专业委员会分化为六个部门，"商业药学与法学"是其中的一个部门，标志着商业药学的地位得到正式确立。商业药学是药事管理学的前身，研究内容和授课内容仅限于与药师密切相关的药房工作实践。1928年，商业药学与法学分委员会改名为药物经济学分委会。1938年，《联邦食品、药品和化妆品法》通过，药师的法律意识随之增强。同年召开的药物经济学分委会年会的调查问卷中首次使用"药事管理"一词来表示教师们对"管理"的理解。1950年，ACPF将所有专业认可文件中有关药物经济学和药物管理学的称谓统一改为药事管理学。

"Pharmacy Administration"在我国曾被译为"药房管理""药学行政""药政"等，1985年，华西医科大学药学院首次将其译为"药事管理"，并成立了药事管理教研室，正式给药学各专业本科生开设"药事管理学"必修课程。1986年中国药学会成立药事管理学分会。1987年国家教育部将"药事管理"列入药学专业必修课，同年《中国药事》杂志发行。1988年原卫生部药政局组织编写的《药事管理学》出版，1989年原卫生部颁布的《医院药剂管理办法》规定医院需成立药事管理委员会。由此，自1985年以来，"药事管理"在我国得到广泛的认可与应用。

2. 药事管理的概念 "药事管理"的概念与"药事"和"管理"这两个概念紧密相关。目前关于药事管理尚无统一和公认的定义，较具代表性的定义是：药事管理是指对药学事业的综合管理，是运用管理科学的基本原理和研究方法对药学事业各部分的活动进行研究，总结其管理活动规律，并用以指导药学事业健康发展的社会活动，是人类管理活动的一部分。

药事管理有宏观和微观之分。宏观的药事管理是指国家对药品及与药品相关事务的管理，国家通过制定、颁布政策法规、管理办法和文件、药品标准等，要求各药学相关部门执行；通过加强对药品的研发、生产、流通和使用等环节的管理，保证公民用药安全、有效、经济、适当；并通过监督检查对违法者进行处罚等手段来加强管理。微观的药事管理是指各药学相关部门内部的管理，包括人员管理、财务管理、物资设备管理、药品质量管理、技术管理、药学信息管理、药学服务管理等工作。

3. 药事管理的目标 药品从无到有、直到作用于人体主要经历四大环节，即研究开发、生产、流通和使用，每个环节依次作为其下一个环节的条件和基础，每个环节都是既相互作用、相互影响又相对独立的子系统，共同构成药事管理系统。药事管理是对上述四个环节的全面系统性管理，因此，药事管理的目标应该涵盖各个子系统的目标。

我国药事管理的根本任务是保证公众用药安全、有效、合理，保护和促进公众健康。这就要求不仅要实现药品自身的安全性、有效性、经济性和合理性；还必须确保使用环节分系统目标的实现，即保证用药的安全、有效、经济、适当。此外，在总目标中并没有直接提及质量稳定、可靠、均一性以及价格合理、可及性、可获得性等常见的重要因素，其原因在于药品质量的稳定、可靠、均一是实现安全性、有效性的必然要求，而价格合理、可及性及可获得性是实现经济性和适当性的必然结果。

二、药事管理的重要性

（一）建立基本医疗卫生制度，提高全民健康水平

建立基本医疗卫生制度的目标是让人人享有基本医疗卫生服务。药品供应保障体系是基本医疗卫生制度的组成部分，享有基本医疗卫生服务的公平性问题以及有效控制医疗费用的问题都涉及药品研发、生产、流通和使用的相关政策与具体管理措施。建设药品供应保障体系的重点之一是建立国家基本药物制度，包括制定基本药物目录，对国家基本药物定点生产、集中采购和统一配送，保证公众的基本用药等各个方面。这都需要加强药事管理，建立全面系统的药品管理体系。

（二）保证公众用药安全有效

管理的目的是为了实现组织目标。药品是全球公认的特殊商品，世界各国都对其施行比一般商品更加严格的管理。20世纪以来，各国普遍进行药事管理立法，制定了一系列药事法律法规。药事管理是依法管药，其目的就是为了保证人们用药安全、有效、经济、适当，维护公众

的身心健康。

（三）增强我国医药经济在全球的竞争力

制药工业始于 19 世纪，新药的不断发现与规模化的药品生产，大大降低了许多危害人类健康的疾病的发病率及危害性，有力地促进了医学发展。新药研发带来的高额经济效益和持续快速发展，使其成为各国经济领域的重要组成部分，国际药品贸易也一直是竞争激烈的市场。20世纪中后期以来。国际医药经济的竞争逐渐成为医药卫生服务及药事管理的竞争：质量与新药的竞争也逐渐转移为质量管理的竞争、新药的质量和药学服务的竞争、药业道德秩序的竞争。随着全球医药产业格局的不断变化，我国医药企业面临越来越多参与国际竞争的新机遇和新挑战，这给我国的药事管理提出了更高的要求，即不仅要有与国际接轨的药事管理法律法规，还要有更多样化更先进的技术管理手段等。

第二节 药事管理学科及其发展

一、药事管理学科的定义和性质

（一）药事管理学科的定义

药事管理学是研究药学事业各部分活动及其管理的基本规律和一般方法的科学，是应用管理学、社会学、经济学、法学、行为科学等学科的原理和方法总结药事管理活动的规律，指导药学事业健康发展的科学。

（二）药事管理学科的性质

药事管理学是药学的二级学科，但同时也具有社会科学性质。它的教育与研究除了扎根于药学及其分支学科之外，更集中于社会学、法学、经济学、管理学和心理学等社会科学，全面体现了药品研制、生产、经营、使用、价格、信息等诸多管理与实践。

1. 药事管理学是一门交叉学科　药事管理学是药学与社会科学（管理学、社会学、法学、经济学）交叉渗透而形成的边缘学科，涵盖了药学、管理学、社会学、法学、经济学、心理学等学科的理论和知识，是一门交叉学科。

2. 药事管理学是药学的一个分支学科　药事管理学是药学科学与药学实践的重要组成部分，其运用社会科学的原理和方法研究现代药学事业各部门活动及其管理，探讨药学事业科学管理的规律，促进药学事业的发展，因而是药学学科的一个分支学科。

3. 药事管理学具有社会科学的性质　药事管理学主要探讨与药事有关的人们的行为和社会现象．研究对象是药事活动中的管理组织、管理对象的活动、行为规范以及他们之间的相互关系。因此，药事管理学具有社会科学的性质。

二、我国药事管理学科的形成与发展

（一）我国药事管理学科的形成

我国开设药事管理学始于 20 世纪 30 年代。当时，部分高等药学院系中开设了"药物管理法及药学伦理""药房管理"等课程。新中国成立后，1954 年高教部颁布的药学教学计划中，将"药事组织"列为必修课程和生产实习内容。1956 年各药学院校正式成立了药事组织学教研室，开设药事组织学，最高达 136 学时，后改为 54 学时。但"文革"期间各高等药学院校停开此类课程。1980 年，原卫生部药政管理局举办了全国药政干部进修班，正式开设"药事管理"课程。1984 年《药品管理法》颁布后，药事管理学科的发展再度引起广泛重视。从 1985 年秋季开始，华西医科大学给药学、药化专业学生开设了必修课程《药事管理学》，第二军医大学药学院、北京医科大学药学院、西安医科大学药学院也将该课列为必修课程。1987 年，原国家教委将药事管理学列为药学专业的必修课程，并定为该专业的一门主要课程，制订了课程基本要求。1993 年，吴蓬教授主编的规划教材《药事管理学》出版使用，至 2001 年，我国高等药学院（系）普遍开设了药事管理学课程。

（二）我国药事管理学科的发展

近年来，药事管理学科在我国有了较大的发展，取得的成绩主要表现在以下方面。

（1）药事管理学被国家教育部门列为药学专业的主干课程，从政策上保证了该学科的发展。目前，各高等医药院校均将其列为必修课程。同时，药事管理学系列课程得到了发展。除药事管理课程外，一些高校还为本科生、研究生开设了药事管理学系列课程，如药学史、药品质量管理与监督、医院药事管理、药品生产经营质量管理、药品市场学、新药开发管理、药事法规、药品生产企业管理、药物经济学等。2005 年，四川大学药事管理学课程被评为药事管理学科国内首个省级精品课程；2008 年，中国药科大学的药事法规课程被评为药事管理专业首个国家级精品课程。

（2）部分院校指导本科生进行药事管理毕业论文设计，在生产实习中也列入药事管理的内容。

（3）药事管理学教材建设有了较快的发展，供各层次学生使用的药事管理学教材的出版，保证了药事管理教学的需要。

（4）部分院校成立了药事管理学教研室，建立了一支结构较为合理的师资队伍。

（5）中国药科大学、沈阳药科大学等多所高校招收培养药事管理学专业的本科生和药事管理学研究方向的研究生。2005 年，中国药科大学开始招收药事管理专业本科生。1982 年，第二军医大学张紫洞教授开始在药学专业下招收药物情报学方向的硕士研究生。20 世纪 90 年代初，经国务院学位委员会学科评议组评议，批准原华西医科大学在药剂学专业下正式招收药事管理学硕士研究生。之后，华西医科大学、中国药科大学、沈阳药科大学、西安医科大学先后开始招收培养药事管理学方向研究生。2000 年，经批准沈阳药科大学成为我国历史上第一个获得药学专业药事管理学方向博士研究生招生资格的大学，该校客座导师苏怀德教授成为我国第一个药事管理学方向的博士研究生导师。2002 年，经教育部批准，中国药科大学首次在药学一级学科下设置了社会与管理药学博士专业。之后，沈阳药科大学、四川大学、天津大学先后设置了药事管理学博士专业。2005 年，中国药科大学获准设立药物经济学博士专业。

（6）成立了学术团体，中国药学会和部分省级药学会组建了药事管理专业委员会，全国高等药学院校也成立了药事管理学科发展协作组。1986 年 10 月，中国药学会成了药事管理分科学会，1992 年后改称药事管理专业委员会，部分省级学会也组建了药事管理专业委员会，吸引了大量的药事管理干部、药学技术人员和教师参加药事管理学科的活动。1994 年 11 月，全国高等药学院校成立了药事管理学科发展协作组，1996 年，中国医院管理协会成立了药事管理委员会，也开展了多次学科交流会，并承担了政府部门交办的工作。

（7）创办了《中国药事》等药事管理学杂志，其他一些药学期刊如《中国药房》《中国药师》也专门开辟了药事管理栏目，为学科交流提供了园地。

（8）国家执业药师资格考试将"药事管理与法规"列为必考科目。执业药师资格制度的实施，使执业药师系统地学习了药事管理和药事法规的内容。经过学习、培训、考试、注册和继续教育，他们熟悉了药事管理的知识，掌握、熟悉了药学专业法律、法规，强化了依法生产、经营药品，保证药品质量的意识和能力。

（9）药事管理科研工作正在健康发展。药事管理科研工作者们申报、主持了国家、省部级研究课题，发表了大量的学术论文，出版了一批药事管理学专著。

三、药事管理学科的任务和研究内容

（一）药事管理学科的任务

药事管理学科的任务是促进医药学事业的发展，保证公众用药安全、有效、经济、合理，为保护公众健康做出贡献。药事管理学研究的最终目的，是通过对医药学领域各种社会、经济现象的探讨，剖析其影响因素，揭示其内在规律和发展趋势，从而为发展医药学事业提供理论依据和对策建议。

（二）药事管理学科的研究内容

1. 药品监督管理　即研究药品的特殊性及其管理的方法，制定药品质量标准．制定影响药品质量标准的工作标准、制度，制定国家药物政策、基本药物目录，实施药品分类管理制度、药品不良反应监测报告制度、药品质量公报制度等，对上市药品进行再评价，提出整顿与淘汰的药品品种，并对药品质量监督、检验进行研究。

2. 药事组织管理　即运用社会科学的理论，进行分析、比较、设计和建立完善的药事组织机构及制度，优化职能配备，减少行业、部门之间重叠的职责设置，提高管理水平。

3. 药学技术人员管理　即研究药师管理的制度、办法，通过立法的手段实施药师管理事务。

4. 药品注册管理　即研究新药的分类、药物临床前研究质量管理、临床研究质量管理及其申报、审批，进行规范化、科学化的管理，制定实施管理规范，如 GLP、GCP，建立公平、合理、高效的评审机制，提高我国上市药品在国际市场的竞争力。

5. 药品管理立法　即研究如何根据社会和药学事业的发展，为确保公众用药安全、有效．对不适应社会需求的或过时的法律、法规、规章适时修订。

6. 药品知识产权保护　即研究如何对药品领域的发明创造进行法律保护，涉及药品的注册商标保护、专利保护、中药品种保护等内容。

7. 药品信息管理　即主要研究国家对药品信息的监督管理，包括药品说明书和标签的管理、药品广告管理、互联网药品信息服务管理。

8. 药品生产、经营管理　即运用管理科学的原理和方法，研究国家对药品生产、经营企业的管理和药品企业自身的科学管理，研究制定科学的管理规范，如 GMP、GSP，指导企业生产、经营活动等。

9. 医疗机构药事管理　即研究医疗机构药事管理组织机构、药学专业技术人员配置与管理、调剂和处方管理、制剂管理、药品供应与管理、药物临床应用管理等。

10. 中药管理　即研究如何根据中药的特点对中药进行管理，包括中药品种保护、野生药材资源保护、中药材生产质量管理等内容。

第三节　药事管理学的研究方法

药事管理学研究中可以采用的研究方法主要有文献研究法、调查研究法、实验研究法、实地研究法。

一、文献研究法

文献研究法是指通过查阅、收集有关药事管理的科研文献资料，获取所需信息、知识、数据和观点的研究方法。文献是记录信息和知识的载体，文献信息是学习药事管理学的基础，只有掌握了大量的文献信息，不断增长学识，才能更好地进行药事管理学的学习。

药事管理学文献信息收集途径较多，可通过查询相关图书、进行网络检索等取得相应的信息，但所得到的信息，往往需要研究者进行二次加工才能更好地为研究服务。

文献研究法的优点在于：适用于研究不可能或不方便直接接触的研究对象。尤其适用于研究药事管理活动发展趋势一类的问题。另外，文献研究法所需费用低、时间短。文献研究如果资料不够充分或不可靠，可以继续查阅或重新分析。

文献研究法的缺点是：获得的文献不一定能满足研究者的需要，文献资料受一定历史阶段的限制，有的评价结论不一定再适用于现在的情况，因为环境已经发生改变。

二、调查研究法

药事管理学的调查研究法主要采用抽样调查法，即从总体中抽取一定数量的样本，根据样本特征推断总体特征的调查方法，主要适用于描述性、解释性或探索性研究。在调查研究法中，问卷往往是不可或缺的研究工具，问卷设计是技术性、专业性很强的工作，设计的样式、问题的方式和难易程度以及题目的顺序等都直接影响到调查的成功与否。

在实施调查研究时，可采用灵活的调查方式，如留置问卷调查、邮寄问卷调查、集中填答问卷、当面访谈填答问卷、电话访问填答问卷等。每种方法都有其各自的优缺点。

三、实验研究法

在药事管理学研究中，实验研究法适用于具有严密、准确的概念和假设的研究，特别适用于解释药事管理学问题的研究，而不适用于描述性研究。

实验研究方法在研究现场中进行，资料搜集与研究过程同步，它对研究环境实行一定的控制或加入一些刺激因素，因此实验不仅可以依据原因去预测结果，而且还可以通过控制原因去发现预期的结果。

实验研究方法有其自身的优势，例如可直接确定因果关系或相关关系，可避免大规模施行某项措施造成的损失，易于反复实验，对实验过程的控制力强等，因此，在药事管理学研究中可用于政策推行之前的小规模测试，在微观药事管理学研究中也可应用．例如测试某种新管理方法、工具的有效性等，但实验过程中主观因素的影响有时很难消除。

四、实地研究法

实地研究法是指研究者直接深入到药事管理活动中，采用观察、访问等方法去收集基本信息或原始资料，然后依靠研究者本人的理解得出一般性结论的方法。

实地研究法的主要特点是研究者作为真实的成员和药事活动参与者参与到药事活动或事件之中。通过尽可能全面的、直接的观察和访谈，收集具体、详细的定性资料，依靠研究者的主观感受来理解其所得到的资料，并在归纳、概括的基础上建立起对这些现象的理论解释。

实地研究法的主要优点是得到的信息效率较高，是被访者真实的态度和情感流露。另外，实地研究方式灵活，操作程序不繁琐，适合研究复杂的药事活动或事件，特别适合为解决某一微观药事管理活动的具体问题而进行的研究。

实地研究法的主要缺点是分析方法只能采用定性分析方法，缺乏对研究结果的准确描述。观察方法的主观性比较强，实地研究过程中容易受到各种外界因素的干扰，有可能中断研究。

第四节　我国药事管理的发展趋势

一、药事管理的法定性将不断提高

随着经济全球化步伐的加快，国外许多药事管理界的学者已提出各国药品管理协调的思想。药品管理的国际协调必然要求药事法规的国际协调，所以国际协调是药事法规的发展趋势。

同时，药事法规的相当一部分内容是技术规范的法律化，其调节对象主要是药品。而药品是高科技产品，一方面，健康需求与医疗服务的提供将促使国家药品标准将越来越高；另一方面，生物技术、基因工程等新技术的出现与发展将会带来许多新的管理问题，将对传统的管理理念产生冲击，进而影响药事法规。因此未来的药事法规将会有越来越多的内容涉及上述问题，药事法规的技术性将越来越强。

因此．综观国内外药事法规，主要有两大宗旨：一是保证药品安全有效，维护公众健康；二是促进医药产业的快速健康发展。这两个组成部分的协调发展将成为国际药事法规的未来发展趋势。

二、药品监管体系逐步完善．监管人员职业素质提升

自国家药品监督管理局成立以来，药品监管部门在体系构建和体制建设方面取得较快发展。我国正在不断探索完善药品监督管理体系，有序的组织结构、明确的部门职责、切实的保障机制将有利于提高药品监管的效率和水平。

药品监管人员的素质直接决定着监管的效率和水平，提升监管人员的职业素质和执法水平是保证药品安全的关键。药品监管人员培训是保持和提高监管队伍素质的重要途径，因此，药品监管机构的专业性，也体现在监管机构要配备相关领域的专业人员，从而保证监管工作的准确执行。建立和完善药品监管系统教育培训体系，完善从业人员的相关法律法规至关重要。

三、借鉴国际先进管理手段与经验．提高我国药事管理效率

借鉴发达国家药品上市后监管的经验与方法，完善我国药品上市后监管和预警机制。如新加坡的药品上市后监管，包括"产品供应链完整性监测"以及"药师远程用药指导系统"等，能够将上市后监管最大程度地变被动为主动，提高监管效能。此外，药物警戒是保障患者用药安全的重要方式。2013年亚太经济合作组织协调中心药物警戒工作组研讨会首次召开，要求提高各国（地区）政府对药物警戒的重视程度，2020年达到"沟通协调、求真务实"的药物警戒管理目标。

四、管理与实践的结合将更加深入与具体

药事管理学是综合了社会学、经济学、法学和管理学等不同学科，具有综合性的一门学科，

然而药事管理离不开实践。许多药事管理的重要法律法规、制度措施等，都是从事药事管理活动的药师、管理人员等在总结实践经验的基础上提出和完善的。随着药物非临床研究质量管理规范（GLP）、药物临床试验质量管理规范（GCP）、药品生产质量管理规范（GMP）、药品经营质量管理规范（GSP）、医疗机构药事管理规定等法律法规的出台，将药事管理的理论、法律法规与相关政策等与药事管理实践更加紧密地结合在一起。法律法规的制定为药事管理活动实践提供了指导原则与要求，而药事管理实践则为法律法规的完善提供了丰富而生动的素材。随着药事管理法制化程度的不断提高，其严谨性也将越来越高，要求将越来越具体，因此与实践的结合也将随之更加深入。

五、执业药师与临席药师队伍将不断壮大

随着公众对合理用药的要求越来越高，药师在整个用药过程中的地位和作用也越来越重要。近年来，国内外药学有了较大的发展，逐步从过去单一的药品供应模式中脱颖而出．向技术服务型拓展，实现药学服务，对药师提出了更高的要求。

当前我国执业药师数量仍然不足。与发达国家相比．我国每万人口拥有的执业药师总量还比较低。国务院 2017 年发布《"十三五"国家药品安全规划》（国发［2017］12 号）进一步提出健全执业药师制度体系。建立执业药师管理信息系统。实施执业药师能力与学历提升工程，强化继续教育和实训培养。

2011 年 1 月我国印发了《医疗机构药事管理规定》，进一步丰富了医院药事管理的内涵。其中，明确提出了"临床治疗团队"的概念，规定了医疗机构应当配备临床药师的数量，以及医疗机构 I 临床药师的工作职责。随着医学的发展，临床专业分工越来越细，临床医生的工作重点更趋向于疾病的诊断，而疾病的治疗趋向于依靠临床治疗团队、各专业分工负责、紧密配合的模式发展。药师的工作也由传统保障药品供应转变到"以病人为中心"，参与临床药物治疗，监测药物不良反应，促进合理用药为主的工作中。临床药师职责的转变，将促使医院药学以临床药学为核心发展，而临床药师全面参与临床用药将是医院临床药物治疗的发展方向。

由此，加强药师队伍的建设与管理，维护药师的合法权益，增强药师的法律、道德和专业素质，提高药师的执业能力，保证药品质量和药学服务质量，促进合理用药成为我国药师人才队伍建设与发展的目标。

第二章 药品管理法律

药品是人类防治疾病的特殊商品，其质量关系到人体健康和生命安全。用法律手段对药品实施严格的监督与管理，是世界上大多数国家普遍的做法。建立健全药品管理法律制度，是国家实现对药品的监督管理，确保药品质量，保障居民用药安全和身体健康的重要措施。

第一节　概　述

一、药品的概念及特征

（一）药品的定义

根据《中华人民共和国药品管理法》（以下简称《药品管理法》）的规定，药品是指用于预防、治疗、诊断人的疾病，有目的地调节人的生理机能并规定有适应证或者功能主治、用法和用量的物质，包括中药材、中药饮片、中成药、化学原料药及其制剂、抗生素、生化药品、放射性药品、血清、疫苗、血液制品和诊断药品等。

药品的定义在我国有如下基本点。

（1）在我国药品的概念仅指人用药品，非用于人类疾病的药品如农药和兽药，不属于药品的范畴，不属于《药品管理法》调整的范围。

（2）药品的使用目的与使用方法有严格的限定，即药品的使用必须遵照医嘱或说明书，按照一定方法和数量使用才能达到预防、诊断或治疗人的疾病的目的，从而使药品与食品、保健品相区别。

（3）药品既包括传统药（中药材、中药饮片、中成药）与现代药，也包括药品制剂及原料药（化学原料药、中药材），虽然原料药并不是直接使用的药品，但也作为药品管理。

（二）药品的分类

根据不同的分类标准，药品可分为多种类别。从药品管理的角度可以将药品作以下分类。

1. 根据药物的起源和指导理论，分为现代药和传统药　现代药是指用化学、生物学等现代科学技术手段发现或获得，并按照现代医学、药学理论防治疾病的药品，包括化学药品、抗生素、生化药品、放射性药品、血清、疫苗、血液制品等。

传统药是指在传统医学、药学理论指导下防治疾病的物质，如我国的中药、蒙药、藏药等，主要包括动物药、植物药和矿物药等。

2. 根据购买与使用是否凭医师处方，分为处方药和非处方药　处方药是指必须凭执业医师或执业助理医师处方方可购买、调配和使用的药品。

非处方药是指由国务院药品监督管理部门公布，不需要执业医师或执业助理医师处方．消费者可自行判断、购买和使用的药品。非处方药由于安全性不同，又被分为甲、乙两类进行管理。

3. 根据药物的创新程度，分为新药和仿制药　新药是指未在中国境内外上市销售的药品。已上市药品改变剂型、改变给药途径、增加新适应证的，按新药管理。

仿制药是指仿制与原研药品质量和疗效一致的药品。

4. 根据审批机关和使用范围，分为上市药品和医疗机构制剂　上市药品是指经国务院药品监督管理部门审查批准，并发给药品生产（或试生产）批准文号或者进口药品注册证书的药品，可在市场上销售。

医疗机构制剂是指医疗机构根据本单位临床需要经批准而配制、自用的固定处方制剂．其由省级药品监督管理部门审查批准，发给医疗机构制剂批准文号，仅限本医疗机构使用。

5. 根据药品在管理中的地位，分为国家基本药物、基本医疗保险目录药品和国家储备药品

国家基本药物是指国家基本药物工作委员会从临床应用的各类药物中，经过科学评价而遴选出的、供临床首选、公众可公平获得的药物，一般按零差率销售，全部纳入基本医保目录。

基本医疗保险目录药品是指列入《基本医疗保险药品目录》的药品。该目录由国家劳动和社会保障部门组织制定并发布，分为甲类目录药品和乙类目录药品。甲类目录药品是临床治疗必需、使用广泛、疗效好，同类药品中价格低的药品，它由国家统一制定，各地不得调整；乙类目录药品是可供临床治疗选择使用、疗效好，比甲类目录中的同类药品价格略高的药品，它由国家制定，各地（省、自治区、直辖市）可适当（一般是15%）调整。

国家储备药品是指在中央统一政策、统一规划、统一组织实施的原则下，为确保发生灾情、疫情及突发事件时药品、医疗器械的供应，由承担储备任务的企业按照医药储备管理部门下达的计划进行储备的药品，一般由国家财政购买，免费提供给患者使用。

6. 根据管理的严格程度，分为特殊管理药品和一般管理药品　特殊管理药品是指国家采取有别于其他药品管理而实行更加严格管理的药品，我国《药品管理法》规定，国家对麻醉药品、精神药品、医疗用毒性药品、放射性药品实行特殊管理。实践中，对疫苗、戒毒药品、兴奋剂、药品类易制毒化学品等也采取较为严格的管理措施。

一般管理药品是指除特殊管理药品以外国家对其采取一般管理措施的药品。

（三）药品的特征

药品的特征表现在商品特征和质量特征两方面。

1. 药品的商品特征　药品和其他商品一样，通过交换渠道进入消费领域。具有商品的一般属性。但是由于药品直接关系着人的身体健康和生命安危，因而与一般商品相比，药品又具有其自身的特殊性。

（1）生命关联性　药品与其他消费品相比，其使用价值的不同之处就在于其与人的生命健康密切相关，人们使用药品的目的就在于防治疾病，恢复健康。

（2）作用双重性　药品既可以防病治病，又存在不同程度的毒副作用而危害人身安全。如果药品使用合理、管理得当，就能达到治病救人、保护健康的目的；如果使用不合理、管理失当．则可能影响人体健康甚至危及生命。

（3）专业技术性　一方面，药品质量是否合格只有药学专业技术人员依靠其药学专业知识进行判断，对于药品内在质量，还需要借助于专门的检验方法和检验仪器来判断；另一方面．药品能否正确合理的使用，一般也必须依靠具有专门医学、药学专业知识的执业医师、执业药师指导。

（4）缺乏需求价格弹性　对于患病人群来说，药品属于必需品，为了治疗疾病、恢复健康、维持生命，患者不会因为药品价格的上涨而减少、停止购买或使用药品；对于健康人群来说，

药品是无用之物，他们不会因为药品价格的降低而购买、使用药品，药品的需求受价格的影响较小或不明显。

（5）公共福利性　作为商品，药品流通遵循价值规律的基本原则，但在社会发生灾情、疫情、战争等紧急需要药品的特殊情况，药品又具有非商品提供的社会福利性。同时，国家推行基本药物政策、对药品广告进行审查管理等，旨在通过宏观调控和监督管理，保证人们的用药需求和合法权益，也是药品公共福利性的体现。

2. 药品的质量特征　药品质量是指药品能满足预防、治疗、诊断人的疾病，有目的地调节人的生理机能等使用要求的特征总和，即药品的安全性、有效性、稳定性、均一性等指标符合规定的标准。由于药品直接关系到疾病防治的效果和患者的生命健康，因此，药品的质量至关重要．药品必须符合质量标准要求。为此，国家制定了一系列的法律法规和技术标准，加强对药品质量的监督管理。对于药品而言，只有合格药品和不合格药品之分，不存在低于质量标准的残次品和等外品。

（1）安全性　指药品按规定的适应证、用法、用量使用后，对人体产生毒副作用的程度，如"三致"（致畸、致癌、致突变）作用、毒性和副作用、不良反应、药物相互作用和配伍、使用禁忌等。

（2）有效性　指药品在规定的适应证、用法、用量条件下预防、诊断、治疗疾病的有效程度。有效程度的表示方法，在我国采用"痊愈""显效""有效""无效"等加以区别；在国外有的采用"完全缓解""部分缓解""稳定"等来区别。

（3）稳定性　指药品在规定的条件下保持其安全性、有效性的能力，也包括保持其物理、化学、生物药剂学等指标的能力。

（4）均一性　是指药品成分在每一单位（片、粒、瓶、支、袋）药品中的物理、化学、生物药剂学、安全性、有效性、稳定性等指标符合规定要求的同等程度。

二、药品管理法的概念及渊源

（一）药品管理法的概念

药品管理法的概念有广义和狭义之分。广义的药品管理法与药事管理法律体系或者药事管理法同义，是指调整药品研制、生产、流通、使用和监督管理，确保药品质量，增进药品疗效，保障用药安全，维护人体健康活动中产生的各种社会关系的法律规范的总和。狭义的药品管理法仅指1984年第六届全国人大常委会第七次会议通过。2001年重新修订的《药品管理法》。

（二）药品管理法的渊源

药品管理法的渊源，是指药品管理法律规范的具体表现形式，即某种药品法律规范是由何种国家机关制定或认可，具有何种表现形式或效力等级。我国药品管理法的渊源主要有以下几种形式。

1. 宪法　是国家的根本大法，规定国家的根本制度和根本任务。具有最高的法律效力。是其他法律规范的基础。宪法由我国最高权力机关——全国人民代表大会制定和修改。我国《宪法》二十一条规定，"国家发展医疗卫生事业，发展现代医药和我国传统医药，鼓励和支持农村集体经济组织、国家企业事业组织和街道组织举办各种医疗卫生设施．开展群众性的卫生活动，保护人民健康。"这是药品管理法律体系中最根本的法律规范。

2. 药品管理法律　是指由全国人大及其常委会制定的药品管理规范性文件，其地位和效力仅次于宪法。专门的药品管理法律即《药品管理法》，与药品管理有关的其他法律有《中华人民共和国中医药法》《中华人民共和国刑法》《中华人民共和国广告法》等。

3. **药品管理行政法规** 是由最高行政机关——国务院依法制定、修改并发布的药品管理规范性文件，一般以"条例、规定、办法"三种名称发布，其效力低于宪法、法律。与药品管理活动相关的行政法规主要有《中华人民共和国药品管理法实施条例》《麻醉药品和精神药品管理条例》《中药品种保护条例》《野生药材资源保护管理条例》等。

4. **药品管理地方性法规** 是由各省（自治区、直辖市）、省会市及国务院批准的较大的市人民代表大会及其常委会依法制定的法律规范，其效力低于宪法、法律且不超出本行政区域。如黑龙江省人大颁布的《黑龙江省野生药材资源保护条例》。

5. **药品管理规章** 分为部门规章和地方政府规章两种。部门规章是由国务院所属各部委和直属机构在本部门权限内发布的药品管理规范性法律文件，其地位低于宪法、法律、行政法规，主要为国家药品监督部门制定、修订并发布的行政规章，如《药品注册管理办法》《处方药与非处方药分类管理办法（试行）》《药品生产监督管理办法》《药品不良反应报告和监测管理办法》《药品召回管理办法》《药品流通监督管理办法》等；地方政府规章是指有权制定地方性法规的同级地方人民政府制定的规范性文件，其效力低于宪法、法律、行政法规、上级和同级地方性法规。如浙江省人民政府颁布的《浙江省医疗机构药品和医疗器械管理办法》。

6. **民族自治地方药品管理法规** 即民族自治地方人民代表大会及其常委会根据宪法、民族区域自治法和其他法律的规定，制定的自治条例、单行条例、变通规定和补充规定中的药品管理规范，在民族自治地方具有法律效力。如《玉树藏族自治州藏医药管理条例》《阿坝藏族羌族自治州野生中药材、菌类植物资源保护条例》等。

7. **中国政府承认或加入的药品管理国际条约** 国际条约一般属于国际法范畴。但经中国政府缔结的双边、多边协议、条约和公约等，在我国也具有约束力，如 1985 年我国加入《1961 年麻醉药品单一公约》和《1971 年精神药物公约》。

8. **法律解释** 是指有权的国家机关，在药品管理法律实施过程中，对法律的含义以及在实践中如何应用所作的解释，包括全国人大及其常委会对《药品管理法》等涉药法律所做的立法解释，国家行政机关在执行法律中对药品管理法律、法规和规章所做的行政解释，以及司法机关对药品管理法律适用问题所做的司法解释。

三、我国药品管理立法概况

我国是世界上最早采用法律手段对药品进行管理的国家之一。早在封建时代，就有对药品管理的规定，如《唐律疏议》中就有关于"合和御药，误不入本方，及题封误，造畜蛊毒以毒药药人，医违方诈疗病，医合药不如方"等方面的刑律。而我国现代意义上的药品管理立法，则最早始于 1911 年辛亥革命之后，一百多年的发展变迁大体经历了三个阶段。

（一）药品管理立法的萌芽

新中国成立前是药品管理立法的萌芽阶段。辛亥革命胜利后，1912 年，中华民国南京临时政府在内务部下设卫生司（1928 年改设卫生部），主管全国卫生工作，其下属第四科主办药政工作，并开始了早期药品管理的立法。至 1949 年，国民党政府先后发布《药师暂行条例》（1929 年 1 月）、《管理药商规则》（1929 年 8 月）、《麻醉药品管理条例》（1929 年 11 月）、《购用麻醉药品暂行办法》（1935 年 8 月）、《管理成药规则》（1930 年 4 月）、《细菌学免疫学制品管理规则》（1937 年 5 月）和《药师法》（1943 年 9 月）等药品管理法规，形成了我国最早的药品管理立法的框架。但由于刚刚起步，这些药品管理法规立法水平比较低，加之当时政治、经济因素的影响，大多流于纸上，在实践中未得到有效施行。

（二）药品管理立法的初创

新中国成立后至改革开放前是药品管理立法的初创阶段。1949年新中国成立后，一方面，为配合戒烟禁毒工作和清理旧社会遗留下来的伪劣药品充斥市场的问题，原卫生部制定了《关于严禁鸦片烟毒的通令》《关于管理麻醉药品暂行条例的公布令》《关于麻醉药品临时登记处理办法的通令》《关于抗疲劳药素药品管理的通知》《关于由资本主义国家进口西药检验管理问题的指示》等一系列行政规范性文件；另一方面，1958～1965年间随着我国制药工业的发展，国家有关部委制订了《关于综合医院药剂科工作制度和各级人员职责》《食用合成染料管理暂行办法》《关于加强药政管理的若干规定》《管理毒药限制性剧药暂行规定》《关于药品宣传工作的几点意见》《管理中药的暂行管理办法》等一系列加强药品生产、经营、使用管理的规章，奠定了我国药品管理法的基础，并在实践中取得了一定的成效。但在此之后的十年"文化大革命"期间，药品管理工作受到严重破坏，相关药品管理立法工作也基本停滞。

（三）药品管理立法的发展

改革开放以来是我国药品管理立法的发展阶段。1978年十一届三中全会后，国家提出建设社会主义法治国家的目标，在药品管理立法领域，1978年国务院颁布了新时期第一个纲领性药品管理文件——《药政管理条例（试行）》，卫生部和其有关部门也颁布了一系列配套行政法规和部门规章，包括《麻醉药品管理条例》《新药管理办法（试行）》《卫生部关于医疗用毒药、限制性剧药管理规定》等。这些法规和规章，对于保证药品质量，维护人体用药安全有效，发挥了极大的作用。但同时也存在着执法主体、法律责任不明确等问题，其效力的发挥受到限制。

鉴于我国医药卫生事业的发展与药品管理立法的相对滞后的矛盾，第六届全国人大常委会从20世纪80年代初开始酝酿起草我国药品管理法，几经审议，1984年9月20日第六届全国人大常委会第七次会议审议通过了《中华人民共和国药品管理法》，自1985年7月1日起施行。《药品管理法》是我国第一部全面的、综合性的药品管理法律，是我国药品管理立法历史上的一个里程碑，标志着我国药品管理进入法制化管理阶段。其后，在《药品管理法》实施十几年间，以《药品管理法》为依据，国家又先后出台多部配套行政法规和部门规章，药品管理立法取得突破性进展。但随着我国政治、经济和社会生活的发展变化。在药品管理方面也出现了许多新情况和新问题，使原《药品管理法》的有些规定难以适应现实需要，如药品管理法的执法主体发生变化，对有些违法行为处罚过轻，实践中已经改变的药品监管制度需要修改有关法律条文等。

为此，20世纪90年代末，《药品管理法》的修订工作提上日程，至2001年2月28日，第九届全国人大常委会第二十次会议审议通过了修订后的《药品管理法》，并于2001年12月1日起施行。此后，分别于2013年12月28日和2015年4月24日进行了两次修正。同时，为贯彻实施《药品管理法》，2002年8月14日，国务院颁布《中华人民共和国药品管理法实施条例》（以下简称《实施条例》），于2002年9月15日起施行。2016年2月6日，国务院重新修订了《实施条例》。《药品管理法》的修订和《实施条例》的颁布，是我国药品管理立法又一重大进展，也奠定了加入WTO后我国医药产业发展的法律基础。

为保证《药品管理法》的有效实施，国务院又先后制定颁布了《医疗用毒性药品管理办法》《放射性药品管理办法》《麻醉药品和精神药品管理条例》等行政法规，原卫生部和国家药品监督管理部门也先后发布《药品生产质量管理规范》《药品经营质量管理规范》《药品注册管理办法》等诸多部门规章。同时，各省、自治区、直辖市也相应制定了一系列有关药品管理的地方性法规和规章，我国药品管理法在不断发展过程中逐渐形成了具有中国特色的药品管理法律体系。

第二节　药品管理法律体系

一、药品管理法律体系的概念与特征

（一）药品管理法律体系的概念

药品管理法律体系是指以宪法为依据，以《药品管理法》为基本法，由数量众多的药品管理法律、法规、规章及其他规范性文件，按照一定的原则和结构组成的相互协调与制约的法律规范体系。

（二）药品管理法律体系的特征

药品管理法律体系除了具有法律体系的一般特征外，如系统性、客观性、规范性外，还具有以下几方面特征。

1. 以维护公众健康为目的　药品直接关系到用药者的健康与生命安全，药品管理法律体系对药品的研制、审批、流通、使用的全过程进行严格的法律调整，目的都是保障用药者的合法权益，维护公众的生命健康与安全。

2. 以质量管理为核心　药品能够发挥预防、诊断、治疗人的疾病及维护公众健康的作用的关键在于药品质量。因此药品管理法律体系对药品的研制、生产、流通、使用和监督管理等各个环节的调整均以保证药品质量为核心，从而使药品质量能够在研制和生产中形成，在流通中得以保持，并在使用中顺利实现。

3. 以技术管理为内容　技术性法律规范占重要地位，为保证药品质量，需要一系列药学技术规范指导药品的研制、生产、流通、使用和监督管理，药品管理法律体系中包括一系列的技术性规范，如《药品生产质量管理规范》（GMP）、《药品经营质量管理规范》（GSP）等，对影响药品质量的各个环节进行指导和管理。随着药品管理的规范化、科学化、法制化和国际化，以医药科学技术为内容主体的技术性法律规范将占据越来越重要的地位。这是药品管理法律体系有别于其他法律部门的最显著特征。

4. 以国际化为倾向　因为药品管理法律规范具有极强的技术性，更多体现的是法律的社会管理职能．无论国家的政治制度有何不同，但在药品管理方面均需遵循医药科学的规律，加之药品的国际贸易和技术交流日益频繁，也要求统一标准，因此各国药品管理法律体系趋同化趋势明显。同时，药品管理法律领域国际条约、公约和协议也日益增多，国际合作日益广泛。这是现代药品管理体系的一个明显特征。

二、我国药品管理法律体系的框架和主要内容

按照具体药品法律规范所调整的领域不同，药品管理法律体系可分为药物研制与药品注册法律规范、药品生产法律规范、药品流通法律规范、医疗机构药事管理法律规范、药品上市后安全监管法律规范、特殊管理药品管理法律规范、药品监督管理法律规范等几个主要组成部分。作为药品管理基本法的《药品管理法》及其《实施条例》从宏观上对以上各方面均作了原则性的规定，具体内容见本章第三节。而为贯彻实施《药品管理法》，国务院、原卫生部、药品监督管理部门等又围绕着《药品管理法》颁布了一系列行政法规、规章，使药品管理法律体系各部

分内容得以充实、完善，具有可操作性。本节不再重复《药品管理法》及《实施条例》的内容，主要从整体上概括各部分的法规、规章及其主要内容。

（一）药物研制与药品注册管理法律规范

从狭义上讲，药物研制与药品注册阶段主要包括药物的非临床研究、临床试验和药品上市注册三个阶段。这一阶段是药品质量的确定阶段，直接关系到上市后药品的质量和公众的用药安全，在我国这一阶段的法律规范主要包括以下几种，见表2-1。

表2-1　药物研制与药品注册管理主要法律规范

规范	颁布机关	主要内容	施行日期
《药物非临床研究质量管理规范》（GLP）	国家食品药品监督管理总局	对药物非临床安全性研究的组织机构和人员、实验设施、仪器设备和实验材料、实验系统、标准操作规程、研究工作的实施、质量保证、资料档案、委托方等方面的标准化规范	2017.9.1
《药物非临床研究质量管理规范认证管理办法》	国家食品药品监督管理局	GLP认证的申请与受理、资料审查与现场检查、审核与公告、监督管理、检查人员的管理等	2007.4.16
《药物临床试验质量管理规范》（GCP）	国家食品药品监督管理局	对临床试验的方案设计、组织实施、监督、稽查、记录、分析总结和报告的标准化规范以及保护受试者和病人在新药研究中的安全和利益的规定	2003.9.1
《药物临床试验机构资格认定办法（试行）》	国家食品药品监督管理局、卫生部	申请药物临床试验机构资格应具备的条件、申请与受理、现场检查、审核与公告、监督管理、检查人员的管理等方面的规定	2004.3.1
《药品注册管理办法》	国家食品药品监督管理局	临床前研究和临床研究的主要内容、药品注册的分类管理原则、药品注册申报和审批的条件和程序等	2007.10.1
《药品注册现场核查管理规定》	国家食品药品监督管理局	药品研究和生产现场核查的行政主体、工作流程、文书和表格形式及核查要点	2008.5.23
《中药注册管理补充规定》	国家食品药品监督管理局	中药研制、注册申请、补充申请、临床试验的补充规定	2008.1.7
《新药注册特殊审批管理规定》	国家食品药品监督管理局	符合规定的新药注册申请的特殊审批规定	2009.1.7
《药品技术转让注册管理规定》	国家食品药品监督管理局	药品技术转让注册申请的申报、审评、审批和监督管理	2009.8.19

（二）药品生产管理法律规范

药品生产阶段是药品质量的形成阶段，是决定药品质量的最关键阶段，药品生产管理的规范程度直接影响产出药品的质量。因此，药品生产阶段的法律规范至关重要，在我国主要包括以下几种，见表2-2。

表 2-2 药品生产管理主要法律规范

规范	颁布机关	主要内容	施行日期
《药品生产质量管理规范》（GMP）	卫生部	药品生产的质量风险管理、机构与人员、厂房设施及设备、洁净区级别、物料与产品、文件管理、生产管理、质量控制与质量保证、无菌药品灭菌方式、药品批次划分等方面标准化规范	2011.3.1
《药品生产质量管理规范认证管理办法》	国家食品药品监督管理局	GMP 认证中的申请、受理与审查、现场检查、审批与发证、跟踪调查、《药品 GMP 证书》管理等方面的规定	2011.8.2
《药品生产监督管理办法》	国家食品药品监督管理局	开办药品生产企业的申请与审批，药品生产许可证管理，药品委托生产及药品生产监督检查等方面的规定	2004.8.5
《药品说明书和标签管理规定》	国家食品药品监督管理局	药品说明书和标签管理的原则、药品说明书和标签内容、格式和书写印制等方面的要求	2006.6.1
《直接接触药品的包装材料和容器管理办法》	国家食品药品监督管理局	直接接触药品的包装材料和容器的生产、进口、使用注册管理等方面的规定	2004.7.20

（三）药品流通管理法律规范

药品流通阶段一般是指药品从生产者转移到消费者的中间过程，流通阶段的环节众多，涉及储存、运输、经营等多方面主体，存在很多影响药品质量的因素，因此针对这一阶段的法律规范种类多而庞杂，主要包括以下几种，见表 2-3。

表 2-3 药品流通管理主要法律规范

规范	颁布机关	主要内容	施行日期
《药品经营质量管理规范》（GSP）	国家食品药品监督管理总局	药品经营企业在药品采购、储存、销售、运输等环节的质量控制措施	2016.7.13
《药品经营质量管理规范认证管理办法》	国家食品药品监督管理局	GSP 认证的组织与实施、认证机构、认证检查员、认证程序与监督检查的规定	2003.4.24
《药品流通监督管理办法》	国家食品药品监督管理局	生产、经营企业购销药品和医疗机构购进、储存药品的规定	2007.5.1
《药品经营许可证管理办法》	国家食品药品监督管理局	《药品经营许可证》的申领条件和程序、变更与换发、监督检查的规定	2004.4.1
《药品进口管理办法》	国家食品药品监督管理局	药品进口备案、报关、口岸检验及监督管理的规定	2004.1.1
《零售药店设置暂行规定》	国家药品监督管理局	零售药店的设置与布局、人员配备、设施环境等方面的规定	2001.2.9
《互联网药品信息服务管理办法》	国家食品药品监督管理局	互联网药品信息服务的定义与分类、申请条件与审批程序、服务要求、法律责任等规定	2004.7.8
《互联网药品交易服务审批暂行规定》	国家食品药品监督管理局	互联网药品交易的定义、类别与审批部门、各类别企业应具备的条件、申报审批程序和法律责任等规定	2005.12.1

续表

规范	颁布机关	主要内容	施行日期
《药品广告审查发布标准》	国家工商总局、国家食品药品监督管理局	药品广告的范围、药品广告的内容、药品广告发布对象和时间等方面的规定	2007.5.1
《药品广告审查办法》	国家食品药品监督管理局、国家工商总局	药品广告审查的对象、依据和审查机关，药品广告审查的内容及程序，以及对虚假违法药品广告的处理	2007.5.1
《处方药与非处方药分类管理办法（试行）》	国家药品监督管理局	处方药与非处方药的概念，非处方药的遴选、标签和说明书、销售等方面的规定	2000.1.1
《处方药与非处方药流通管理暂行规定》	国家药品监督管理局	生产、批发企业的销售药品，零售药店零售与医疗机构处方和使用药品，普通商业企业零售药品的规定	2000.1.1

（四）医疗机构药事管理法律规范

医疗机构药事管理包括两方面重点，一是完善医疗机构的临床合理用药，改善治疗效果；二是对医疗机构配制制剂加强监管。主要包括以下法律规范，见表2-4。

表2-4　医疗机构药事管理主要法律规范

规范	颁布机关	主要内容	施行日期
《医疗机构药事管理规定》	卫生部、国家中医药管理局、总后卫生部	医疗机构的药事管理组织、药学部门的设置，药品供应、制剂、调剂和研究管理以及医疗机构药学人员管理的规定	2011.3.1
《医疗机构制剂注册管理办法（试行）》	国家食品药品监督管理局	医疗机构制剂的配制、调剂使用，以及进行相关的审批、检验和监督管理活动的规定	2005.8.1
《医疗机构制剂配制质量管理规范（试行）》	国家药品监督管理局	医疗机构制剂室的人员和机构、房屋和设施设备、物料、卫生、文件、配制管理、质量管理与自检、使用管理等方面规定	2001.3.13
《医疗机构制剂配制监督管理办法（试行）》	国家食品药品监督管理局	医疗机构制剂室设立、许可证管理、委托配制、监督检查等方面的规定	2005.4.14
《医疗机构药品监督管理办法（试行）》	国家食品药品监督管理局	医疗机构药品购进、验收、储存、养护、调配和使用的规定	2011.10.11
《医疗机构药品集中采购工作规范》	卫生部、国家发展和改革委员会等	药品集中采购机构，制度建设，药品集中采购目录，药品集中采购程序，药品集中采购评价方法，专家库建设和管理，监督管理与申诉，不良记录管理等	2010.7.15
《处方管理办法》	卫生部	处方的开具、调剂、保管等相关方面的监督管理规定	2007.2.14
《抗菌药物临床应用管理办法》	卫生部	抗菌药物临床应用管理的组织机构和职责、临床应用管理及监督、法律责任等方面的规定	2012.4.24

（五）药品上市后安全监管法律规范

药品上市后监管主要是针对上市药品进行再评价，控制药品危害，及时淘汰不良反应大、疗效不确切的已上市药品，以保证公众用药的安全、有效、经济、合理，主要法律规范有以下几种，见表2-5。

表2-5 药品上市后安全监管主要法律规范

规范	颁布机关	主要内容	施行日期
《药品不良反应报告和监测管理办法》	卫生部	不良反应相关概念，药品生产企业、药品经营企业、医疗卫生机构应报告所发现的药品不良反应的责任，不良反应的评价与控制，相关责任主体的违法处罚等方面的规定	2011.7.1
《药品召回管理办法》	国家食品药品监督管理局	药品召回的概念与分类、召回程序与责任主体、法律责任等方面的规定	2007.12.10
《药品安全"黑名单"管理规定（试行）》	国家食品药品监督管理局	纳入药品安全"黑名单"的情形、处罚措施等规定	2012.10.1

（六）特殊管理药品管理法律规范

麻醉药品、精神药品、医疗用毒性药品和放射性药品在我国属于特殊管理的药品，除此之外，实践中，易制毒化学品、兴奋剂、疫苗、部分有特殊要求的生物制品也采取特殊管理措施。由于这些药品具有独特的毒副作用，药品本身风险巨大，若管理不当，滥用或流入非法渠道，将极大危害公众的健康和社会的稳定，因此国家颁布了专门的法律规范严加管理，主要包括以下几种，见表2-6。

表2-6 特殊管理药品管理主要法律规范

规范	颁布机关	主要内容	施行日期
《麻醉药品和精神药品管理条例》	国务院	麻醉药品和精神药品的种植、实验研究和生产、经营、使用、储存、运输、审批程序、监督管理和法律责任等方面规定	2005.11.1
《医疗用毒性药品管理办法》	国务院	医疗用毒性药品的概念和品种、生产管理、经营和使用管理、法律责任等方面的规定	1988.12.27
《放射性药品管理办法》	国务院	放射性新药的研制、临床研究和审批，生产、经营和进出口，包装、运输和使用，以及放射性药品的标准和检验等方面的规定	1989.1.13
《反兴奋剂条例》	国务院	兴奋剂的生产、销售、进出口等方面的规定 2004.3.1	
《疫苗流通和预防接种管理条例》	国务院	疫苗流通、疫苗接种、保障措施、预防接种异常反应的处理、监督管理等方面的规定	2005.6.1（2016.4.23修订）
《药品类易制毒化学品管理办法》	原卫生部	药品类易制毒化学品生产、经营、购买许可的范围、条件、程序、资料要求和审批时限，药品类易制毒化学品原料药、单方制剂和小包装麻黄素的购销渠道，生产、经营企业和有关使用单位的安全管理制度、条件要求等方面的规定	2010.5.11
《生物制品批签发管理办法》	原国家食品药品监督管理局	生物制品批签发的概念，批签发的申请、检验、审核与签发、复审监督与处罚的规定	2004.7.13

（七）药品监督管理法律规范

药品监督是指药品监督管理部门依照法定职权和程序，对药品的研制、生产、流通、使用的单位和个人遵守药品管理法律规范的情况进行监督检查的活动，药品监督管理的法律依据主要有《国家食品药品监督管理局药品特别审批程序》《国家食品药品监督管理局听证规则（试行）》《中华人民共和国行政复议法》《中华人民共和国行政处罚法》等。

（八）其他方面法律规范

药品管理法律体系除上述几方面法律规范外，还包括一些调整专项问题的法律规范，主要包括以下几方面，见表2-7。

表 2-7　药品管理其他方面法律规范

调整范围	规范	颁布机构	主要内容	实施日期
中药管理	《野生药材资源保护管理条例》	国务院	重点野生药材保护分级及品种、保护管理办法等方面的规定	1987. 12. 1
	《中药品种保护条例》	国务院	中药保护品种的范围和登记划分、申请保护程序、保护措施等方面的规定	1993. 1. 1
	《中医药法》	全国人大常委会	中医药服务、中药保护和发展、中医药人才培养、中医药科学研究、中医药健康与文化传播等方面的规定	2017. 7. 1
执业药师管理	《执业药师资格制度暂行规定》	人事部、国家药品监督管理局	执业药师的定义，执业药师考试、注册，执业药师的职责、权利与义务，执业药师的继续教育等方面的规定	1999. 4. 1
	《执业药师资格考试实施办法》	人事部、国家药品监督管理局		1999. 4. 1
	《执业药师注册管理暂行办法》	人事部、国家药品监督管理局		2000. 4. 14
	《执业药师继续教育管理试行办法》	中国药师协会		2015. 7. 30
药品知识产权保护	《药品行政保护条例》	国家医药管理局	药品行政保护的申请与审批程序、保护内容和期限等方面的规定	1992. 12. 19
	《药品行政保护条例实施细则》	国家药品监督管理局		2000. 10. 24
	《专利法》	全国人大常委会	药品专利权、商标权、著作权的获得与条件、保护等方面的规定	1985. 4. 1（2008. 12. 27 修改）
	《商标法》	全国人大常委会		1983. 3. 1（2013. 8. 30 修订）
	《著作权法》	全国人大常委会		1991. 6. 1（2010. 2. 26 修订）
	《知识产权海关保护条例》	国务院	知识产权的备案、扣留侵权嫌疑货物的申请及其处理等方面的规定	2009. 7. 1（2010. 3. 24 修订）

第三节 《药品管理法》及其实施条例的主要内容

《药品管理法》是我国药品管理领域的基本法，其对我国药品管理领域作了全面的规定．它是衡量在药品研究、生产、流通、使用全过程中，各种活动及行为合法性的纲领性标准。

一、立法宗旨与适用范围

（一）立法宗旨

《药品管理法》的立法宗旨是加强药品监督管理，保证药品质量，保障人体用药安全，维护公众身体健康和用药的合法权益，包括相辅相成的两个方面，一方面要保障药品质量，使药品真正发挥其预防、治疗、诊断疾病作用；另一方面还要保证公众能够在合理、公平的条件下最大限度地享受到安全、有效的药品。

（二）适用范围

在中华人民共和国境内从事药品的研制、生产、经营、使用和监督管理的单位或者个人，必须遵守《药品管理法》。在《药品管理法》的适用范围上，需注意以下三点，首先，"中华人民共和国境内"不包括香港、澳门地区，这两个地区按照其特别行政区基本法的规定执行：其次。"研制"仅指为药品上市的研制；最后，"使用"是指医疗机构为临床治疗使用药品的活动，不包括患者个人自主的用药行为。

二、药品生产企业和经营企业管理

（一）药品生产企业管理

开办药品生产企业应符合国家药品行业发展规划和产业政策，具备技术人员、设施与环境、质量管理与检验机构和人员、文件等四方面相应的条件，并经企业所在地省级药品监督管理部门批准并发给《药品生产许可证》；省级以上药品监督管理部门对药品生产企业是否符合《药品生产质量管理规范》的要求进行认证，认证合格的，发给认证证书；药品生产企业必须按照《药品生产质量管理规范》组织生产，药品必须按国家药品标准和批准的工艺进行生产；生产药品的原料、辅料必须符合药用要求；药品生产企业必须对生产的药品进行质量检验，不合格的不得出厂；符合相关规定，经批准药品生产企业可以接受委托生产药品。

（二）药品经营企业管理

开办药品经营企业应遵循合理布局和方便公众购药的原则，具备技术人员、场所与设施环境、质量管理机构与人员、规章制度等四方面相应的条件，并经企业所在地省级药品监督管理部门或设区的市级药品监督管理部门批准并发给《药品经营许可证》；省级药品监督管理部门对药品经营企业是否符合《药品经营质量管理规范》的要求进行认证，认证合格的，发给认证证书；药品经营企业必须按照《药品经营质量管理规范》经营药品，购进药品必须建立并执行进货检查验收制度，购销药品必须要有真实完整的购销记录，并制定和执行药品保管制度；城乡集市贸易市场不得出售中药材以外的药品，但持有《药品经营许可证》的药品零售企业在规定的范围内可以在城乡集市贸易市场出售中药材以外的药品。

三、医疗机构药剂管理

医疗机构必须配备依法经过资格认定的药学技术人员，非药学技术人员不得直接从事药剂技术工作。

医疗机构设立制剂室配制制剂，必须具有能够保证制剂质量的设施、管理制度、检验仪器和卫生条件，经所在地省级卫生行政部门审核同意后，由同级人民政府药品监督管理部门审批并验收合格的，发给《医疗机构制剂许可证》。

医疗机构配制的制剂，应当是本单位临床需要而市场上没有供应的品种，并经所在地省级药品监督管理部门批准，发给制剂批准文号后，方可配制；配制的制剂必须按照规定进行质量检验合格的，凭医师处方在本医疗机构使用，特殊情况下，经国务院或者省级药品监督管理部门批准，在规定期限内，医疗机构配制的制剂可以在指定的医疗机构之间调剂使用。医疗机构配制的制剂不得在市场上销售或者变相销售，不得发布医疗机构制剂广告。

医疗机构购进药品，必须建立并执行进货检查验收制度，必须有真实、完整的药品购进记录；必须制定和执行药品保管制度。

医疗机构的药剂人员调配处方，必须经过核对；医疗机构审核和调配处方的药剂人员必须是依法经资格认定的药学技术人员。对处方所列药品不得擅自更改或者代用。对有配伍禁忌或者超剂量的处方，应当拒绝调配；必要时，经处方医师更正或者重新签字，方可调配。

四、药品管理

《药品管理法》及《实施条例》涉及药品管理工作的诸多方面，包括新药的研制与药品注册管理（详见第五章）、药品批准文号管理（详见第五章）、药品标准管理（详见第三章）、特殊药品管理制度（详见第九章）、中药品种保护制度（详见第十章）、处方药与非处方药分类管理制度等（详见第三章）。除此之外还包括以下几方面的内容。

（一）药品储备制度

国家实行药品储备制度。

国内发生重大灾情、疫情及其他突发事件时，国务院规定的部门可以紧急调用企业药品。

（二）药品进出口管理

1. 药品进口管理

（1）进口药品应具备的条件　申请进口的药品，应当是在生产国家或者地区获得上市许可的药品；未在生产国家或者地区获得上市许可的，经国务院药品监督管理部门确认该药品品种安全、有效而且临床需要的，可以依照规定批准进口。

禁止进口疗效不确、不良反应大或者其他原因危害人体健康的药品。

（2）进口药品的程序　进口药品，应当按照国务院药品监督管理部门的规定申请注册。经国务院药品监督部门组织审查确认符合质量标准、安全有效的，国外企业生产的药品取得《进口药品注册证》，中国香港、澳门和台湾地区企业生产的药品取得《医药产品注册证》后，方可进口。

药品必须从允许药品进口的口岸进口，并由进口药品的企业向口岸所在地药品监督管理部门登记备案。进口药品到岸后，进口单位应当持《进口药品注册证》或者《医药产品注册证》以及产地证明原件、购货合同副本、装箱单、运单、货运发票、出厂检验报告书、说明书等材料，向口岸所在地药品监督管理部门备案。

口岸所在地药品监督管理部门应当通知药品检验机构对进口药品逐批进行抽查检验．并依照规定收取检验费；但是，有《药品管理法》第四十一条规定情形的除外，即国务院药品监督管理部门规定的生物制品、首次在中国销售的药品和国务院规定的其他药品应当由国务院药品监督管理部门指定药品检验机构进行检验；检验不合格的，不得销售或者进口。

口岸所在地药品监督管理部门经审查，提交的材料符合要求的，发给《进口药品通关单》。进口单位凭《进口药品通关单》向海关办理报关验放手续。无《进口药品通关单》的，海关不得放行。

（3）医疗机构临床急需少量药品进口　医疗机构因临床急需进口少量药品的，应当持《医疗机构执业许可证》向国务院药品监督管理部门提出申请；经批准后，方可进口。进口的药品应当在指定医疗机构内用于特定医疗目的。

（4）特殊药品的进口　疫苗类制品、血液制品、用于血源筛查的体外诊断试剂以及国务院药品监督管理部门规定的其他生物制品在销售前或者进口时，应当按照国务院药品监督管理部门的规定进行检验或者审核批准；检验不合格或者未获批准的，不得销售或者进口。

2. 药品出口管理　对国内供应不足的药品，国务院有权限制或者禁止出口。

进口、出口麻醉药品和国家规定范围内的精神药品，必须持有国务院药品监督管理部门发给的《进口准许证》《出口准许证》。

（三）新发现和从国外引种药材的管理

新发现和从国外引种的药材，经国务院药品监督管理部门审核批准后，方可销售。

（四）禁止生产（包括配制）、销售假药、劣药

1. 假药和劣药的概念

（1）假药有下列情形之一的，为假药：①药品所含成分与国家药品标准规定的成分不符的；②以非药品冒充药品或者以他种药品冒充此种药品的。

有下列情形之一的药品，按假药论处：①国务院药品监督管理部门规定禁止使用的；②依照本法必须批准而未经批准生产、进口，或者依照本法必须检验而未经检验即销售的；③变质的；④被污染的；⑤使用依照本法必须取得批准文号而未取得批准文号的原料药生产的；⑥所标明的适应证或者功能主治超出规定范围的。

（2）劣药药品成分的含量不符合国家药品标准的，为劣药。有下列情形之一的药品，按劣药论处：①未标明有效期或者更改有效期的；②不注明或者更改生产批号的；③超过有效期的；④直接接触药品的包装材料和容器未经批准的；⑤擅自添加着色剂、防腐剂、香料、矫味剂及辅料的；⑥其他不符合药品标准规定的。

2. 假药与劣药的区别　从《药品管理法》规定看，假药是药品成分在"质"的方面存在问题；劣药则是药品成分在"量"的方面存在问题。假药对人体健康的危害比劣药的危害要严重得多，因此对生产、销售假药行为的处罚也比生产、销售劣药行为的处罚要严厉得多。假药与劣药概念的比较见表2-8。

表 2-8 假药与劣药的比较

名称	假药	劣药
定义	(1) 药品所含成分与国家药品标准规定的成分不符的 (2) 以非药品冒充药品或者以其他药品冒充此种药品的	药品成分的含量不符合国家药品标准的
论处情形	(1) 国务院药品监督管理部门规定禁止使用的 (2) 依照本法必须批准而未经批准生产、进口，或者依照本法必须检验而未经检验即销售的 (3) 变质的 (4) 被污染的 (5) 使用依照本法必须取得批准文号而未取得批准文号的原料药生产的 (6) 所标明的适应证或者功能主治超出规定范围的	(1) 未标明有效期或者更改有效期的 (2) 不注明或者更改生产批号的 (3) 超过有效期的 (4) 直接接触药品的包装材料和容器未经批准的 (5) 擅自添加着色剂、防腐剂、香料、矫味剂及辅料的 (6) 其他不符合药品标准规定的

（五）药品名称管理

列入国家药品标准的药品名称为药品通用名称。已经作为药品通用名称的，该名称不得作为药品商标使用。

（六）直接接触药品工作人员的健康检查

药品生产企业、药品经营企业和医疗机构直接接触药品的工作人员，必须每年进行健康检查。患有传染病或者其他可能污染药品的疾病的，不得从事直接接触药品的工作。

五、药品包装管理

（一）直接接触药品的包装材料和容器管理

直接接触药品的包装材料和容器，必须符合药用要求，符合保障人体健康、安全的标准，并由药品监督管理部门在审批药品时一并审批。

药品生产企业不得使用未经批准的直接接触药品的包装材料和容器。

对不合格的直接接触药品的包装材料和容器，由药品监督管理部门责令停止使用。

生产中药饮片，应当选用与药品性质相适应的包装材料和容器；包装不符合规定的中药饮片，不得销售。

（二）药品包装管理

药品包装必须适合药品质量的要求，方便储存、运输和医疗使用。

发运中药材必须有包装。在每件包装上，必须注明品名、产地、日期、调出单位，并附有质量合格的标志。

（三）药品标签和说明书管理

药品包装必须按照规定印有或者贴有标签并附有说明书。

标签或者说明书上必须注明药品的通用名称、成分、规格、生产企业、批准文号、产品批号、生产日期、有效期、适应证或者功能主治、用法、用量、禁忌、不良反应和注意事项。

麻醉药品、精神药品、医疗用毒性药品、放射性药品、外用药品和非处方药的标签，必须印有规定的标识。

中药饮片包装必须印有或者贴有标签。中药饮片的标签必须注明品名、规格、产地、生产企业、产品批号、生产日期，实施批准文号管理的中药饮片还必须注明药品批准文号。

（四）医疗机构制剂的包装材料和容器、标签和说明书

医疗机构配制制剂所使用的直接接触药品的包装材料和容器、制剂的标签和说明书应当符合《药品管理法》和《实施条例》的有关规定，并经省、自治区、直辖市人民政府药品监督管理部门批准。

六、药品广告管理

（一）药品广告的审批

（1）药品广告须经企业所在地省、自治区、直辖市人民政府药品监督管理部门批准，并发给药品广告批准文号；未取得药品广告批准文号的，不得发布。

（2）发布进口药品广告，应当依照规定向进口药品代理机构所在地省、自治区、直辖市人民政府药品监督管理部门申请药品广告批准文号。

（3）在药品生产企业所在地和进口药品代理机构所在地以外的省、自治区、直辖市发布药品广告的．发布广告的企业应当在发布前向发布地省、自治区、直辖市人民政府药品监督管理部门备案。接受备案的省、自治区、直辖市人民政府药品监督管理部门发现药品广告批准内容不符合药品广告管理规定的。应当交由原核发部门处理。

（二）处方药广告媒介限制

处方药可以在国务院卫生行政部门和国务院药品监督管理部门共同指定的医学、药学专业刊物上介绍，但不得在大众传播媒介发布广告或者以其他方式进行以公众为对象的广告宣传。

（三）药品广告内容的限制

药品广告的内容必须真实、合法，以国务院药品监督管理部门批准的说明书为准，不得含有虚假的内容。药品广告不得含有不科学的表示功效的断言或者保证；不得利用国家机关、医药科研单位、学术机构或者专家、学者、医师、患者的名义和形象作证明。

非药品广告不得有涉及药品的宣传。

（四）不得发布和立即停止发布的药品广告

经国务院或者省、自治区、直辖市人民政府的药品监督管理部门决定，责令暂停生产、销售和使用的药品，在暂停期间不得发布该品种药品广告；已经发布广告的，必须立即停止。

未经省、自治区、直辖市人民政府药品监督管理部门批准的药品广告，使用伪造、冒用、失效的药品广告批准文号的广告，或者因其他广告违法活动被撤销药品广告批准文号的广告，发布广告的企业、广告经营者、广告发布者必须立即停止该药品广告的发布。

七、药品监督

（一）药品监督管理机构及其职责

国务院药品监督管理部门主管全国药品监督管理工作。国务院有关部门在各自的职责范围内负责与药品有关的监督管理工作。

省、自治区、直辖市人民政府药品监督管理部门负责本行政区域内的药品监督管理工作。省、自治区、直辖市人民政府有关部门在各自的职责范围内负责与药品有关的监督管理工作。

国务院药品监督管理部门应当配合国务院经济综合主管部门，执行国家制定的药品行业发展规划和产业政策。

（二）禁止药品购销中违法行为

禁止药品的生产企业、经营企业和医疗机构在药品购销中账外暗中给予、收受回扣或者其他利益。

禁止药品的生产企业、经营企业或者其代理人以任何名义给予使用其药品的医疗机构的负责人、药品采购人员、医师等有关人员以财物或者其他利益。禁止医疗机构的负责人、药品采购人员、医师等有关人员以任何名义收受药品的生产企业、经营企业或者其代理人给予的财物或者其他利益。

（三）药品质量抽查检验

药品抽样必须由两名以上药品监督检查人员实施，并按照规定进行抽样；被抽检方应当提供抽检样品，不得拒绝。药品被抽检单位没有正当理由，拒绝抽查检验的。药品监督管理部门可以宣布停止该单位拒绝抽检的药品上市销售和使用。

对有掺杂、掺假嫌疑的药品，在国家药品标准规定的检验方法和检验项目不能检验时，药品检验机构可以补充检验方法和检验项目进行药品检验。

国务院和省级药品监督管理部门应当根据药品质量抽查检验结果，定期发布药品质量公告。当事人对药品检验机构的检验结果有异议，申请复验的，应当向负责复验的药品检验机构提交书面申请、原药品检验报告书。复验的样品从原药品检验机构留样中抽取。

药品抽查检验，不得收取任何费用。当事人对药品检验结果有异议，申请复验的，应当按照国务院有关部门或者省级人民政府有关部门的规定，向复验机构预先支付药品检验费用。复验结论与原检验结论不一致的，复验检验费用由原药品检验机构承担。

（四）药品不良反应报告制度

国家实行药品不良反应报告制度。药品生产企业、药品经营企业和医疗机构必须经常考察本单位所生产、经营、使用的药品质量、疗效和反应。发现可能与用药有关的严重不良反应，必须及时向当地省、自治区、直辖市人民政府药品监督管理部门和卫生行政部门报告。具体办法由国务院药品监督管理部门会同国务院卫生行政部门制定。

对已确认发生严重不良反应的药品，国务院或者省、自治区、直辖市人民政府的药品监督管理部门可以采取停止生产、销售、使用的紧急控制措施，并应当在五日内组织鉴定，自鉴定结论作出之日起十五日内依法作出行政处理决定。

第三章　药品管理与药品监督管理

第一节　药品及其特性

一、药品的概念及药品分类管理

根据《中华人民共和国药品管理法》（2015 年修订稿）中对药品的定义，药品是指用于预防、治疗、诊断人的疾病，有目的地调节人的生理机能并规定有适应证或者功能主治、用法和用量的物质，包括中药材、中药饮片、中成药、化学原料药及其制剂、抗生素、生化药品、放射性药品、血清、疫苗、血液制品和诊断药品等。2002 年 8 月 4 日，第 360 号中华人民共和国国务院令颁布了《中华人民共和国药品管理法实施条例》。该条例明确，首次在中国境内销售的药品是指国内或国外药品生产企业第一次在中国销售的药品，包括不同药品生产企业生产的相同品种。经国务院药品监督管理部门审查批准，并发给药品生产批准文号或者进口药品注册证书的药品称为上市药品。

药品分类管理是国际通行的管理办法，根据药品的安全性、有效性原则，按照药品的品种、规格、适应证、剂量及给药途径的不同，分为处方药和非处方药。药品分类管理不仅有效地加强了对处方药的监督管理，防止消费者因自我行为不当导致滥用药物和危及健康；也可以通过规范对非处方药的管理，引导消费者科学、合理地进行自我保健。处方药（preserilption drugs）是必须凭执业医师或执业助理医师处方才可调配、购买和使用的药品。非处方药（OTC drugs）经专家遴选，由国家药品监督管理局批准并公布的药品，它不需凭执业医师或执业助理医师的处方，消费者可以自行判断购买和使用，根据药品的安全性，非处方药可以分为甲、乙两类。

二、药品的质量特性和商品特征

（一）药品的质量特性

药品质量特性是指药品与满足预防、治疗、诊断人的疾病，有目的地调节人的生理机能的要求有关的固有特性。药品的质量特性主要表现在以下几个方面：

1. 有效性　指在规定的适应证、用法和用量的条件下，能满足预防、治疗、诊断人的疾病，有目的地调节人的生理机能的要求。我国对药品的有效性分为"痊愈"、"显效"、"有效"。国际上有的采用"完全缓解"、"部分缓解"、"稳定"来区别。有效性是药品的基本特征。

2. 安全性　指按规定的适应证和用法、用量使用药品后，人体产生毒副作用反应的程度。新药的审批中要求提供急性毒性、长期毒性、致畸、致癌、致突变等数据。安全性也是药品的基本特征。

3. 稳定性　指在规定的条件下保持其有效性和安全性的能力。条件是指在规定的效期内，以及生产、贮存、运输和使用的条件。稳定性是药品的重要特征。

4. 均一性　指药物制剂的每一单位产品都符合有效性、安全性的规定要求。由于人们用药剂量一般都与药品的单位有密切关系，如果不均一则可能造成相当于没有使用药物或用量过大而中毒甚至致死，因此，均一性也是药品的重要特征。

（二）药品的商品特征

1. 生命关联性　药品是与人民的生命相关联的物质。这是药品的基本商品特征。

2. 高质量性　药品只有合格品与不合格品的区分。法定的国家药品标准是保证药品质量和划分药品合格与不合格的唯一依据。

3. 公共福利性　药品是防治疾病、维护人们健康的商品，具有社会福利性质。药品的社会福利性还体现在药品实际交易价格主要由市场竞争形成，政府通过监管，保证人们买到质量高、价格适宜的药品。

4. 高度专业性　药品和其他商品不同的特征是高度专业性。药品的研发、生产、检测、流通，直到临床应用，每一个环节都离不开专业技术的支撑。

5. 品种多样性　品种多是药品与其他商品不同之处。药品具有不同含量规格、包装规格、给药剂型等多样差异来满足不同患者的需求。

第二节　药品监督管理体系

一、药品监督管理的概念、性质与作用

药品监督管理（drug administration）是指国家授权的行政机关，依法对药品、药事组织、药事活动、药品信息进行管理和监督；另外，也包括司法、检察机关和药事法人及非法人组织、自然人对管理药品的行政机关和公务人员的监督。

作为我国医药卫生事业改革与发展的一项重要政策，有效的药品管理制度以及管理体系对我国药品监督管理与国际模式接轨、医药卫生保健事业和医药产业都产生重要意义，它不仅可以保证公众用药安全有效、方便及时；也可以合理分配医疗资源，降低医疗费用。

药品监督管理具备以下两个特点，其一，药品质量监督管理是国家以法律和行政手段行使的管理职能，具有预防性、完善性、促进性、情报f生和教育性等特点。其二，我国的药品质量监督管理具有全面质量管理的特点。我国药品质量监督首先是以社会效益为最高原则，其次质量第一的原则，再次是法制化与科学化的高度统一的原则，最后专业性监督管理和群众性监督管理相结合的原则。

药品质量公告是药品监督管理中的一项重要内容，是药品监督管理部门的一项重要职责。2003 年，国家食品药品监督管理局发布了《药品质量监督抽验管理规定》，国家和省（区、市）药品监督管理部门定期发布药品质量公告，国家药品质量公告每年至少四期，省（区、市）药品质量公告每年至少二期。国家药品质量公告公布国家药品质量监督抽验结果，省（区、市）药品质量公告公布本省（区、市）药品质量监督抽验结果。

二、药品监督管理的行政职权和行政行为

（一）药品监督管理的行政职权

药品监督管理的行政主体包括国家食品药品监督管理部门及其各省、市、县级药品监督管

理部门。根据《药品管理法》的规定，国务院药品监督管理部门主管全国药品监督管理工作，国家食品药品监督管理总局拥有药品监督管理行政职权的所有权。国家食品药品监督管理总局及下属的药品监督管理部门拥有行政权、能以自己的名义开展、实施行政管理活动，并独立承担由此产生的法律责任。药品监督管理的行政职权，主要有规范权、许可权、形成权、监督权、处罚权、强制权、禁止权。

行政规范是指各级各类国家行政主体为实施法律和执行政策，在法定权限内制定的，除行政法规和规章以外的，具有普遍约束力的决定、命令和行政措施等。

行政许可是指行政机关根据公民、法人或其他组织的申请，经依法审查，准予其从事特定的行为。设定和实施行政许可，应当依照法定的权限、范围、条件和程序。我国现行药品管理法律确定的行政许可项目，主要是《药品生产许可证》《医疗机构制剂许可证》《药品经营许可证》《进口药品注册证》《医药产品注册证》等。

行政处罚是依照《中华人民共和国行政处罚法》（简称《行政处罚法》），公民、法人或者其他组织违反行政管理秩序的行为，应当给予行政处罚的，由法律、法规或者规章规定，并由行政机关依照《行政处罚法》规定的程序实施。没有法定依据或者不遵守法定程序的，行政处罚无效。

行政强制是指行政机关在行政管理过程中，为制止违法、防止证据损毁、避免发生危害、控制危险扩大等情形，依法对公民的人身自由实施暂时性限制，或者对公民、法人或者其他组织的财物实施暂时性控制的行为。行政强制执行的方式主要有：①加收处罚或者滞纳金；②拍卖或者依法处理查封、扣押的场所、设施或者财物；③排除妨碍、恢复原状；④代履行；⑤其他强制执行方式。

行政禁止权是不允许行政相对人的作为与不作为。

（二）药品监督管理的行政行为

行政行为是行政机关及其他行政主体在职权行使过程中所作的能够引起行政法律效果的行为。药品监督管理的行政行为主要包括组织贯彻实施药品管理法及有关行政法规；审批确认药品，实行药品注册制度；准予生产、经营药品和配制医疗机构制剂，实行许可制度；监督管理药品信息，实行审批制度；严格控制特殊管理的药品，确保人们用药安全；对上市药品组织调查，进行再审查、再评价，实行药品不良反应报告制度；行使监督权，实施法律制裁。

三、我国药品监督管理体系

我国对于药品这种关乎人体健康和生命安全的特殊商品，一直采取以国务院药品监督管理部门为主体，其他有关职能部门配合监管的方式。药品监督管理体制是一定社会制度下药品监督管理系统的机构设置、职责划分及其相应关系的制度。药品监督管理体制政策是药品监督管理体系建立完善的重要基础性工作。具体来说，药品监督管理体制是规定中央、地方、部门在各自方面的管理范围、职责权限、利益及其相互关系的准则。

我国药品监督管理体系经历了几个过程，从1949年12月至1998年4月，县以上卫生行政部门是我国药品监督主管部门。1998年国务院机构改革后，将卫生部药政、药检职能，原国家医药局药品生产、流通监管职能，国家中医药管理局中药生产、流通监管职能及原分散在其他部门的药品监管职能，都统一划归给新组建的国务院直属局——国家药品监督管理局（State Drug Administration，SDA），责令其主管全国药品监督管理工作，对药品研制、生产、流通、使用等环节进行行政监督和技术监督。2000年6月国务院批准了国家药品监督管理局《药品监督管理体制改革方案》，实行省以下药品监督管理体系垂直管理，以消除地方保护，加大药品监管力度。2013年3月14日第十二届全国人民代表大会第一次会议批准了《国务院机构改革和职能转变方案》和《国务院关于机构设置的通知》（国发〔2013〕14号），设立国家食品药品监督管理总局（China Food and Drug Administration，CFDA），为国务院直属机构，其职能也得到了以下调整。

（一）国家食品药品监督管理总局

国家食品药品监督管理总局负责起草食品（含食品添加剂、保健食品）、药品（含中药、民族药）、医疗器械、化妆品监督管理的法律法规草案，拟订政策规划，制定部门规章，推动建立落实食品药品安全企业主体责任、地方人民政府负总责的机制，建立食品药品重大信息直报制度，并组织实施和监督检查，着力防范区域性、系统性食品药品安全风险。

对原有的一些职能进行了调整；将药品生产行政许可与药品生产质量管理规范认证整合为一项行政许可；将药品经营行政许可与药品经营质量管理规范认证整合为一项行政许可；将化妆品生产行政许可与化妆品卫生行政许可整合为一项行政许可；取消执业药师的继续教育管理职责，工作由中国执业药师协会承担。

将药品、医疗器械质量管理规范认证职责下放省级食品药品监督管理部门；将药品再注册以及不改变药品内在质量的补充申请行政许可职责下放省级管理部门；将国产第三类医疗器械不改变产品内在质量的变更申请行政许可职责下放省级管理部门；将药品委托生产行政许可职责下放省级管理部门；将进口非特殊用途化妆品行政许可职责下放省级管理部门；并根据《国务院机构改革和职能转变方案》调整了需要取消下放的其他职责。

将原卫生部组织制定药品法典的职责，划入国家食品药品监督管理总局；将原卫生部确定食品安全检验机构资质认定条件和制定检验规范的职责，划入国家总局；将化妆品生产行政许可、强制检验的职责，划入国家总局；将医疗器械强制性认证的职责，划入国家总局并纳入医疗器械注册管理；整合国家质量监督检验检疫总局、原国家食品药品监督管理局所属食品安全检验检测机构，形成统一的食品安全检验检测技术支撑体系。

（二）地方药品监督管理部门

根据2013年发布的《国务院关于地方改革完善食品药品监督管理体制的指导意见》（国发〔2013〕18号），各省、市、县级政府原则上参照国务院整合食品药品监督管理职能和机构的模式，结合本地实际，将原食品安全办、原食品药品监管部门、工商行政管理部门、质量技术监督部门的食品安全监管和药品管理职能进行整合，组建食品药品监督管理机构，对食品药品实行集中统一监管，同时承担本级政府食品安全委员会的具体工作。地方各级食品药品监督管理机构领导班子由同级地方党委管理，主要负责人的任免须事先征求上级业务主管部门的意见，业务上接受上级主管部门的指导。整合县级食品安全检验检测资源，建立区域性的检验检测中心。县级食品药品监督管理机构可在乡镇或区域设立食品药品监管派出机构。要充实基层监管力量，配备必要的技术装备，填补基层监管执法空白，确保食品和药品监管能力在监管资源整合中都得到加强。在农村行政村和城镇社区要设立食品药品监管协管员，承担协助执法、隐患排查、信息报告、宣传引导等职责。

第三节　药品标准与质量监督检验

一、药品标准概念及发展

1772 年出版的丹麦药典是该国第一部全国性的药典。药典所记载的药品标准（drug standard）不仅是药品质量规格及检验方法的技术规定，也是药品生产、供应、使用、检验和管理部门共同遵循的法定依据。国际药典（International Pharmacopoeia，IP）是世界卫生组织编制的药典，第一版分两卷，分别于 1951 年和 1955 年出版。到 21 世纪初，世界上已有近 40 个国家编制了国家药典，另外，尚有区域性药典 4 种，分别为北欧药典、欧洲药典、亚洲药典和非洲药典，这些药典无疑对世界医药科技交流和国际医药贸易具有极大的促进作用。

在我国，最早的药物典籍是公元 659 年唐代苏敬等 20 余人编写的《新修本草》，全书包含全国各地征集药材、绘制药图等资料，是世界上有历史记载的第一部药典，这部药典比欧洲最早的政府药典早几个世纪。于 1930 年颁布的《中华药典》是我国近现代以来首次颁布的药典。

国家药品标准是指《中华人民共和国药典》、国家食品药品监督管理局批准的药品注册标准和其他药标准。其内容包括质量指标、检验方法以及生产工艺等技术要求。《中华人民共和国药典》（简称《中国药典》）依据法律组织制定和颁布实施，是中国的最高药品标准的法典，从 1953 年开始中华人民共和国政府颁布第一部《中国药典》，至今已经颁布了 10 版。第十版药典为《中国药典》2015 年版，于 2015 年 2 月 4 日，第十届药典委员会执行委员会全体会议审议通过了本版药典，2015 年 6 月 5 日由国家食品药品监督管理总局批准颁布，自 2015 年 12 月 1 日起实施。

二、我国药品标准简介

我国现行使用的《中国药典》是 2015 年版，由一部、二部、三部和四部构成，涵盖了国家基本药物目录、国家基本医疗保险药品目录品种和临床常用药品，收载品种总计 5608 种，其中新增 1082 种。一部收载药材和饮片、植物油脂和提取物、成方制剂和单味制剂等，品种共计 2598 种，其中新增 440 种、修订 517 种，不收载 7 种。二部收载化学药品、抗生素、生化药品以及放射性药品等，品种共计 2603 种，其中新增 492 种、修订 415 种，不收载 28 种。三部收载生物制品 137 种，其中新增 13 种、修订 105 种，不收载 6 种。药典首次加入了第四部，增加了检测药品限量指标，增设了专属性检验项目设定，完善了药用辅料标准的内容，其中收载辅料品种 270 个。在新版药典中，不仅收载品种有了增加，一些检测项目也有了扩大，新版药典增加了四个中药安全性的技术指导原则，增修订七个与安全性相关的检测方法。特别是在 2010 年版的基础上，又对 30 个品种的标准中分别增加了二氧化硫残留、重金属残留、农药残留、黄曲霉毒素等检测。同时，新版药典还注重了中医的传统特色。

三、药品质量监督检验

药品质量监督检验，是国家药品检验机构按照国家药品标准对需要进行质量监督的药品进行抽样、检查和验证并发出相关结果报告的药物分析活动。我国为加强和规范药品质量抽查检验工作，保证抽样、检验工作的质量，促进药品质量提高，保障人民用药安全有效，根据《中华人民共和国药品管理法》制定了《药品质量监督抽查检验工作管理暂行规定》。

（一）药品质量监督检验的性质

药品质量监督检验是药品质量监督管理的重要组成部分，国家为了对药品质量实施必需的监督，采用的手段是进行监督检验。这种监督检验与药品生产检验、药品验收检验的性质不同。药品监督检验具有第三方检验的公正性，具有公正立场；药品监督检验是代表国家对药品质量进行的检验，比生产检验或验收检验具有更高的权威性；药品监督检验是根据国家的法律规定进行的检验，具有更强大的仲裁性。

（二）药品检验机构

根据规定，国家药品监督管理总局主管全国药品质量监督抽查检验工作。省、自治区、直辖市药品监督管理部门负责本行政区域内的药品质量监督抽查检验工作。药品监督管理部门设置和确定的药品检验机构，承担依法实施药品监督检查所需的药品质量检验工作。从事药品的生产、经营、使用的单位或者个人，应当依照本规定接受监督检查，配合药品质量抽查检验工作的开展。

（三）药品质量监督检验的类型

1. 抽查性检验（简称抽验）　国家对生产、经营、使用的药品质量实行监督抽查检验。监督抽查检验分为专项监督抽查检验和日常监督抽查检验。抽查检验计划分为国家和省（区、市）两级。国家药品质量抽查检验计划以国家专项监督抽查检验为主，由中国药品生物制品检定所拟订方案后，报国家药品监督管理总局下达并组织实施。省、自治区、直辖市药品质量抽查检验计划应当在国家药品质量抽查检验计划的基础上，结合本行政区域内日常监督检查的需要拟订方案，由省、自治区、直辖市药品监督管理部门下达并组织实施，同时报国家药品监督管理总局备案。国家药品质量抽查检验计划已列入的抽查检验内容，省、自治区、直辖市药品质量抽查检验计划原则上不再列入。中国药品生物制品检定所对承担药品质量抽查检验工作的药品检验机构进行指导、协调、督查和检验质量的考核工作。确定抽样检验的药品，其重点放在用量大、应用广、质量不稳定、贮存期过长、易混淆、易变质、外观有问题的药品及医院制剂。抽验是强制性检验但不收费。抽验结果通过《药品质量检验公报》发布。

2. 注册性检验　申请药品注册必须进行药品注册检验，药品注册检验，包括对申请注册的药品进行样品核对和药品标准复核。样品检验是指药品检验所按照申请人申报的药品标准对样品进行的检验。药品标准复核是药品检验所对申报的药品标准中检验方法的可行性、科学性、设定的项目和指标能否控制药品质量等进行的实验室核对和审核工作。

药品注册检验由省、自治区、直辖市药品检验所承担，进口药品的注册检验由中国食品药品检定研究院组织实施。

3. 进出口药品检验　对申报入关的进口药品、国家药品监督管理总局规定的生物制品、首次在中国销售的药品以及国务院规定的其他药品所进行的强制检验，按国务院有关部门制定的收费标准和检验费收缴办法收取检验费。

第四节　处方药与非处方药分类管理

我国《药品管理法》规定：国家对药品实行处方药与非处方药分类管理。《处方药与非处方药分类管理办法》（试行）于 1999 年 6 月 11 日经国家药品监督管理局局务会审议通过。办法自 2000 年 1 月 1 日起施行。

一、药品分类管理概况

实行药物分类管理制度既可以保证人们用药安全有效、方便及时，也有利于提供控制药品费用、提高药品监管水平以及促进新药开发。

药品分类管理制度始于英国。1917 年英国制定的《国防条例》指出，生活绝望的军人可以凭医师处方购可卡因。三年后，英国《危险药品法》中进一步确认对特定类别的药品需要凭医师处方购药的规定。1938 年美国规定磺胺药、其他危险药如麻醉药品由药师指导使用；1951 年美国《处方药修正案》率先建立规定处方药的标准。此后，世界上许多国家也陆续出台相关制度。1989 年 WHO 向世界各国推荐此项管理制度，目前已有 100 多个国家实行处方药与非处方药的药品分类管理制度。

我国的药品分类管理制度的制定和推行是在 1995 年，由卫生部发起并推行，1996 年确定了国家非处方药领导小组，成立了国家非处方药办公室，并明确了办公室的设置与职能。1998 年国家政府部门调整，将制定非处方药的工作划归国家药品监督管理局，2001 年修订颁布的《药品管理法》明确规定了国家实行处方药与非处方药分类管理制度。根据《执业医师法》《药品管理法》《医疗机构管理条例》《麻醉药品和精神药品管理条例》等有关法律、法规，2006 年 11 月 27 日经卫生部部务会议讨论通过了《处方管理办法》，自 2007 年 5 月 1 日起施行；2015 年对《中华人民共和国药品管理法》进行修改，自公布之日起施行。

二、处方药的管理

根据法规的规定，处方药是指"凭执业医师或执业助理医师处方方可购买、调配和使用的药品"。被列为处方药的药品一般包括：特殊管理的药品；由于药品的毒性或其他潜在影响使用不安全的药品；因使用方法的规定，用药时有附加要求需要在医务人员指导下使用的药品；或是新化合物、新药等。按处方药的种类，包括："特药"—麻醉品、精神药品、毒性药品、放射性药品；终止妊娠药品；易制毒类、疫苗兴奋剂类；注射剂类、输液类；精神障碍治疗药；抗病毒药；肿瘤治疗药；含麻醉药品的复方口服液；未列入非处方药目录的抗生素、激素；其他情形。

《处方药与非处方药分类管理办法》（试行）于 1999 年 6 月 11 日经国家药品监督管理局局务会审议通过。处方药生产企业必须具有《药品生产企业许可证》，须取得生产/经营许可证及 GMP/GSP 证书，须在处方药的包装、标签、说明书上醒目地印制警示语忠告语："处方药：凭医师处方销售、购买和使用!"。药品生产、批发企业不得以任何方式直接向患者推荐、销售处方药。处方药和非处方药应当分柜摆放，处方药不得开架自选销售。处方药的经营企业须凭医师处方销售。须由药师审核处方签字后调配销售。处方药可在卫计委和国家食品药品监督管理总局共同核准的专业性医药报刊进行广告宣传，不得在大众传媒进行广告宣传。

三、非处方药的管理

非处方药是指国务院药品监督管理部门公布的，不需要凭执业医师或执业助理医师处方，消费者可自行判断、购买和使用的药品，主要针对常见、多发、表现较轻的病症。将药品分为处方药和非处方药是实施药品分类管理的前提。

相对于处方药，非处方药具有较高安全性、稳定性、易用性、廉价性，是广大消费者可以接受的常备药，也是可以满足消费者保健需求的常用药物。随着非处方药的广泛使用，非处方药的管理显得越来越重要。国家根据非处方药品的安全性，将非处方药分为甲类非处方药和乙类非处方药。经营处方药、甲类非处方药的药品零售企业，应当配备执业药师或者其他依法经资格认定的药学技术人员。经营乙类非处方药的药品零售企业，应当配备经设区的市级药品监督管理机构或者省级药品监督管理部门直接设置的县级药品监督管理机构组织考核合格的业务人员。

（一）非处方药目录的遴选、公布、规定

非处方药遴选原则主要有四种，即应用安全、疗效确切、治疗稳定、使用方便。西药非处方药分类是参照《国家基本药物目录》，中成药非处方药则参照了国家中医药管理局发布的《中医病症诊断疗效标准》，将其中符合遴选原则的进行归类。按照药品分类管理工作的整体部署和安排，国家药品监督管理总局在国家药品标准药品中进行了非处方药的遴选，目前已公布了六批 4326 个非处方药制剂品种，初步对上市药品进行了处方药与非处方药的分类。2004 年，国家药品监督管理部门发布《关于开展处方药与非处方药转换评价工作的通知》，决定发布之日起开展处方药与非处方药的转换评价工作，对非处方药目录实施动态管理。

1. 处方药转换评价为非处方药　除以下规定情况外，申请单位均可对其生产或代理的品种提出处方药转换评价为非处方药的申请：监测期内的药品；用于急救和其他患者不宜自我治疗疾病的药品，如用于肿瘤、青光眼、消化道溃疡、精神病、糖尿病、肝病、肾病、前列腺疾病、免疫性疾病、心脑血管疾病、性传播疾病等的治疗药品；消费者不便自我使用的药物剂型，如注射剂、埋植剂等；用药期间需要专业人员进行医学监护和指导的药品；需要在特殊条件下保存的药品；作用于全身的抗菌药、激素（避孕药除外）；含毒性中药材，且不能证明其安全性的药品；原料药、药用辅料、中药材、饮片；国家规定的医疗用毒性药品、麻醉药品、精神药品和放射性药品，以及其他特殊管理的药品；其他不符合非处方药要求的药品。

2. 工作程序　经国家食品药品监督管理总局批准上市的药品，符合申请范围，其国内药品生产企业（或进口药品代理商）可向所在地省级药品监督管理部门提出处方药转换评价为非处方药的申请。各级药品监督管理局接到药品生产企业申请资料后，对其申请资格、证明文件、申报资料的完整性和真实性进行初审，对不符合申请条件或文件资料不真实、不完整的予以退审。国家食品药品监督管理总局对各省、自治区、直辖市食品药品监督管理局报送的品种资料进行审查，符合条件的，组织有关单位和专家按照"应用安全、疗效确切、质量稳定、使用方便"的原则进行医学和药学评价，并定期公布处方药转换为非处方药的品种名单及其说明书。

（二）非处方药的生产、经营和使用管理

1. 非处方药的注册　申请的仿制药为非处方药的，应当在《药品注册申请表》中标注非处方药项；属于同时按处方药和非处方药管理的，则可以选择处方药或者非处方药的注册申请。

2. 非处方药的生产经营、销售和使用、广告管理　非处方药生产企业必须具有《药品生产企业许可证》，须取得生产/经营许可证及 GMP/GSP 证书；生产企业：须在非处方药的包装、标签、说明书上醒目地印制警示语忠告语："请仔细阅读药品使用说明书并按说明书使用或在药师指导下购买和使用"；包装上必须印有药品监督管理总局规定的非处方药专用标识，标签、说明书的文字表述应当科学、规范、准确，容易理解，便于患者自行判断、选择和使用，说明书应列出全部活性成分或组方中的全部中药药味及全部辅料名称。非处方标识的图案，椭圆形背景下三个英文字母"OTC"，甲类非处方药为红底白字的图案，乙类非处方药为绿底白字的图案。

非处方药经营、批发企业必须取得药品经营许可证、GSP 认证证书。经营甲类非处方药的企业必须取得药品经营许可证、GSP 认证证书，乙类非处方药可在经批准的普通商业企业销售。

在非处方药品的使用方面，消费者可自主选购，必须按标签和说明书所示内容使用；甲类非处方药应由执业药师指导购买使用；医疗机构根据需要可以决定或推荐使用非处方药品。

第五节　药品不良反应监测制度与召回管理

一、药品不良反应监测制度

按照 WHO 规定，药品不良反应是指正常剂量的药物用于预防、诊断、治疗疾病或调解生理功能时出现的有害的和与用药目的无关的反应。药物具有两重性，既有防病治病的药理作用，也有与治疗目的无关的不良反应。药品不良反应监测是药品再评价工作的一部分，通过开展此项工作，收集药品不良反应信息，对药品不良反应的危害情况进行进一步的调查，及时向药品监督管理部门报告，提出对有关药品如何加强管理的意见、建议；及时向药品生产、经营企业、医疗预防保健机构和社会大众反馈药品不良反应信息，防止药品不良反应的重复发生，提高用药合理性，保护人民的用药安全；为新药研发和老药替换提供依据。

20 世纪 60 年代开始，发达国家就已经陆续开展对药品不良反应的监测管理，并采用多种监测，对上市后的药品进行安全监测和评价，1963 年，世界卫生组织（WHO）建议并在 1968 年成立了国际药品监测合作中心（LIMC 中心），1970 年 WHO 建立监测中心，截至目前已经有 100 多个监测合作成员国。

我国的药品不良反应监测试点工作开展于 1988 年，并于 1989 年成立了药品不良反应监测中心。在 2001 年《药品不良反应监测管理办法（试行）》中明确规定，"国家实行药品不良反应报告制度，药品生产企业、药品经营企业和医疗机构必须经常考察本单位所生产经营、使用的药品质量、疗效和反应。" 2004 年 3 月 4 日，国家食品药品监督管理局令发布了《药品不良反应报告和监测管理办法》自发布之日起施行。2011 年 5 月 24 日，新修订的《药品不良反应报告和监测管理办法》重新颁布实施，进一步明确了省以下监管部门和药品不良反应监测机构的职责，规范了报告的程序和要求。同时也在内容上进一步完善了对严重药品不良反应、群体药品不良反应的药品调查和处理，对生产企业主动开展安排监测工作也提出了更加明确的、更高的要求。

办法规定，我国药品不良反应管理机构是国家食品药品监督管理总局，地方各级药品监督管理部门主管本行政区域内的药品不良反应报告和监测工作。各级卫生行政部门负责本行政区域内医疗机构与实施药品不良反应报告制度有关的管理工作。地方各级药品监督管理部门应当建立健全药品不良反应监测机构，负责本行政区域内药品不良反应报告和监测的技术工作。

二、药品不良反应的表现与分类

（一）药品不良反应及相关术语

1. 药品不良反应（adverse drug reaction，ADR）　是指合格药品在正常用法用量下出现的与用药目的无关的或意外的有害反应。世界卫生组织对 . ADR 的定义是人们为了预防、治疗、诊断疾病，或为了调整生理功能，正常地使用药物而发生的一种有害的、非预期的反应。

2. 药品不良事件（adverse drug event，ADE）　是药物治疗过程中出现的任何怀疑与药品有关的有害医学事件。

3. 严重药品不良反应　是指因使用药品引起的以下损害情形之一的反应：死亡、致癌、致畸或出生缺陷、对生命有危险并能致永久或显著伤残、器官永久损伤、住院或住院时间延长；导致其他重要医学事件如不进行治疗可能出现上述情况的。

4. 新的药品不良反应　是指药品说明书中未载明的不良反应。说明书中已有描述，但不良反应发生的性质、程度、后果或者频率与说明书描述不一致或者更严重的，按照新的药品不良反应处理。

5. 药品群体不良反应　相对集中时间、区域内，用同一企业的同一药品的过程中出现的相似的多人药品不良反应。

（二）药品不良反应的分类

药品不良反应的分类方式有很多种，通常是按照药品不良反应与药理作用有无关系将药品不良反应分为 A 型、B 型和 C 型。

A 型药品不良反应（type A adverse drug reactions）又称为剂量相关的不良反应。这类反应是由药物的药理作用增强所致，常和剂量有关。停药或减量后症状会很快消失或减轻，发生率高、但死亡率低。

B 型药品不良反应（type B adverse drug reactions）又称剂量不相关的不良反应。它是一种与正常药理作用完全无关的异常反应，一般和剂量无关联。而且很难预测。发生率低，但死亡率高。

C 型药品不良反应（type C adverse dmg reactions）是除 A 型和 B 型反应以外的不良反应。其特点是发生率高，通常是在长期用药之后才会出现，对于药品具有非特异性，没有明确的时间关系，潜伏期较长。有些发生机制尚在探讨中。

三、我国药品不良反应报告与监测的实施

（一）我国药品不良反应监测机构及职责

（1）国家药品不良反应监测中心负责全国药品不良反应报告和监测的技术工作，并履行以下主要职责：承担国家药品不良反应报告和监测资料的收集、评价、反馈和上报，以及全国药品不良反应监测信息网络的建设和维护；制定药品不良反应报告和监测的技术标准和规范，对地方各级药品不良反应监测机构进行技术指导；组织开展严重药品不良反应的调查和评价，协助有关部门开展药品群体不良事件的调查；发布药品不良反应警示信息；承担药品不良反应报告和监测的宣传、培训、研究和国际交流工作。

国家药品不良反应监测中心应当每季度对收到的严重药品不良反应报告进行综合分析，提取需要关注的安全性信息，并进行评价，提出风险管理建议，及时报国家食品药品监督管理总局和卫计委。根据药品分析评价结果，国家药品不良反应监测中心可以要求企业开展药品安全性、有效性相关研究。必要时，应当采取责令修改药品说明书，暂停生产、销售、使用和召回药品等措施，对不良反应大的药品，应当撤销药品批准证明文件，并将有关措施及时通报卫计委。

（2）省级药品不良反应监测机构负责本行政区域内的药品不良反应报告和监测的技术工作，并履行以下主要职责：承担本行政区域内药品不良反应报告和监测资料的收集、评价、反馈和上报，以及药品不良反应监测信息网络的维护和管理；对设区的市级、县级药品不良反应监测机构进行技术指导；组织开展本行政区域内严重药品不良反应的调查和评价，协助有关部门开展药品群体不良事件的调查；组织开展本行政区域内药品不良反应报告和监测的宣传、培训工

作。省级药品不良反应监测机构应当每季度对收到的药品不良反应报告进行综合分析，提取需要关注的安全性信息，并进行评价，提出风险管理建议，及时报省级药品监督管理部门、卫生行政部门和国家药品不良反应监测中心。省级药品监督管理部门根据分析评价结果，可以采取暂停生产、销售、使用和召回药品等措施，并监督检查，同时将采取的措施通报同级卫生行政部门。

（3）市级、县级药品不良反应监测机构负责本行政区域内药品不良反应报告和监测资料的收集、核实、评价、反馈和上报；开展本行政区域内严重药品不良反应的调查和评价；协助有关部门开展药品群体不良事件的调查；承担药品不良反应报告和监测的宣传、培训等工作。

（4）药品生产、经营企业和医疗机构应当建立药品不良反应报告和监测管理制度。药品生产企业应当设立专门机构并配备专职人员，药品经营企业和医疗机构应当设立或者指定机构并配备专（兼）职人员，承担本单位的药品不良反应报告和监测工作。从事药品不良反应报告和监测的工作人员应当具有医学、药学、流行病学或者统计学等相关专业知识，具备科学分析评价药品不良反应的能力。

药品生产企业应当对收集到的药品不良反应报告和监测资料进行分析、评价，并主动开展药品安全性研究。对已确认发生严重不良反应的药品，应当通过各种有效途径将药品不良反应、合理用药信息及时告知医务人员、患者和公众；采取修改标签和说明书，暂停生产、销售、使用和召回等措施，减少和防止药品不良反应的重复发生。对不良反应大的药品，应当主动申请注销其批准证明文件。应当将药品安全性信息及采取的措施报所在地省级药品监督管理部门和国家食品药品监督管理总局。

省级以上药品不良反应监测机构根据分析评价工作需要，可以要求药品生产、经营企业和医疗机构提供相关资料，相关单位应当积极配合。

（二）药品不良反应的报告与处置

根据《药品不良反应报告和监测管理办法》（卫生部令第 81 号）的规定对 ADR 的报告和处置有如下要求：

1. 基本要求　药品生产、经营企业和医疗机构获知或者发现可能与用药有关的不良反应，应当通过国家药品不良反应监测信息网络报告；不具备在线报告条件的，应当通过纸质报表报所在地药品不良反应监测机构，由所在地药品不良反应监测机构代为在线报告。并配合药品监督管理部门、卫生行政部门和药品不良反应监测机构对药品不良反应或者群体不良事件的调查，提供调查所需的资料，并建立和保存药品不良反应报告和监测档案。各级药品不良反应监测机构应当对本行政区域内的药品不良反应报告和监测资料进行评价和管理。

2. 个例药品不良反应

（1）药品生产、经营企业和医疗机构应当主动收集药品不良反应，发现或者获知新的、严重的药品不良反应应当在 15 日内报告，其中死亡病例须立即报告；其他药品不良反应应当在 30 日内报告。有随访信息应及时报告。

（2）新药监测期内的国产药品应当报告该药品的所有不良反应；其他国产药品，报告新的和严重的不良反应。进口药品自首次获准进口之日起 5 年内，报告该进口药品的所有不良反应；满 5 年的，报告新的和严重的不良反应。

（3）药品生产企业应当对获知的死亡病例进行调查，详细了解死亡病例的基本信息、药品使用情况、不良反应发生及诊治情况等，并在 15 日内完成调查报告，报企业所在地的省级药品不良反应监测机构。

（4）个人发现新的或者严重的药品不良反应，可向经治医师报告，或向药品生产、经营企业和当地的药品不良反应监测机构报告。

（5）设区的市级、县级药品不良反应监测机构应当对收到的药品不良反应报告的真实性、完整性和准确性进行审核。严重药品不良反应报告的审核和评价应当自收到报告之日起 3 个工作日内完成，其他报告应在 15 个工作日内完成。监测机构应对死亡病例进行调查，详细了解死亡病例的基本信息、药品使用情况、不良反应发生及诊治情况等，报同级药品监督管理部门和卫生行政部门，及上一级监测机构。

（6）省级药品不良反应监测机构应当在收到下一级机构提交的严重药品不良反应评价意见之日起 7 个工作日内完成评价工作。对死亡病例，事件发生地和药品生产企业所在地的省级药品不良反应监测机构均应当及时根据调查报告进行分析、评价，必要时进行现场调查，并将评价结果报省级药品监督管理部门和卫生行政部门，及国家药品不良反应监测中心。

（7）国家药品不良反应监测中心应当及时对死亡病例进行分析、评价，并将评价结果报国家食品药品监督管理总局和卫计委。

3. 药品群体不良事件

（1）药品生产、经营企业和医疗机构获知或者发现药品群体不良事件后，应当立即报给所在地的县级药品监督管理部门、卫生行政部门和药品不良反应监测机构，必要时可以越级报告，通过国家药品不良反应监测信息网络报告。

（2）设区的市级、县级药品监督管理部门获知药品群体不良事件后，应当立即与同级卫生行政部门联合组织开展现场调查，并及时将调查结果逐级报至省级药品监督管理部门和卫生行政部门。

（3）省级监督管理部门与同级卫生行政部门联合对设区的市级、县级的调查进行督促、指导，对药品群体不良事件进行分析、评价，对本行政区域内发生的影响较大的药品群体不良事件，还应组织现场调查，评价和调查结果应及时报国家食品药品监督管理总局和卫计委。对全国范围内影响较大并造成严重后果的药品群体不良事件，国家食品药品监督管理总局应与卫计委联合开展相关调查。

（4）生产企业获知药品群体不良事件后应当立即调查，详细了解药品群体不良事件的发生、药品使用、患者诊治以及药品生产、储存、流通、既往类似不良事件等情况，在 7 日内完成调查报告，报所在地省级药品监督管理部门和药品不良反应监测机构；同时迅速开展自查，分析事件发生的原因，必要时应当暂停生产、销售、使用和召回相关药品，并报所在地省级药品监督管理部门。

（5）经营企业发现药品群体不良事件应当立即告知生产企业，同时迅速开展自查，必要时应当暂停药品的销售，并协助药品生产企业采取相关控制措施。

（6）医疗机构发现药品群体不良事件后应当积极救治患者，迅速开展临床调查，分析事件发生的原因，必要时可采取暂停药品的使用等紧急措施。

（7）药品监督管理部门可以采取暂停生产、销售、使用或者召回药品等控制措施。卫生行政部门应当采取措施积极组织救治患者。

4. 境外发生的严重药品不良反应 进口药品和国产药品在境外发生的严重药品不良反应，自获知之日起 30 日内报送国家药品不良反应监测中心。中心要求提供原始报表及相关信息的，药品生产企业应当在 5 日内提交。中心应当对收到的药品不良反应报告进行分析、评价，每半年向国家食品药品监督管理局和卫生部报告，发现提示药品可能存在安全隐患的信息应当及时报告。进口药品和国产药品在境外因药品不良反应被暂停销售、使用或者撤市的，药品生产企业应当在获知后 24h 内书面报国家食品药品监督管理总局和国家药品不良反应监测中心。

5. 定期安全性更新报告　生产企业应当对本企业生产药品的不良反应报告和监测资料进行定期汇总分析，汇总国内外安全性信息，进行风险和效益评估，撰写定期安全性更新报告。设立新药监测期的国产药品和首次进口的药品，应当自取得批准证明文件之日起每满 1 年提交一次定期安全性更新报告，直至首次再注册，之后每 5 年报告一次；其他国产药品，每 5 年报告一次。定期安全性更新报告的汇总时间以取得药品批准证明文件的日期为起点计，上报日期应当在汇总数据截止日期后 60 日内。

国产药品的定期安全性更新报告向药品生产企业所在地省级药品不良反应监测机构提交。进口药品（包括进口分包装药品）的定期安全性更新报告向国家药品不良反应监测中心提交。

省级和国家药品不良反应监测中心应当对收到的定期安全性更新报告进行汇总、分析和评价，分别于每年 4 月 1 日和 7 月 1 日前将上一年度国产药品和进口药品的定期安全性更新报告统计情况和分析评价结果上报。

四、药品召回管理

药品召回是指药品生产企业（包括进口药品的境外制药厂商，下同）按照规定的程序收回已上市销售的存在安全隐患的药品，已经确认为假药、劣药的，不适用于召回程序。其中安全隐患，是指由于研发、生产等原因可能使药品具有的危及人体健康和生命安全的不合理危险。药品召回可以有效降低缺陷药品所导致的风险。2007 年 12 月《药物召回管理办法》发布，标志我国药品召回制度正式开始实施。

国家药品监督管理部门监督全国药品召回的管理工作。召回药品的生产企业所在地省级药品监督管理部门负责药品召回的监督管理工作，其他各省级药品监督管理部门应当配合协助做好药品召回的有关工作。药品监督管理部门对药品可能存在的安全隐患开展调查时，药品生产企业应当予以协助。药品经营企业使用单位应当配合安排生产企业或者药品监督管理部门开展有关药品安全隐患的调查，提供相关资料。

根据召回活动发起主体不同，药品召回分为主动召回和责令召回。主动召回是指药品生产企业通过信息的收集分析，调查评估，根据事件的严重程度，在没有官方强制的前提下主动对存在安全隐患的药品做出召回；责令召回是药品监督管理部门通过调查评估，认为存在潜在安全隐患，企业应当召回药品而未主动召回的，责令企业召回药品。

根据药品安全隐患的严重程度，药品召回分为：一级召回：使用该药品可能引起严重健康危害的；二级召回：使用该药品可能引起暂时的或者可逆的健康危害的；三级召回：使用该药品一般不会引起健康危害，但由于其他原因需要收回的。药品生产企业应当根据召回分级与药品销售和使用情况，科学设计药品召回计划并组织实施。

（一）主动召回

药品生产企业应当对收集的信息进行分析，对可能存在安全隐患的药品进行调查评估，发现药品存在安全隐患的，应当决定召回。进口药品的境外制药厂商在境外实施药品召回的，应当及时报告国家食品药品监督管理总局；在境内进行召回的，由进口单位按照本办法的规定负责具体实施。药品生产企业在做出药品召回决定后，应当制定召回计划并组织实施，一级召回在 24h 内，二级召回在 48h 内，三级召回在 72h 内，通知到有关药品经营企业、使用单位停止销售和使用，同时向所在地省级药品监督管理部门报告。药品生产企业在启动药品召回后，一级召回在 1 日内，二级召回在 3 日内，三级召回在 7 日内，应当将调查评估报告和召回计划提交给所在地省级药监部门备案。省级药监部门应当将收到一级药品召回的调查评估报告和召回计划报告国家食品药品监督管理总局。

企业在召回完成后，应当对召回效果进行评价，向所在地省级药监部门提交召回总结报告。省级药监部门应当自收到总结报告之日起 10 日内对报告进行审查，并对召回效果进行评价，必要时组织专家进行审查和评价。审查和评价结论应以书面形式通知药品生产企业。经过审查和评价，认为召回不彻底或者需要采取更为有效的措施的，药监部门应当要求生产企业重新召回或者扩大召回范围。

（二）责令召回

药品监督管理部门经过调查评估，认为存在药品存在安全隐患，药品生产企业应当召回药品而未主动召回的，应当责令药品生产企业召回药品。必要时，药品监督管理部门可以要求药品生产企业、经营企业和使用单位立即停止销售和使用该药品。

药监部门做出责令召回决定，应当将责令召回通知书送达药品生产企业，通知书包括以下内容：召回药品的具体情况，包括名称、批次等基本信息；实施召回的原因；调查评估结果；召回要求，包括范围和时限等。药品生产企业在收到责令召回通知书后，应当按照规定通知药品经营企业和使用单位，制定、提交召回计划，并组织实施。药监部门按照规定对药品生产企业提交的药品召回总结报告进行审查，并对召回效果进行评价。经过审查和评价，认为召回不彻底或者需要采取更为有效的措施的，药品监督管理部门可以要求药品生产企业重新召回或者扩大召回范围。

第六节 医药政策与国家基本药物制度

一、国家医药卫生政策

我国医疗卫生服务体系主要包括医院、基层医疗卫生机构和专业公共卫生机构等。医院分为公立医院和社会办医院。其中，公立医院分为政府办医院（根据功能定位主要划分为县办医院、市办医院、省办医院、部门办医院）和其他公立医院（主要包括军队医院、国有和集体企事业单位等举办的医院）。县级以下为基层医疗卫生机构，分为公立和社会办两类。专业公共卫生机构分为政府办专业公共卫生机构和其他专业公共卫生机构（主要包括国有和集体企事业单位等举办的专业公共卫生机构）。根据属地层级的不同，政府办专业公共卫生机构划分为县办、市办、省办及部门办四类。

为贯彻落实《中共中央关于全面深化改革若干重大问题的决定》《中共中央国务院关于深化医药卫生体制改革的意见》《国务院关于促进健康服务业发展的若干意见》（国发〔2013〕40号）精神，促进我国医疗卫生资源进一步优化配置，提高服务可及性、能力和资源利用效率，指导各地科学、合理地制订实施区域卫生规划和医疗机构设置规划，2015 年 3 月由国务院办公厅印发了《全国医疗卫生服务体系规划纲要（2015—2020 年）》。纲要提出优化医疗卫生资源配置，构建与国民经济和社会发展水平相适应、与居民健康需求相匹配、体系完整、分工明确、功能互补、密切协作的整合型医疗卫生服务体系，为实现 2020 年基本建立覆盖城乡居民的基本医疗卫生制度和人民健康水平持续提升奠定坚实的医疗卫生资源基础。

国家药物政策（national drug policy，NDP）是指由一国政府构建、解决医药产业中存在的诸多问题的总体政策框架，用以指导各国的药品研究、生产、流通和使用的健康发展；国家基本药物制度则是国家药物政策的核心，是对基本药物的遴选、生产、流通、使用、报销、监测评价等环节实施有效管理的制度。国家药物政策的概念是世界卫生组织（WHO）在 1975 年第

28 次国际卫生会议上首次提出来的。WHO 在 1995 年指南中对于国家药物政策的描述是：国家药物政策是一个综合框架或要素，而且国家药物政策又具有其总目标，因此其中每个构成要素在达到总目标的一个或多个目标上都发挥着重要作用。其目标是保证药品的安全、有效、经济、适当。目的是使成员国特别是发展中国家大部分人口得到基本药物的供应，能优先满足人们卫生保健的需求。目前世界上已有 160 多个国家拥有正式的基本药物目录，有 105 个国家制定了或正在起草国家药物政策。基本药物制度是全球化概念，WHO 专门成立了基本药物行动专署、药品管理等管理机构负责与基本药物相关的事项。

我国现行药品政策规划主要依照 2009 年 3 月 17 日由国务院公布的《中共中央国务院关于深化医药卫生体制改革的意见》中对于药品改革部分提出的，加快建立以国家基本药物制度为基础的药品供应保障体系，保障人民群众安全用药等目标。初步建立国家基本药物制度，建立比较完整的基本药物遴选、生产供应、使用和医疗保险报销的体系。规范基本药物采购和配送，合理确定基本药物的价格，政府举办的基层医疗卫生机构全部配备和使用基本药物，其他各类医疗机构也都必须按规定使用基本药物，所有零售药店均应配备和销售基本药物；完善基本药物的医保报销政策。保证群众基本用药的可及性、安全性和有效性，减轻群众基本用药费用负担。

国家药物政策的总目标是为确保药品的可获得性、质量和合理使用。药品的可获得性是指基本药物的公平获得和可承受能力；药品的质量是指要保证所有药品的质量、安全和有效；药品的合理使用是指通过基本药物临床合理使用，保障患者用药安全，规范医疗机构和医务人员的用药行为。

二、国家基本药物制度

基本药物的概念是 1977 年 WHO 在技术报告中正式提出来的。1985 年，WHO 扩展了基本药物的概念，指出基本药物是除了基本满足大部分人口卫生保健需要外，还应高度重视合理用药；2002 年，WHO 更加精确的对基本药物做出了定义，指出基本药物要考虑到公共卫生实用性、效率和安全方面的依据以及相对的成本效益。在运转良好的卫生系统中，要随时可以获取足量、适当剂型、质量有保证的基本药物，同时价格要可以被社会和个人所接受。国家基本药物目录是各级医疗卫生机构配备使用药品的依据。

基本药物的遴选（selection of essential drug）是国家药物政策的核心原则之一，其遵循的基本原则是"防治必需、安全有效、价格合理、使用方便、中西药并重、基本保障、临床首选和基层能够配备"。基本药物的遴选在保证获得基本药物及合理使用药品方面是非常重要的措施。

WHO 针对药物本身的特性，拟定以下遴选标准：

（1）具有在不同条件下获得的有效性、安全性评价的可靠依据。

（2）在同类药物中，药物的总成本和药效的相对关系作为考虑的重要条件。在示范目录的选择中不考虑药物的专利状况。

（3）某些情况下，药物的遴选也受其他因素的影响，如药物的药代动力学特性和药物生产、储存设备的可获得性以及是否需要特殊的诊疗设备等。

（4）每种入选药物都应以质量（包括生物利用度）可靠的剂型来保证供应，且必须确保药物在储存和使用条件下质量的稳定性。

（5）大多数基本药物应为单一有效成分制剂。选择固定剂量组成的复方制剂应证明其在治疗作用、安全性、依从性方面比单组分药物分开服用有优势，如治疗结核病和疟疾的药物。

（6）基本药物的选择应当尽可能精简数量，使得药物的生产质量、采购、储存、批发、配发等环节更易于保证，更容易积累有限药物的使用和治疗经验。

（7）为使 WHO 示范目录适用于不同的国家，各国还应因地制宜的考虑各自因素，如本地人口和疾病谱、治疗设施、相关人员的经验和培训、药物的供应情况、财政资源以及环境因素等。

三、我国基本药物制度实施情况

我国基本药物制度包括国家基本药物目录和各地方增补目录两部分组成。

我国于 1979 年参与 WHO 基本药物行动计划，由卫生部和国家医药管理局组织有关医药工作者成立了"国家基本药物遴选小组"，确定了"临床必需、疗效确切、毒副反应清楚、适合国情"的国家基本药物遴选原则，对国家基本药物的制定开展相关工作，制定了第一版《国家基本药物目录（西药部分）1981》，其中收载了 28 类、278 种原料药品；1992 年由卫生部、财政部、原国家医药管理局等相关部门成立了"国家基本药物领导小组"，负责领导组织国家基本药物遴选和推行工作。自 1992 年起，我国结合医药保险制度改革，开始制定国家基本药物目录的工作，当时市场上使用的中药制剂已高达 5100 多种，西药制剂有近 4000 种。2007 年，党的十七大报告提出，"建立国家基本药物制度，保证群众基本用药"的要求。2013 年 5 月 1 日起施行的《国家基本药物目录》（2012 年版）中包含化学药品和生物制品，主要依据临床药理学分类，共 3 17 个品种；中成药主要依据功能分类，共 203 个品种。品种的剂型主要依据 2010 版《药典》有关规定进行归类处理，目录收录口服剂、注射剂、外用剂和其他剂。目录规定目录包含的药品有化学药品、生物制药、中成药。化学药品和生物制品名称采用中文通用名称和英文国际非专利药品名中表达的化学成分的部分，中成药采用药品通用名称。

从 2009 年起，要求政府举办的基层医疗卫生机构全部配备和使用基本药物，其他各类医疗机构也都必须按规定使用基本药物。考虑到各省的经济、疾病谱等情况，省级卫生行政部门可增加使用非目录药品品种数量。

我国基本药物目录是医疗机构配备使用药品的依据，国家基本药物目录原则上 3 年调整一次，一般属于下面情形的应当从国家基本药物目录中调出：药品标准被取消的；国家食品药品监督管理部门撤销其药品批准证明文件的；发生严重不良反应的；根据药物经济学评价，品种可被替代的；其他情形。

基本药物制度的好处：

一是费用较低。基本药物实行政府统一招标采购、统一配送、统一价格，政府办基层医疗卫生机构以零差率销售，价格低廉，医疗保险报销比例高于非基本药物，能够减轻消费者负担。

二是用药合理。国家要求基层医疗卫生机构全部配备和使用基本药物，其他类型医疗卫生机构必须按规定配备使用基本药物并确定合理比例。

三是安全有效。基本药物是经过长期临床实践检验证明安全有效，毒副作用较小的首选药物。国家对基本药物实行全品种覆盖抽验，保证群众基本用药更安全。

四是方便可及。药源广泛，群众在基层医疗卫生服务机构就能获得，使用方便。

第四章 药学技术人员管理

第一节 药学技术人员概述

一、药学技术人员概念与分类

药学技术人员是指取得药学类专业学历，依法经过国家有关部门考试考核合格，取得专业技术职务证书或执业药师资格，遵循药事法规和职业道德规范，从事与药品的生产、经营、使用、科研、检验和管理有关实践活动的技术人员。其分类较复杂，分类依据不同，类型不同，有执业药师、从业药师、中药师、西药师、临床药师等。

二、药学技术人员管理的法规要求

医药分业之前，药品的调配、使用和指导主要是医生，药师主要负责药品的供应和调剂，地位低，作用小，没有关于药师单独的法律法规，公元1224年，欧洲药学通过法律形式从医学中分离出来，药师的地位和重要性日渐提高，对药师的要求也越来越严格，逐步有了药师的法律法规。

（一）药师法概念

药师法是指为加强对药师的管理，提高药师的业务素质，规范药师的职业行为而制定的规范性文件。目前一些国家颁布的《药师法》或《药房法》，主要内容包括：①从事药师职业必须获得许可，领取药师执照；②必须通过药师考试才能获得药师执照；③有关药师的职责和业务工作的规定；④罚则，对违反《药师法》的处罚规定。我国现执行的是执业药师资格管理制度。

（二）立法概况

1. 国外药师法的概况

（1）美国的药师法：在美国，各州均有自己的《药房法》，由各州药房理事会执行，美国药房理事会全国联合会（NABP）制定了《标准州药房法》（MSPPA），统一全国药师执业的基本要求，各州以《标准州药房法》为蓝本制定和修订本州的药房法，但指标不得低于《标准州药房法》。《标准州药房法》中对药师的规定的主要内容有：①药师的定义和要求；②药师管理部门；③药师的执照申请；④执照的变更；⑤药师的继续教育和执照的更新；⑥药师职责；⑦处罚。

（2）日本的药师法：日本的药事法体系主要由《药剂师法》《药剂师法施行令》和《药剂师法施行规则》构成，日本最早的《药剂师法》于1898年颁布实施。1960年日本国会修订颁布了新的《药剂师法》，并制定了相应的《药剂师法施行令》和《药剂师法施行规则》。此后近四十年间，药师法及相关法规又经过七次修订。日本现行《药剂师法》于1999年12月27日颁布，共五章33条，分别为总则、许可、考试、业务和罚则，另有附则。

（3）德国的药师法：在德国药师的工作受到法规的约束，除来自注册药师所在地的《州药师法》和《德意志联邦药师法》外，还来自诸如德意志联邦临床药师协会（ADKA）等行业组织的行业标准制约。各州可以根据实际情况制订药师法，但其要求不能低于《德意志联邦药师法》，这与欧美大多数联邦制国家相同。《州药师法》是一部实用性药师业务标准，它对药师在本州资格的取得、药师的职责、药房开办的要求、临床药师设立的要求、州药师联合会所立各项制度以及对药师触犯本法的罚则等都有严格、明确的规定和限制。1725年德国提出药师考试的学科标准，此后，随着欧洲国家高等药学学校的建立，药师的学历条件逐渐成为《药师法》对药师资格规定的主要内容之一。

2. 我国药师法的概况　20世纪以前，我国有关药品的事务隶属于医务管理范畴，没有独立的药事法规。19世纪末叶，受西方科学技术、社会文化的影响，我国药师才作为一个独立的职业开展工作。

1911年辛亥革命后，国民党政府采用欧美和日本管理体制，制定了一些药政管理法规。1929年国民党政府颁布了《药师暂行条例》，1944年颁布了《药师法》，对药师的资格、职责和教育做了全面的规定。

新中国成立后，药事管理新的体系开始构建，1951年中华人民共和国卫生部颁布了《药师暂行条例》。20世纪60年代后，我国借鉴苏联等国经验，结合我国情况制定和颁布了一系列有关医药卫生人员的行政法规和规章，如《医生、药剂士、助产士、护士、牙科技士暂行条例》、《综合医院药剂科工作制度和各级人员职责》《卫生技术人员职称及晋升条例（试行）》、《医院工作制度与工作人员职责》《医院工作人员职责》等，对药学人员的资格、职称、职责等做了具体的规定。1984年第一部《中华人民共和国药品管理法》颁布，明确规定在药品生产、经营、使用部门必须配备药学人员，并对药学人员条件作了规定。1994年国家人事部和原国家医药管理局联合颁布了《执业药师资格制度暂行规定》。1999年人事部和国家药品监督管理局颁布了修订的《执业药师资格制度暂行规定》，进一步扩大了执业药师的管理范围。以此为基础修订出台了《执业药师资格考试实施办法》《执业药师注册管理暂行办法》《执业药师继续教育管理暂行办法》。2001年2月，全国人大修订了《药品管理法》，明确了各部门药学人员的要求及配备规定，2002年卫生部颁布了《医疗机构药事管理暂行规定》，2011年3月1日又颁布实施了《医疗机构药事管理规定》，在此期间相继颁布了《药品生产质量管理规范》《药品经营质量管理规范》等行政规章，对不同岗位的药学人员专业、资格、学历、职称、技能等作了具体的要求。这些行政规章是我国药师法规管理体系的重要组成。

3. 我国药学技术人员配备的相关规定我国《医疗机构药事管理规定》要求医疗机构药学专业技术人员不得少于本机构卫生专业技术人员的8%。其中二级综合医院药剂科药学人员中具有高等医药院校临床药学专业或者药学专业全日制本科毕业以上学历的，应当不低于药学专业技术人员总数的20%；药学专业技术人员中具有副高级以上药学专业技术职务任职资格的应当不低于6%。三级综合医院具有高等医药院校临床药学专业或者药学专业全日制本科毕业以上学历的，应当不低于药学专业技术人员的30%；药学专业技术人员中具有副高级以上药学专业技术职务任职资格的应当不低于13%，教学医院应当不低于15%；承担教学和科研任务的三级医院，应当根据其任务和工作量适当增加药学专业技术人员数量。建立静脉用药调配中心（室）的，医疗机构应当根据实际需要另行增加药学专业技术人员数量。医疗机构应当根据本机构性质、任务、规模配备适当数量临床药师，三级医院临床药师不少于5名，二级医院临床药师不少于

3 名。

《药品经营质量管理规范》规定，药品经营企业质量负责人应当具有大学本科以上学历、执业药师资格和 3 年以上药品经营质量管理工作经历，在质量管理工作中具备正确判断和保障实施的能力；企业质量管理部门负责人应当具有执业药师资格和 3 年以上药品经营质量管理工作经历，能独立解决经营过程中的质量问题。

《药品生产质量管理规范》规定，药品生产企业管理负责人应当至少具有药学或相关专业本科学历（或中级专业技术职称或执业药师资格），具有至少三年从事药品生产和质量管理的实践经验，其中至少有一年的药品生产管理经验，接受过与所生产产品相关的专业知识培训。质量管理负责人应当至少具有药学或相关专业本科学历（或中级专业技术职称或执业药师资格），具有至少五年从事药品生产和质量管理的实践经验，其中至少一年的药品质量管理经验，接受过与所生产产品相关的专业知识培训。

第二节　药师与执业药师制度

一、药师的概念及药师分类

（一）药师的概念

药师的概念内涵比较广泛，既具有药学职业的概念，又具有药学专业职称的概念。最早古代"药师"是人们对专门从事药品调配、售卖人员的一种称谓。美国韦氏字典对药师的定义是"从事药房工作的人"。美国《药房法》则认为"药师系指州药房理事会正式发给执照并准予从事药房工作的人"。英国药师的定义是指领有执照，可从事调剂或独立开业的人。我国《辞海》中关于药师的定义是"指受过高等药学教育或在医疗预防机构，药事机构和制药企业从事药品调剂、制备、检定和生产等工作并经卫生部门审核合格的高级药学人员"。不同的国家对药师的定义不尽相同，但其核心内容通过考试、取得执照和经过注册都是一致的。综上所述，广义的药师是泛指受过药学专业或相关专业高等教育，经过行业管理部门及人事部门资格审核同意，从事药学方向技术工作的人。

（二）药师的分类

药师根据不同的划分依据，可分为以下几类：

1. 根据专业不同　可分为西药师、中药师、临床药师。

2. 根据职称职务不同　可分为（中）药师、主管（中）药师、副主任（中）药师、主任（中）药师。

3. 根据工作单位性质不同　可分为药房药师、药品生产企业药师、药品经营企业药师、药物研究单位药师、药检所药师、药品监督管理部门药师。

4. 根据是否拥有药房所有权　分为开业药师、被聘药师。

二、药师的职责

药师的职责是运用药学及药事管理、药品法规、医疗保健等知识，保证药品质量，保障人民用药安全有效，同时提供药学服务，指导合理用药。不同性质的岗位其职责范围不同。药师的基本职责是保证所提供药品和药学服务的质量。

（一）医疗机构药师的职责

包括医疗机构药房药师和医疗机构临床药师职责。

1. 医疗机构药房药师职责　医疗机构药房药师是连接病人、医生和药物的纽带。医疗机构药房药师职责如下：

（1）负责药品采购供应、处方调配、静脉用药集中调配和医院制剂配制。

（2）向医疗专业人员提供有关药学专业知识和信息，向病人提供用药咨询和指导。

（3）负责药品储存养护，药品质量检查，特殊药品的管理以及药品使用的统计和经济分析等。

（4）开展药品质量监测，药品严重不良反应和药品损害的收集、整理、报告等工作。

（5）开展抗菌药物临床应用监测，实施处方点评与超常预警，促进药物合理使用。

（6）提供用药信息与药学咨询服务，掌握与临床用药相关的药物信息，向公众宣传合理用药知识。

2. 临床药师的主要职责　临床药师的主要职责包括：

（1）参与临床药物治疗工作，审核用药医嘱或处方，与临床医师共同进行药物治疗方案设计、实施与监护。

（2）参与日常性医疗查房和会诊，参加危重患者的救治和病案讨论，协助临床医师做好药物鉴别遴选工作。对用药难度大的患者，应实施药学监护、查房和书写药历。

（3）根据临床药物治疗的需要进行治疗药物的监测，并依据其临床诊断和药动学、药效学的特点设计个体化给药方案。

（4）开展合理用药教育，宣传用药知识，指导患者安全用药，为医务人员和患者提供及时、准确、完整的用药信息及咨询服务。

（5）协助临床医师共同做好各类药物临床观察，特别是新药上市后的安全性和有效性监测，并进行相关资料的收集、整理、分析、评估和反馈工作。

（6）结合临床药物治疗实践，进行用药调查，开展合理用药、药物评价和药物利用的研究。

（二）药品生产领域药师的职责

药品生产领域药师的职责如下：

（1）制定药品生产工艺规程，岗位操作法，标准操作规程等生产管理文件并严格实施，推行 GMP 管理，保证生产出的药品合格。

（2）制定药品生产计划，保证药品供应。

（3）依据药品标准，承担药品检验和质量控制工作，出具检验报告。

（4）负责药品质量稳定性考察，确立物料贮存期、药品有效期。

（5）从事新产品的研制，质量标准制定及申报工作。

（6）销售药品。

（7）负责药品不良反应的监测和报告等工作。

（三）药品流通领域药师的职责

流通领域药师包括药品生产企业市场和销售部门的药师以及在药品经营公司从事药品批发工作的药师。流通领域药师的主要职责如下：

（1）严格遵守药品管理的法律、法规，构建药品流通渠道。

（2）制定并监督实施企业质量管理制度，推行 GSP 管理。

（3）参与编制购货计划，负责进货企业的资格审定。

（4）负责首营企业和首营品种的审核、验收。

(5) 指导药品保管人员和养护人员对药品进行合理储存和养护。

(6) 建立企业经营药品的质量档案。

(7) 提供用药咨询服务，对药品的购买和使用进行指导。

(8) 负责处方的审核和监督调配处方药。

(9) 负责本单位药品分类管理的实施。

(10) 对单位职工开展药品知识、药事法规的宣传教育，承担培训等工作。

（四）药物研究领域药师职责

药物研究领域药师职责包括：

(1) 根据新药管理要求研究确定药品的物理化学性质、处方、生产工艺和剂型，确保药品的安全有效。

(2) 改进现有处方和生产过程，评价新原料，如赋形剂、溶剂、防腐剂等在药物剂型中潜在的价值。

(3) 临床试验新药的制备、包装和质量控制。

(4) 新药的稳定性研究，并提出贮藏的条件要求。

(5) 在常规生产中初次使用的新设备的优缺点方面的科学研究。

(6) 对提出的包装材料和容器的稳定性的调查研究。

(7) 新药质量标准的研究。

三、执业药师与执业药师制度

（一）执业药师的概念

执业药师是指经全国统一考试合格，取得《执业药师资格证书》并经注册登记，在药品生产、经营、使用单位中执业的药学技术人员。具体来讲，执业药师就是人事部门认定的取得了国家资格的药师，是一种执业资格准入，由实行《药师法》管理的国家和地区，实行统一的药师资格考试，合格后按规定要求注册并执业的"药师"，亦称作"执照药师"或"注册药师"。我国的执业药师分为执业（西）药师和执业中药师两类。

（二）执业药师制度

执业药师制度是我国职业资格制度的一种。职业资格是对从事某一职业所必备的学识、技术和能力的基本要求，通过职业标准，反映了特定职业所需要专门的知识、技术和技能。职业资格制度与现代社会的职业紧密联系，它既体现了现代职业高度分化的特点，也是国家经济社会发展到一定阶段的特定产物，是世界各国基本上普遍采用的制度。

执业药师制度是国家对药学这一关系人民身体健康、社会公共利益的职业和从事这一职业的技术人员实行的一种职业准入控制。《执业药师资格制度暂行规定》指出，国家实行执业药师制度，纳入全国专业技术人员职业资格制度统一规划的范围。并规定凡从事药品生产、经营、使用的单位均应配备相应的执业药师，并以此作为开办药品生产、经营、使用单位的必备条件之一。国家食品药品监督管理总局负责对需由执业药师担任的岗位作出明确规定并进行检查。人事部和国家食品药品监督管理总局共同负责全国执业药师资格制度的政策制定、组织协调、资格考试、注册登记和监督管理工作。2015 年 11 月中国药学会等部门联合下发了《执业药师业务规范》，该规范进一步明确了执业药师的职责，规范了药学服务，保障了执业药师的权利。

四、我国执业药师制度

1994 年 3 月 15 日，人事部、劳动部颁布了《执业药师资格制度暂行规定》，1995 年举行了首次执业药师考试、认定和注册，填补了我国执业药师的空白，我国开始了执业药师管理工作。1999 年 4 月国家人事部和原国家药品监督管理局，重新修订了《执业药师资格制度暂行规定》。

（一）考试管理

1. 考试性质　执业药师资格考试属于职业准人性考试。实行全国统一大纲、统一命题、统一组织的考试制度，考试成绩合格者，国家发给《执业药师资格证书》，该证在全国范围内有效。表明其具备执业药师的水平和能力，可以在药品生产、经营、使用单位执业。

2. 报考条件

（1）国籍条件：中华人民共和国公民和获准在我国境内就业的其他国籍的人员。

（2）专业要求：①药学、中药学专业毕业；②相关专业毕业：包括医学、化学、生物。

（3）工作年限要求：中专学历毕业后工作满 7 年；大专学历毕业后工作满 5 年；本科学历毕业后工作满 3 年；双学位、研究生班毕业后工作满 1 年；硕士学位，从事药学或中药学专业工作满 1 年；取得博士学位（药学、中药学或相关专业）可当年报考。上述条件见表 4-1。

表 4-1　参加执业药师考试的条件

专业	学历或学位	工作年限（年）
药学、中药学 医学、化学、生物	博士	0
	硕士	1
	本科	3
	大专	5
	中专	7

（4）考试科目（共 4 个科目）

执业药师考试科目：药学专业知识（一），包括药剂学、药物化学、药理学、药物分析；药学专业知识（二），包括临床药物治疗学、临床药理学；药学综合知识与技能；药事管理与法规四个科目。

执业中药师考试科目：中药学专业知识（一），包括中药学、中药化学、中药炮制学、中药药剂学、中药药理学、中药鉴定学；中药学专业知识（二），包括临床中药学、中成药学和方剂学；中药综合知识与技能；药事管理与法规四个科目。见表 4-2。

表 4-2　执业药师资格考试的考试科目

考试类别	考试科目
执业药师	药学专业知识（一）：药剂学、药物化学、药理学、药物分析 药学专业知识（二）：临床药物治疗学、临床药理学 药学综合知识与技能 药事管理与法规
执业中药师	中药学专业知识（一）：中药学、中药化学、中药炮制学、中药药剂学、中药药理学、中药鉴定学 中药学专业知识（二）：临床中药学、中成药学和方剂学 中药学综合知识与技能 药事管理与法规

3. 考试周期　两年为一个考试周期。参加全部科目考试的人员必须在连续两个考试年度内通过全部科目的考试，方可取得执业药师资格。

（二）注册管理

我国执业药师资格实行注册制度。持有《执业药师资格证书》的人员，需向执业药师注册机构申请并取得《执业药师注册证》后，才能以执业药师身份按注册的执业范围从事执业活动。

1. 注册管理机构和注册机构　国家食品药品监督管理总局为全国执业药师资格注册管理机构，各省、自治区、直辖市食品药品监督管理局为注册机构。

2. 申请注册　申请注册分为首次注册、再次注册、变更注册和注销注册。

（1）首次注册：申请人必须同时具备以下4项条件方可注册：①取得《执业药师资格证书》；②遵纪守法，遵守职业道德；③身体健康，能坚持在执业药师岗位工作；④经所在单位考核同意。

有下列情况之一者不予注册：①不具有完全民事行为能力者；②因受刑事处罚，自处罚执行完毕之日到申请之日不满2年的；③受过取消执业药师资格处分不满2年的；④国家规定不宜从事执业药师业务的其他情形的。

（2）再次注册：执业药师注册有效期为3年，有效期满前3个月，持证者须到原注册机构申请办理再次注册。再次注册的，须每年完成继续教育必修、选修、自修内容15学分。

（3）变更注册：执业药师需变更执业地区和执业单位的，应填写《执业药师再次注册申请表》，并提交《执业药师资格证书》和《执业药师注册证》等材料，注册机构受理执业药师变更注册手续，做出变更注册许可。

（4）注销注册：有下列情况之一的，予以注销注册：①死亡或被宣告失踪的；②受刑事处罚的；③受取消执业资格处分的；④因健康或其他原因不能或不宜从事执业药师业务的。

（三）执业药师的职责和义务

1. 执业药师的职责

（1）基本准则：执业药师必须遵守职业道德，忠于职守，以对药品质量负责，保证人民用药安全有效为基本准则。

（2）执法的责任：执业药师必须严格执行《药品管理法》及相关法规及政策。执业药师对违法行为或决定，有责任提出劝告、制止、拒绝执行并向上级报告。

（3）药品质量监督和管理责任：执业药师在执业范围内负责对药品质量的监督和管理，参与制定、实施药品全面质量管理及对本单位违反规定的处理。

（4）促进合理用药的责任：执业药师负责处方的审核及监督调配，提供用药咨询与信息，指导合理用药，开展治疗药物的监测及药品疗效的评价等临床药学工作。

2. 执业药师的义务

（1）为病患者提供质量保证的药品和安全、有效、经济、合理的药学服务。

（2）遵守法律、职业道德和相应的技术和管理规范。

（3）拒绝违法的指令，抵制违法行为，维护病患者的健康利益和其他合法权益。

（4）及时了解与执业相关的法律变化，并积极参与相关法律、法规、规章的制定、修订过程。

（5）指导其技术助理和药学实习生的药学技术业务工作。

（6）向公众宣传医药保健及法律知识。

（7）不断提高自身的药学专业素质、法律和道德素质，
不断增强全面履行职责和正确行使权力的能力。

（四）执业药师的继续教育

执业药师需努力钻研业务，不断更新知识，掌握最新医药信息，保持较高的专业水平。《执业药师继续教育管理暂行办法》中规定，接受继续教育是执业药师的义务和权利。取得《执业药师资格证书》的人员每年须自觉参加继续教育，并完成规定学分。

执业药师继续教育由中国药师协会承担，执业药师继续教育实行学分制和登记制度，每年获取的学分不少于 15 学分，注册 3 年内累计不得少于 45 学分。

（五）法律责任

（1）对未按规定配备执业药师的单位，应限期配备，逾期将追究单位负责人的责任。

（2）对已在需由执业药师担任的岗位工作，但尚未通过执业药师资格考试的人员，要进行强化培训，限期达到要求。对经过培训仍不能通过执业药师资格考试者，必须调离岗位。

（3）对涂改、伪造或以虚假和不正当手段获取《执业药师资格证书》或《执业药师注册证》的人员，发证机构应收回证书，取消其执业药师资格，注销注册。并对直接责任者根据有关规定给予行政处分，直至送交有关部门追究法律责任。

（4）对执业药师违反本规定有关条款的，所在单位须如实上报，由药品监督管理部门根据情况给予处分。

第三节　药学职业道德

职业道德是指所有从业人员在职业活动中应该遵循的行为准则，是一定职业范围内的特殊道德要求。药学职业道德是在药学漫长的发展过程中逐渐形成的调节药学人员与病人、社会、其他专业人员及药学人员自身之间的关系，处理药学实践工作中各种矛盾的一种特殊的行为准则与规范。

一、药学职业道德原则

药学职业道德的基本原则是调整药学工作者与患者、药学工作者与社会和药学工作者之间关系的行为根本指导原则。其基本原则可概括为"提高药品质量，保证药品安全有效，实行社会主义人道主义，全心全意为人民服务"。

（一）提高药品质量，保证药品安全有效

提高药品质量，保证药品安全有效是维护人民身体健康的前提，也是医药事业的根本目的。药学工作人员虽然不同于医师，但是，也要与患者直接打交道。药学工作是实现医疗救死扶伤的重要组成部分，是医疗活动的重要基础。所以，药学人员的各项工作都必须一切以患者为出发点，一切围绕治愈疾病和提高病患者生活质量开展工作。树立药品质量第一的理念，对人民生命健康负责。

（二）实行社会主义人道主义

人道主义作为伦理道德原则，在医药道德领域内，具有十分重要的意义。人道主义的核心是尊重人的生命，在我国提倡人道主义，是主张对个人的尊重，对大众健康的关怀，贯穿于整个药学事业之中。

（三）全心全意为人民服务

全心全意为人民服务，是药学职业道德的根本宗旨。药学工作人员在具体的药学实践过程中要真正做到全心全意为人民的健康服务，药学工作者应当以患者为中心，确保合理用药，努力用自己所学专业知识为患者、社会服务。药学人员应把救死扶伤、防病治病，提供优质高效的药学服务作为一生的理想追求，应为自己从事这个神圣职业而自豪。

二、药学职业道德规范与要求

（一）药学职业道德规范

职业道德规范是从业人员处理职业活动中各种关系、矛盾行为的准则，是从业人员在职业活动中必须遵守的道德规范。药师职业道德规范主要内容包括以下几部分。

1. 药学工作人员对服务对象的职业道德规范

（1）关爱病人，文明服务：药学工作人员对服务对象一定要有仁爱之心，同情、体贴患者疾苦，对患者、服务对象负责，药学工作人员都应该始终把人民的利益放在第一，尊重患者、尊重服务对象的人格，一视同仁，满腔热情地为患者、服务对象服务。

（2）求真务实，严谨治学：药学工作人员要以科学的"求真"态度对待药学实践活动。任何马虎或弄虚作假的行为不仅仅会有损科学的尊严，还可能危害人们的生命健康，造成极为严重的后果。

（3）清廉正派，济世为怀：药学工作者在工作中应当抵制各种诱惑，一心一意为患者的健康服务；不能利用自身在专业上的优势欺诈患者，谋取私利。

2. 药学工作人员对社会的职业道德规范

（1）承担社会责任，维护人类健康：药学工作人员在实践中运用自己掌握的知识和技能为患者、服务对象工作的同时，还肩负着维护社会公共利益的责任。药学工作人员应坚持做到对服务对象负责与对社会负责的高度统一。

（2）宣传医药知识，承担保健职责：为确保药品对人的健康既不构成威胁又能起到治疗、保健的作用，要求医药人员必须自觉履行向社会宣传医药知识，实现社会公众的合理用药。

3. 药师与同事的职业道德规范

（1）谦虚谨慎，团结协作：药师应与共事的药师及医务人员合作，保持良好的业务关系，通力合作，以提供完善的药学服务。药师应尊重同事，不应以错误方式与病人或他人讨论处方的治疗作用，以免有损开方者威信。

（2）不为名利，廉洁正直：药师绝不能同意或参与利用职业上的便利进行私下的钱财交易等行为。除非是公众提出请求，药师不应主动推荐医生或医疗服务项目。

（二）药学职业道德要求

1. 药品生产的职业道德要求

（1）保证社会效益与经济效益并重：药品生产企业要急患者之急、想患者之所想，保证药品的生产和供应，及时为临床和社会提供足够的合格药品。

（2）质量第一，遵守规范：药品质量关系人民生命安全，为保证药品质量，药品生产的全过程必须自觉遵守和执行药品 GMP 的规范，这既是法律责任，也是道德的根本要求。

（3）保护环境，保护药品生产者的健康：药品生产过程中的"三废"对环境极易造成污染，环境保护已经成为药品生产企业不可推卸的社会责任。

（4）规范包装，如实宣传：药品包装应具备保护药物、便于储存和运输、便于使用等功能。药品包装所附的说明书应实事求是，并将相应的警示语或忠告语印制在药品包装或药品使用说明书上。通过包装设计夸大药品的作用、过度包装，或采用劣质包装等行为都是不道德的，也是违法的。

（5）依法促销，诚信推广：药品促销应符合国家的政策、法律或一般道德规范。所有药品的促销策略必须真实合法、准确可信。促销宣传资料应有科学依据，不得有误导或不实语言。为医师提供的药学资料，不能以经济或物质利益为目的进行促销。

2. 药品经营的职业道德要求

（1）药品批发的职业道德要求

1）规范采购，维护质量：全面审核供货商合法资质，选择质量信誉好的企业订立采购合同。采购的药品要逐一验收，并有完备的验收记录。在库药品应当按规定储存，确保药品质量。

2）服务客户，热情周到：药品经营过程中热情周到，实事求是，坚持信誉第一，依法营销的道德责任，以保证^民防病治病的安全有效。

（2）药品零售的职业道德要求

1）诚实守信，确保销售质量：店堂环境要明亮整洁，药品按规定陈列，明码标价。销售药品时，不夸大药效，不虚高定价，实事求是地介绍药品的疗效、副作用与不良反应。注意保护消费者的隐私。

2）指导用药，做好药学服务：坚持药师在岗，耐心向用药者进行用药指导。有条件的地方，建立有私密空间的咨询室（台），并为购药者建立药历。随时注意收集并记录药品不良反应，建立不良反应报告制度和台账，并按规定上报，做到时时把消费者的利益放在首位。

3. 医院药学工作的职业道德要求

（1）合法采购，规范进药：医院药品采购要坚持质量第一的原则，按照国家有关规定，从合法的企业采购药品，对采购的药品严格执行验收制度；在药效相同的情况下，选择质量保证、价格合理的药品，坚决杜绝不正之风。

（2）精心调剂，热心服务：调剂处方时要仔细认真审方，准确无误调配；配药人与审核人认真核对；发药时，要耐心向患者讲明服用方法与注意事项，回答患者的咨询要语言通俗易懂，语气亲切。

（3）精益求精，确保质量：精心保管和定期养护在库药品，有特殊储存要求的药品应当严格按规定储存，认真作好记录。确保医院制剂质量，制剂室要符合相关的规定。

（4）维护患者利益，提高生活质量：医院药师要具有高度的社会道德责任感，主动报告药品不良反应。始终以患者为中心，维护患者的利益，主动热情地为患者提供药学服务；以精湛的专业知识参与临床实践，帮助临床医师正确选择药品，指导患者合理用药，为患者解除痛苦，提高生活质量。

三、我国执业药师职业道德准则

加强执业药师职业道德准则建设是中国执业药师协会的主要职能之一。2006 年 10 月 18 日，中国执业药师协会公布了《中国执业药师职业道德准则》（简称《准则》），2007 年 3 月 13 日又发布了《中国执业药师职业道德准则适用指导》（简称《指导》）。2009 年 6 月 5 日。《准则》及《指导》修订版出台。《指导》对中国境内的执业药师（包括依法暂时代为履行执业药师职责的其他药学技术人员）的职业道德准则的具体要求做了规定。

《准则》包含以下五条职业道德准则：

（一）救死扶伤，不辱使命

执业药师应当将患者及公众的身体健康和生命安全放在首位，以专业知识、技能和良知，尽心尽职尽责为患者及公众提供药品和药学服务。

（二）尊重患者，一视同仁

执业药师应当尊重患者或者消费者的价值观、知情权、自主权、隐私权，对待患者或者消费者应不分年龄、性别、民族、信仰、职业、地位、贫富，一律平等相待。

（三）依法执业，质量第一

执业药师应当遵守药品管理法律、法规，恪守职业道德，依法独立执业，确保药品质量和药学服务质量，科学指导用药，保证公众用药安全、有效、经济、合理。

（四）进德修业，珍视声誉

执业药师应当不断学习新知识、新技术，加强道德修养，提高专业水平和执业能力；知荣明耻，正直清廉，自觉抵制不道德行为和违法行为，努力维护职业声誉。

（五）尊重同仁，密切协作

执业药师应当与同仁和医护人员相互理解，相互信任，以诚相待，密切配合，建立和谐的工作关系，共同为药学事业的发展和人类的健康奉献力量。

四、执业药师业务规范

国家食品药品监督管理总局执业药师资格认证中心 2015 年 11 月 12 日公布了《国家执业药师业务规范（试行）》，规范于 2016 年 1 月 1 日起施行。规范共 6 章 31 条。

（一）宗旨

为规范执业药师的业务行为，保障公众合理用药，践行优良药学服务，根据相关法律法规和政策制定本规范。

（二）适用范围

本规范适用于直接面向公众提供药学服务的执业药师。

（三）定义

执业药师业务规范是指执业药师在运用药学等相关知识、技能和专业素养从事业务活动时，应当遵守的行为准则。

（四）基本准则

执业药师应当以遵纪守法、爱岗敬业、遵从伦理、服务健康、自觉学习、提升能力为基本准则。

（五）执业药师的基本要求

执业药师应当佩戴徽章上岗执业以示身份；应规划自己的职业发展，树立终身学习的观念，不断完善专业知识和技能，提高执业能力，满足个人和对患者用药指导及健康服务的需要。

（六）执业单位基本要求

执业药师所在执业单位应当为执业药师履行本规范提供必要的场所和硬件保证，支持并保障执业药师开展优良药学服务。

（七）业务活动

1. 处方调剂　第二章共 10 条，提出执业药师对处方进行审核和处方调配的各项规定，包括对不合法、不规范处方的处理，处方用药适宜性的审查要求，依照处方正确调配药品，以及发药的具体要求。

2. 用药咨询　第三章共 6 条，规定咨询服务的对象和服务的形式，咨询服务的主要内容，包括向使用非处方药的患者提供的咨询服务，对特殊用药和特殊人群的咨询服务，以及为慢性病患者建立药历，定期随访并做好随访记录。

3. 药物警戒　第四章共 4 条，明确执业药师应当承担药物警戒的责任，发现药品不良反应时应当及时记录、填写报表并按规定逐级上报。

4. 健康教育　第五章共 3 条，明确执业药师有责任和义务对患者进行用药教育，向公众宣传药品知识，积极倡导和推进合理用药理念。

5. 附则　第六章共 2 条，陈述本规范制订、解释部门以及施行日期。

第五章　药品注册管理

第一节　药品注册管理概述

一、药物研究开发内容与特点

药物研发是针对药物的合成、提取、制剂、应用等技术进行全方位的科学研究，明确药物的活性结构、药理、药效、毒理及临床机理，围绕药物服务于临床而必备的安全性、有效性、质量可控性等进行的系统研究工作，其涉及药物化学、生物化学、药理学、药动学、药剂学、药物分析学、制药工艺学、临床药理、临床医学等诸多学科，需要相关科学家和科技工作者的共同努力。

药物研发主要分为活性药物筛选、临床前研究、临床研究三阶段。其中活性药物筛选是要通过各种方法寻找具有药理活性作用的化合物。临床前研究包括原料药的制备、药物制剂、药理、毒理、药物动力学等药学及动物有效性和安全性研究。临床研究分为Ⅰ、Ⅱ、Ⅲ、Ⅳ期临床试验，以全面考察药物使用于人体后的药理、药效及安全情况，确定药品是否有临床价值。

药物研发是复杂的系统工程，涉及多学科的知识、技术综合运用，需要各方面技术人才协作共同努力。药物研发过程的复杂性决定了新药研究具有高投入、高风险、高回报、研发周期长的特点。纵观国际新药研发的状况，研制一个新药往往历时十多年，耗资十多亿美元，而成功率仅万分之一甚至更低，大部分研究都以失败告终。2012年全球上市的创新药物总数仅有33个。但新药一旦研发成功，获准上市，一般会给研发者带来较好的市场回报。如美国辉瑞公司研发的苯磺酸氨氯地平（降压药，商品名"络活喜"）1990年上市，2004年销售额45亿美元；其公司另一产品阿托伐他汀钙（降胆固醇药，商品名"立普妥"）于1997年上市，2008年销售额高达138亿美元。均被称为药品中的"重磅炸弹"。

二、药品注册与药品注册管理

药品是特殊商品，用于预防、诊断、治疗人的疾病，药品与人的生命高度关联。为维护人民的健康权，世界各国政府都采取措施严格控制药品的上市许可，保证用药安全、有效。

药品注册是各国通用药品管理模式，采用法定程序控制药品市场准入。药品注册是指政府药品行政主管部门根据药品注册申请人的申请，按照法定程序要求，对申请中提出的拟上市药品的安全性、有效性、质量可控性进行系统评价，决定是否同意其申请的审批过程。

药品注册是由国家药品监管部门实施药品上市前的技术评估和临床价值评估的必要的行政审批过程，是法律层面的政府行政许可行为，即基于申请人的申请，行政管理部门经过对申请的审查而决定是否准许或者认可申请人所申请的活动或资格的行政行为。药品注册成功，药品行政管理部门发放药品批准文件，我国的药品批准文件包括新药证书、药品批准文号或进口药品注册证或医药产品注册证、药品补充申请批件等。

为保障药品注册工作规范和质量，管理立法是药品注册管理常规思路，通过法律、法规明确药品注册范围、注册审批机构，规定申请和审批程序（临床、上市、上市后监测）和申请者必须提交的研究资料，制定各项试验研究指南，推行药品研制中必须执行相关过程质量管理规范（GLP 和 GCP）等，保证上市药品的安全性、有效性和质量可控。

三、国内外药品注册管理的发展及现状

世界各国对药品注册管理的认识都基于长期实践，并在管理失误带来的痛苦中不断提高与完善。20 世纪上半叶，由于各国政府没有强制要求确认药品上市前的安全性、有效性，大量劣质药、无效药品，甚至有毒药品充斥市场，造成诸多"药害"事件。如分娩妇女使用氯仿导致死亡；1937 年美国的磺胺酏剂使用者肾衰竭，107 人死亡；特别是 1960 年前后，欧洲的"反应停"事件震惊世界，造成畸胎 1 万多例，给无数家庭带来无尽的痛苦，引起民众对政府药品管理部门公信力的质疑。"反应停"事件促使各国政府实施药品上市前的立法审批，强化新药注册审批制度，确证新药的安全性、有效性和质量可控性。经过漫长的医药改革，各国药品注册管理的水平不断提高，不仅极大地推动了新药研发，而且也促进了药品国际贸易的良性发展。

（一）我国药品注册管理的发展

新中国成立以来，我国政府一直重视药品注册监管，随着政府行政部门行政职责的调整，我国的药品注册管理经历了从分散到集中的管理模式，逐步走上科学化、法制化道路。

上世纪 60~80 年代，对药品注册管理，我国先后制定了《药品新产品管理办法》（试行）（1965 年）、《药政管理条例（试行）》（1978 年）、《新药管理办法（试行）》（1979 年）等一系列管理规定。1984 年我国颁布了《药品管理法》，第一次从法律的层面确定药品管理实施注册审批制度。1985 年 7 月卫生部出台的《新药审批办法》《新生物制品审批办法》《进口药品管理办法》等细化了相应的管理要求。

1998 年国家药品监督管理局成立，主管全国的药品监管工作，我国更注重药品监督管理的法律、法规建设，相继修订或发布系列药品注册管理相关法律法规，如《药品管理法》《新药审批办法》《进口药品管理办法》《仿制药品审批办法》《药品注册工作程序》《药物非临床研究质量管理规范》《药物临床试验质量管理规范》等，以及诸多药物临床指导原则。组建药品审评委员会、临床药理基地。药品注册管理框架逐步规范。

随着我国 2001 年 12 月正式加入世界贸易组织（WHO），为更好地与国际接轨，国家药品监督管理局于 2002 年 10 月发布了《药品注册管理办法（试行）》，整合了相关药品注册的行政规章，结合 WHO 的《与贸易有关的知识产权协议》规定，进一步规范了我国药品注册监督管理的程序与要求，强化了在中国境内申请药物临床试验、药品生产和进口药品的监督管理。并在实践中探索和总结，不断改进。国家食品药品监督管理局子 2005 年 4 月和 2007 年 10 月两次修订发布《药品注册管理办法》，配套药品注册管理的行政规章、注册管理技术要求以及药物研究技术指导原则、技术审评原则等，我国药品注册管理法规体系已经形成，并日渐完善。

近年来，我国启动了系列药品注册管理改革、创新工作。一是为提高国内仿制药质量，国家食品药品监督管理总局（CFDA）开展了仿制药的一致性评价工作，要求以原研药品作为参比制剂，确保新批准的仿制药质量和疗效与原研药品的一致性；对已经批准上市的仿制药，按照一致性原则，分期分批进行质量一致性评价。二是在十省市试点尝试药品上市许可持有人制度，允许药品研发机构和科研人员申请注册新药，允许药品上市许可持有人与生产企业相分离，有

利于充分调动研发者的积极性，促进药品创新，优化资源配置。三是为提高注册审批效率，简化注册程序。如自 2015 年 12 月 1 日起将仿制药生物等效性试验由审批改为备案；将现由省级药监部门受理、国家总局审评审批的药品注册申请，调整为国家总局网上集中受理等。这些药品注册管理上的改革充分体现我国药监部门实事求是、与时俱进的科学思路，有助于我国药品注册管理水平稳步提高，以保证上市药品的质量。

（二）美国药品注册管理的建立及发展

20 世纪初，美国的药品管理属于事后管理，侧重于假药、劣药及毒药的销售控制和处罚。1906 年 6 月 30 日，美国国会通过并颁布了《食品、药品和化妆品法》（Food, Drug and Cosmetic Act，FDCA），又称《纯净食品药品法案》（Pure Food and DrugsAct），针对各州间药品贸易，规定禁止掺假和贴假标签。1938 年，美国对《食品、药品和化妆品法》进行了修订，要求药品注册时必须向美国食品药品监督管理局（U. S. Food and Drug Administration，FDA）提供新药安全性证明。此间出现的"药害"事件促成了该法案的修订，且修订法帮助 FDA 阻止了"沙利度胺"在美国上市，使美国民众在上世纪 60 年代避免了"反应停"事件影响。1962 年，美国再次修订《食品、药品和化妆品法》（Kefauver-Harris 修订案），明确药品上市前，生产企业必须向. FDA 提供药品安全性和有效『生证明。

1979 年，美国国会通过了《药物非临床研究质量管理规范》（Good Laboratory Practice for Non-clinical Laboratory Studies），以求提高新药实验室研究与检验工作的质量，确保实验数据和结果的真实性和可靠性。要求申请药品注册而进行的非临床试验必须在经 FDA 认证的 GLP 试验机构进行，否则不予受理审批申请。同期，还颁布了《药物临床试验质量管理规范》（Good Clinical Practice），规定药物临床试验应取得伦理委员会的批准并获得受试者的知情同意书。1990 年欧盟、美国、日本三方发起建立了"人用药品注册技术规范国际协调会议"（International Conference on Harmonization of Teclmical Requirements for Registration of Pharmaceuticals for Human Use，ICH），目标在于通过国际协调，统一三方成员国人用药物注册技术要求，完善新药研究开发技术标准，缩短研发周期，节约资源与经费，提高新药研发、注册、上市效率。目前，越来越多的国家在新药注册管理上使用 ICH 出台的技术指导原则，以提高新药上市管控水平，便于药品的国际贸易。

目前，美国新药申请分为三类：创新药物及其制剂的申请（New Drug Application，NDA）、仿制药的申请（Abbreviated New Drug Application，ANDA）和非处方药（Over-the-counter drugs，OTC）的申请。FDA 的药品评审研究中心（Center for Drug Evaluation and Research，CDER）负责新药品种审批工作。设置四条特殊审批通道：快速通道（fast track）、突破性疗法通道（breakthrough）、优先审评（priority review）、加速批准（accelerated approval），采用不同审批方式以加快药物审批速度，便于创新药品尽快上市。

新药注册必须通过两个审批阶段：①申请人完成临床前研究，向 FDA 提交临床试验申请，提供相关研究数据资料。若 FDA 在提交申请后 30 天内没有驳回申请，该新药临床试验申请即被视为有效，申请人可进行人体试验。②申请人完成 I ~ Ⅲ期临床试验，向 FDA 递交新药上市申请，提交新药相关动物试验、临床试验、生产方法等资料。FDA 进行归档审评，评估新药的安全性和有效性，进行生产现场 GMP 检查、标签说明书审核等。

仿制药的上市申请，按简化新药申请（ANDA）的注册程序。ANDA 一般不需要递交临床前（动物试验）和临床（人体试验）资料来确定其有效性和安全性，但必须提交仿制药与 FDA 确定的参比药品（RLD）的生物等效性对比研究资料。CDER 需要对申报药品的生物等效性试验、药学资料、适应证等进行技术性审评，并对药品生产现场进行 GMP 检查。

对于非处方药申请，鉴于 FDA 制定了非处方药特别要求并发布在联邦法典（Federal Register）上，凡符合其要求的非处方药，不须 FDA 批准即可上市。若不符合其特别要求，需报 FDA 审批。

（三）欧盟药品注册管理的建立及发展

欧洲药品管理局（European Medicines Agency，EMA）是欧盟的一个非集权实体，于 1995 年 1 月 1 日开始正式运作，主要负责欧盟市场药品的上市审批，评估药品科学研究，监督药品在欧盟的安全性和有效性，协调、检查、监督各成员国的 GAP、GLP、GCP、GMP 等工作。

欧洲药品管理局和 27 个成员国的法规共同组成了欧盟的药品法规体系，为欧盟各国的药品上市许可提供了立法和执法的依据。1965 年 1 月 26 日，欧盟颁布实施了针对药品上市许可的第一个规定：65/65/EEC 指令，重点规范药品的生产和流通。2001 年 11 月颁布的 2001/83/EC 法令整合了欧共体成立之初到 2001 年间欧盟所有人用药品的相关指令，希望避免各成员国药品管理法规差异对医药行业发展的影响。2004 年欧盟颁布法规 EC/726/2004，是 2001/83/EC 指令的修订版，扩大了集中审批程序的范围，细化了药品上市许可的相关规定。随着欧盟经济一体化的发展，欧盟陆续颁布 2003/63/EC、2004/27/EC、2004/24/EC 和 2011/62/EU 法令等，均基于 2001/83/法令进行修订和扩展。

目前，欧盟的药品注册分为集中审批程序（centralized procedure，CP）和非集中审批程序（decentralized procedure，DP）。集中审批程序针对整个欧盟市场，非集中审批程序包括：各成员国自主的审批程序（independent national procedure，INP）、各成员国之间的互认可程序（mutllal recognized procedure，MRP）。

药品的集中审批程序（CP）由欧洲药品管理局（EMA）负责审批。通过该程序的药品可以在任何成员国上市。经集中审批程序获得批准是保证药品进入全欧洲市场的有效捷径。而一旦经集中审批程序不能获准上市，则该药品很难通过其他审批程序获得某成员国的上市许可。欧盟理事会（EC）明确规定，含新活性成分的药品和生物制品必须强制进行集中审批程序申请，其他药品则可选择审批程序。

成员国审批程序（INP）是指欧盟成员国各自的药品管理部门按照各自国家药品注册法规与技术要求，实施药品注册审批的过程。通过该程序获准上市的药品仅限于在审批成员国内销售。

互认可程序是经成员国审批程序获准上市的药品寻求在其他成员国上市许可的注册审批程序，主要适用于常用药品。要求申请人向各成员国所提交的申报资料和文件完全一致，而由成员国各自的药品管理部门负责审批。药品一旦在某成员国获准上市，则在其他成员国也可获得上市许可。

第二节　药物的临床前研究和临床研究管理

一、药物临床前研究管理要求

药物的临床前研究是新药研究开发的核心内容之一。主要包括以下内容：药物的合成工艺、提取方法、理化性质及纯度、剂型选择、处方筛选、制备工艺、检验方法、质量指标、稳定性、药理、毒理、动物药物动力学研究等。中药制剂还包括原药材的来源、加工及炮制等的研究；生物制品还包括菌毒种、细胞株、生物组织等起始原材料的来源、质量标准、保存条件、生物学特征、遗传稳定性及免疫学的研究等。

从事临床前研究的研究者必须科学、细致地进行研究工作，对新药的安全性、有效性和质量可控性进行全面评估，完成药品注册申报资料要求，包括文献、药学研究、药理毒理研究等。其中药学研究涵盖原料药化学结构或组分确定、原料药工艺研究、制剂处方和工艺研究、药品质量研究、质量标准起草及说明、制剂稳定性研究、包装材料和容器研究等。药理毒理研究包括一般药理，主要药效学、动物药物动力学以及药物安全性评价，如急性毒性、长期毒性、过敏性（局部、全身和光敏毒性）、溶血性和局部（血管、皮肤、黏膜、肌肉等）刺激性、三致试验（致畸、致癌、致突变）、依赖性试验等。为临床试验提供科学可信的支持性数据。我国2007 年 10 月 1 日起施行的《药品注册管理办法》附录详尽罗列了各申请类别注册申报需要提交的研究资料。

我国用于药品注册申报的药物临床前研究，必须按照《药品注册管理办法》要求，应参照国家食品药品监督管理总局发布的有关技术指导原则进行，若采用其他评价方法和技术的，应当提交证明其科学性的资料。要求药物研究机构应当具有与试验研究项目相适应的人员、场地、设备、仪器和管理制度；所用实验动物、试剂和原材料应当符合国家有关规定和要求，具有合法来源。其中安全性评价研究必须执行《药物非临床研究质量管理规范》，并在获得《药物非临床研究质量管理规范》认证的机构进行。

《药品注册管理办法》还明确，采用委托其他机构进行药物研究或者进行单项试验、检测、样品的试制等的，研究者应当与被委托方签订合同，并在申请注册时予以说明。使用境外药物研究机构提供的药物试验研究资料的，必须附有境外药物研究机构出具的其所提供资料的项目、页码的情况说明和证明该机构已在境外合法登记的经公证的证明文件。国家食品药品监督管理总局有权根据审查需要，组织进行现场核查，以保证研究数据的真实性、可信性。

二、《药物非临床研究质量管理规范》简介

我国《药物非临床研究质量管理规范》简称 GLP，英文表述为：Good Labora，tory Practice for non-clinical Laboratory studies，国家食品药品监督管理总局于 2003 年 8 月 6 日发布，要求 2003 年 9 月 1 日起施行。GLP 适用于申请药品注册而进行的非临床安全性研究。其目的在于提高药物非临床研究质量，确保试验资料的真实性、完整性和可靠性，保证患者用药安全。

非临床研究是指为评价药品安全性，在实验室条件下，用实验系统进行各种毒性实验，包括单次给药的毒性试验、反复给药的毒性试验、生殖毒性试验、遗传毒性试验、致癌试验、局部毒性试验、免疫原性试验、依赖性试验、毒代动力学试验及与评价药品安全性有关的其他试验。药物的安全性评价是提供新药对人类健康危害程度的科学依据，是判断创新药物能否进行人体临床试验和最终能否上市的最重要一步。

GLP 对药物非临床安全性评价研究机构的组织管理体系、人员、实验设备设施、实验项目操作和管理提出了全面的规范要求。国家食品药品监督管理总局于 2007 年 4 月 16 日发布了《药物非临床研究质量管理规范认证管理办法》，启动全国的药物非临床安全性评价研究机构的GLP 认证工作，国家总局主管，对申请认证合格的研究机构，发给 GLP 认证批件，并通过国家总局网站予以公告。截止 2015 年底，我国共计 69 家药物非临床安全性评价研究机构已通过GLP 认证。用于药品注册申报的药物安全性评价研究必须由通过 GLP 认证的研究机构完成。

三、药物临床研究管理要求

通过药物临床前研究的新药上市前，必须进行有限数量的人体试验，以证实或揭示试验药

物的人体治疗作用及不良反应等，确证药物的疗效和安全性。临床研究是新药研究开发的必经阶段。依据我国《药品注册管理办法》及相关管理规定，药物的临床试验必须经过国家食品药品监督管理总局批准，仿制药生物等效性试验须到 CFDA 备案（2015 年 12 月 1 日起），且必须执行《药物临床试验质量管理规范》（Good Clinical Practice，GCP）。药品监管部门应对批准的药物临床试验进行监督检查。

我国现行版《药品注册管理办法》（2007 年 10 月 1 日起施行）以及相关文件对需要注册申报的新药、仿制药、进口药品及补充申请中的药物临床试验规范如下：

（一）注册中需要进行临床研究的情况

申请新药注册，应当进行临床试验。仿制药申请一般不要求临床试验，但其中的口服固体制剂化药应进行生物等效性试验；需要用工艺和标准控制药品质量的药品、仿制生物制品，应该按要求进行临床试验。对补充申请，增加或者生产工艺等有重大变化的，增加中药功能主治等均应按规定进行临床试验；变更用法用量或适用人群，必要时应通过临床试验来确证。进口药品的注册，也应按照国内相应药品注册类别要求进行临床试验。

（二）临床试验分期

临床试验分为Ⅰ、Ⅱ、Ⅲ、Ⅳ期。药物临床试验的受试例数应当符合临床试验的目的和相关统计学的要求，并且不得少于规定的最低临床试验病例数。

Ⅰ期临床试验是初步的临床药理学及人体安全性评价试验。要考察人体对于新药的耐受程度和药代动力学特征，为制定给药方案提供依据。一般最低受试例数（病例数）为 20~30 例（试验组，健康自愿者）。

Ⅱ期临床试验是治疗作用初步评价阶段。其目的在于初步评价药物对目标适应证患者的治疗作用和安全性，为Ⅲ期临床试验研究设计和给药剂量方案的确定提供依据。此阶段的研究设计可以根据具体的研究目的，采用多种形式，包括随机盲法对照临床试验。试验组和对照组的例数都不得低于 100 例，预防用生物制品不得低于 300 例。

Ⅲ期临床试验是治疗作用确证阶段。为了进一步验证药物对目标适应证患者的治疗作用和安全性，评价利益与风险关系，最终为药物注册申请的审查提供充分的依据。试验一般应为具有足够样本量的随机盲法对照试验。试验组的例数不得少于 300 例，预防用生物制品不得低于 500 例。

Ⅳ期临床试验是新药上市后应用研究阶段。其目的在于考察广泛使用条件下药物的疗效和不良反应，评价在普通或者特殊人群中使用的利益与风险关系以及改进给药剂量等。通常在多家医院进行，观察例数不少于 2000 例。

生物等效性试验是指用生物利用度研究的方法，以药代动力学参数为指标，比较同一种药物的相同或者不同剂型的制剂，在相同的试验条件下，其活性成分吸收程度和速度有无统计学差异的人体试验。一般控制试验组和对照组的例数为 18~24 例。药品质量的一致性评价多采用生物等效性试验。

罕见病、特殊病种等情况，要求减少临床试验病例数或者免做临床试验的，申请人应当在申请临床试验时提出，并经国家食品药品监督管理总局审查批准。

（三）临床试验场所

药物临床试验批准后，申请^直当从具有药物临床试验资格的机构中选择承担药物临床试验的机构。按照《药物临床试验机构资格认定办法（试行）》，临床试验机构必须通过国家食品药品监督管理总局依法进行的资格认定。

（四）临床试验方案

申请人在药物临床试验实施前，应当将已确定的临床试验方案和临床试验负责单位的主要研究者姓名、参加研究单位及其研究者名单、伦理委员会审核同意书、知情同意书样本等报送国家食品药品监督管理总局备案，并抄送临床试验单位所在地和受理该申请的省、自治区、直辖市药品监督管理部门。

（五）临床试验样品

临床试验用药物应当在符合《药品生产质量管理规范》的车间制备。制备过程应当严格执行《药品生产质量管理规范》（GMP）的要求。申请人应对临床试验用药物的质量负责。临床试验用药物经检验合格后方可用于临床试验；申请人可以按照其拟定的临床试验用样品标准自行检验临床试验用药物，也可以委托本办法确定的药品检验所进行检验；疫苗类制品、血液制品、国家食品药品监督管理总局规定的其他生物制品，应当由国家食品药品监督管理总局指定的药品检验所进行检验。药品监督管理部门有权对临床试验用药物进行抽查检验。

（六）临床试验过程管理

药物临床试验一经批准，应当在批准后 3 年内实施。逾期未实施的，原批准证明文件自行废止；仍需进行临床试验的，应当重新申请。

临床试验实施中，申请人发现药物临床试验机构违反有关规定或者未按照临床试验方案执行的，应当督促其改正；情节严重的，可以要求暂停或者终止临床试验，并将情况报告国家食品药品监督管理总局和有关省、自治区、直辖市药品监督管理部门。

临床试验过程中发生严重不良事件的，研究者应当在 24 小时内报告有关省、自治区、直辖市药品监督管理部门和国家食品药品监督管理总局，通知申请人，并及时向伦理委员会报告。若试验中出现大范围、非预期的不良反应或者严重不良事件，或者有证据证明临床试验用药物存在严重质量问题时，国家食品药品监督管理总局或者省、自治区、直辖市药品监督管理部门可以采取紧急控制措施，责令暂停或者终止临床试验，申请人和临床试验单位必须立即停止临床试验。

申请人完成临床试验后，应当向国家食品药品监督管理总局提交临床试验总结报告、统计分析报告以及数据库。

（七）关于在中国进行国际多中心药物临床试验的规定

境外申请人在中国进行国际多中心药物临床试验的，应当按照本办法向国家食品药品监督管理总局提出申请。

临床试验用药物应当是已在境外注册的药品或者已进入Ⅱ期或者Ⅲ期临床试验的药物；不受理境外申请人提出的尚未在境外注册的预防用疫苗类药物的国际多中心药物临床试验申请；在批准进行国际多中心药物临床试验的同时，可以要求申请人在中国首先进行Ⅰ期临床试验。

药物临床试验中，在任何国家发现与该药物有关的严重不良反应和非预期不良反应，申请人应当按照有关规定及时报告国家食品药品监督管理总局。

临床试验结束后，申请人应当向国家食品药品监督管理总局报送完整的临床试验报告。国际多中心药物临床试验取得的数据用于在中国进行药品注册申请的，应当符合有关临床试验的规定并提交国际多中心临床试验的全部研究资料。

第三节　我国药品注册的申报与审批管理

一、药品注册管理的基本概念与要求

我国现行版《药品注册管理办法》（2007年10月1日起施行）适于在中华人民共和国境内申请药物临床试验、药品生产和药品进口，以及进行药品审批、注册检验和监督管理。对国内药品注册相关问题提出了明确要求。

（一）药品注册

国家食品药品监督管理总局根据药品注册申请人的申请，依照法定程序，对拟上市销售药品的安全性、有效性、质量可控性等进行审查，并决定是否同意其申请的审批过程。

（二）药品注册分类

《药品注册管理办法》附件将注册药品分类为：中药和天然药物、化学药品、生物制品三大类。其中中药和天然药物再分为9类；生物制品（预防用、治疗用）分为15类；按照国家食药总局2016年3月4日发布的"化学药品注册分类工作改革方案"，化学药品再分为5类。

（三）药品注册申请分类

按照"国务院关于改革药品、医疗器械审评审批制度的意见"（国发〔2015〕44号），新药是指"未在中国境内外上市销售的药品"。根据物质基础的原创性和新颖性，新药可分为创新药和改良型新药。仿制药是指"仿与原研药品质量和疗效一致的药品"。

《药品注册管理办法》明确，药品注册申请包括新药申请、仿制药申请、进口药品申请及其补充申请和再注册申请。

新药申请：指未在中国境内外上市销售的药品的注册申请。

仿制药申请：指生产与原研药品质量和疗效一致的药品的注册申请；但是生物制品按照新药申请的程序申报。

进口药品申请：指境外生产的药品在中国境内上市销售的注册申请。

补充申请：指新药申请、仿制药申请或者进口药品申请经批准后，改变、增加或者取消原批准事项或者内容的注册申请。

再注册申请：指药品批准证明文件有效期满后申请人拟继续生产或者进口该药品的注册申请。

（四）药品注册申请人

药品注册申请人（简称：申请人）是指提出药品注册申请并承担相应法律责任的机构。

境内申请人应当是在中国境内合法登记并能独立承担民事责任的机构，境外申请人应当是境外合法制药厂商。境外申请人办理进口药品注册，应当由其驻中国境内的办事机构或者由其委托的中国境内代理机构办理。

申请人应当提供充分可靠的研究数据，证明药品的安全性、有效性和质量可控性，并对全部资料的真实性负责。办理药品注册申请事务的人员应当具有相应的专业知识，熟悉药品注册的法律、法规及技术要求。

近年来，我国在十省市试点尝试药品上市许可持有人制度，允许药品研发机构和科研人员申请注册新药，药品注册申请人的内涵得以扩展。

（五）药品注册管理机构

国家食品药品监督管理总局主管全国药品注册工作，负责对药物临床试验、药品生产和进口进行审批。

省级食品药品监督管理局负责申报人的药品研制和临床试验现场核查；负责责任范围内的补充申请、药品再注册的审批和备案。

药品审评中心是国家食品药品监督管理总局直属技术机构，负责各类药品注册申报资料的技术审评工作，出具审评报告，报国家总局审批。

中国食品药品检定研究院以及各省食品药品检验所负责申报资料中药品标准的复核，并对注册样品进行检验评判。

食品药品审核查验中心属于国家食品药品监督管理总局的技术机构，负责注册申报相关药物非临床评价研究机构 GLP 认证、临床试验机构 GcP 认证以及申报样品生产现场是否符合 GMP 要求的检查。

（六）药品注册管理的原则

药品监督管理部门实施药品注册工作，应当遵循公开、公平、公正的原则。实行主审集体负责制、相关人员公示制和回避制、责任追究制，受理、检验、审评、审批、送达等环节接受社会监督。应当向申请人提供可查询的药品注册受理、检查、检验、审评、审批的进度和结论等信息。应当在行政机关网站或者注册申请受理场所公开下列信息：①药品注册申请事项、程序、收费标准和依据、时限，需要提交的全部材料目录和申请书示范文本；②药品注册受理、检查、检验、审评、审批各环节人员名单和相关信息；③已批准的药品目录等综合信息。

药品注册过程中，药品监督管理部门应当对非临床研究、临床试验进行现场核查、有因核查，以及批准上市前的生产现场检查，以确认申报资料的真实性、准确性和完整性。

药品监督管理部门、相关单位以及参与药品注册工作的人员，对申请人提交的技术秘密和实验数据负有保密的义务。

（七）药品注册管理的中心内容

药品注册管理的核心在于对注册申报药品的安全性、有效性和质量可控性进行系统评价，分析评判申报品种的临床适用性和临床价值。我国目前采取的管理模式是"两报两批"，即药物临床研究的申报与审批、药品生产上市的申报与审批。临床研究申报审查重点在于临床前研究数据的准确可靠性和科学性，以控制新药用于人体的风险。药品生产上市的申报审核重点是结合临床前研究与临床研究结果与生产现场考察情况，评价新药临床使用价值和规模化生产的可行性与可控性，以保证上市药品的质量。通过审批程序，符合审批条件，申报品种方可进入临床研究阶段或获准生产上市。

（八）注册申报中相关知识产权问题

自我国政府加入世界贸易组织（WHO），尊重知识产权是政府始终坚持的态度。有关药品注册管理中知识产权问题，法规规定：

申请人应当对其申请注册的药物或者使用的处方、工艺、用途等，提供申请人或者他人在中国的专利及其权属状态的说明；他人在中国存在专利的，申请人应当提交对他人的专利不构成侵权的声明。对申请人提交的说明或者声明，药品监督管理部门应当在行政机关网站予以公示。发生专利权纠纷的，按照有关专利的法律法规解决。

按照《药品管理法实施条例》的规定，对获得生产或者销售含有新型化学成分药品许可的生产者或者销售者提交的自行取得且未披露的试验数据和其他数据，国家食品药品监督管理总局自批准该许可之日起 6 年内，对未经已获得许可的申请人同意，使用其未披露数据的申请不予批准。

注册申报中，药品注册所报送的资料引用文献应当注明著作名称、刊物名称及卷、期、页等；未公开发表的文献资料应当提供资料所有者许可使用的证明文件。外文资料应当按照要求提供中文译本。

二、新药的注册申报与审批

按照"国务院关于改革药品、医疗器械审评审批制度的意见"（国发〔2015〕44号），新药是指"未在中国境内外上市销售的药品"，包括创新药和改良型新药。国家鼓励研究创制新药，对创新药实行特殊审批制度，要求加快审评、审批以下新药：防治艾滋病、恶性肿瘤、重大传染病、罕见病等疾病的创新药，列入国家科技重大专项和国家重点研发计划的药品，转移到境内生产的创新药和儿童用药，以及使用先进制剂技术、创新治疗手段、具有明显治疗优势的创新药。

2009年1月7日国家食品药品监督管理总局出台《新药注册特殊审批管理规定》，细化了纳入特殊审批新药的管理要求。对纳入特殊审批的新药，实施申报进程上优先办理；申报中申请人可以补充新的研究资料；药品审评中心应加强与申请人的沟通，可以共同探讨技术问题；要求申请人制订和提交风险控制计划和实施方案，以反映申请人对新药的风险控制能力。

近年来，为解决注册申请等待审评积压严重问题，加快临床急需药品的审批，2015年11月11日"国家食品药品监督管理总局关于药品注册审评审批若干政策的公告（2015年第230号）"发布，进一步明确，自2015年12月1日起，申请人可提出加快审评创新药的注册申请。

（一）申请人与申报资料要求

多个单位联合研制的新药，应当由其中的一个单位申请注册，其他单位不得重复申请；需要联合申请的，应当共同署名作为该新药的申请人。新药申请获得批准后每个品种，包括同一品种的不同规格，只能由一个单位生产。

药品注册申报资料应当一次性提交，药品注册申请受理后不得自行补充新的技术资料；进入特殊审批程序的注册申请或者涉及药品安全性的新发现，以及按要求补充资料的除外。申请人认为必须补充新的技术资料的，应当撤回其药品注册申请。

（二）临床试验的申报与审批

（1）申请人完成临床前研究后，应当在国家食品药品监督管理总局网站上提出新药临床试验注册申请，如实报送有关资料。

（2）省、自治区、直辖市药品监督管理部门应当自受理申请之日起5日内组织对药物研制情况及原始资料进行现场核查。申请注册的药品属于生物制品的，还需抽取3个生产批号的检验用样品，并向药品检验所发出注册检验通知。

（3）省、自治区、直辖市药品监督管理部门应当在规定的时限内将核查报告送交国家食品药品监督管理总局药品审评中心，并通知申请人。

（4）接到注册检验通知的药品检验所应当按申请人申报的药品标准对样品进行检验，对申报的药品标准进行复核，并在规定的时间内将药品注册检验报告送交国家食品药品监督管理总局药品审评中心，并抄送申请人。

（5）国家食品药品监督管理总局药品审评中心收到申报资料后，应在规定的时间内组织药学、医学及其他技术人员对申报资料进行技术审评，必要时可以要求申请人补充资料，并说明理由。完成技术审评后，提出技术审评意见，连同有关资料报送国家食品药品监督管理总局。

（6）国家食品药品监督管理总局依据技术审评意见做出审批决定。符合规定的，发给《药物临床试验批件》；不符合规定的，发给《审批意见通知件》，并说明理由。

（三）申报生产的样品与检验要求

样品应当在取得《药品生产质量管理规范》认证证书的车间生产；新开办药品生产企业、药品生产企业新建药品生产车间或者新增生产剂型的，其样品生产过程应当符合《药品生产质量管理规范》的要求。

研究药物制剂所用原料药必须具有药品批准文号、《进口药品注册证》或者《医药产品注册证》，且必须通过合法的途径获得。研究用原料药不具有药品批准文号、《进口药品注册证》或者《医药产品注册证》的，必须经国家食品药品监督管理总局批准。

药品检验所应当依据核定的药品标准对抽取的样品进行检验，并在规定的时间内将药品注册检验报告送交国家食品药品监督管理总局药品审评中心，同时抄送相关省、自治区、直辖市药品监督管理部门和申请人。

（四）新药生产的申报与审批

（1）申请人完成药物临床试验后，应当在国家食品药品监督管理总局网站提出新药生产注册申请，报送申报资料，并同时向中国食品药品检定研究院报送制备标准品的原材料及有关标准物质的研究资料。

（2）省、自治区、直辖市药品监督管理部门应当自受理申请之日起5日内组织对临床试验情况及有关原始资料进行现场核查，提出核查意见。除生物制品外的其他药品，还需抽取3批样品，向药品检验所发出标准复核的通知。

省、自治区、直辖市药品监督管理部门应当在规定的时限内将核查报告送交国家食品药品监督管理总局药品审评中心，并通知申请人。

（3）药品检验所应对申报的药品标准进行复核，并在规定的时间内将复核意见送交国家食品药品监督管理总局药品审评中心，同时抄送通知其复核的省、自治区、直辖市药品监督管理部门和申请人。

（4）国家食品药品监督管理总局药品审评中心收到申报资料后，应当在规定的时间内组织药学、医学及其他技术人员对申报资料进行审评，必要时可以要求申请人补充资料，并说明理由。

（5）经审评符合规定的，国家食品药品监督管理总局药品审评中心通知申请人申请生产现场检查，并告知国家食品药品监督管理总局药品审核查验中心；经审评不符合规定的，国家食品药品监督管理总局药品审评中心将审评意见和有关资料报送国家食品药品监督管理总局，国家食品药品监督管理总局依据技术审评意见，做出不予批准的决定，发给《审批意见通知件》，并说明理由。

（6）申请人应当自收到生产现场检查通知之日起6个月内向国家食品药品监督管理总局药品审核查验中心提出现场检查的申请。

（7）国家食品药品监督管理总局药品审核查验中心在收到生产现场检查的申请后，应当在30日内组织对样品批量生产过程等进行现场检查，确认核定的生产工艺的可行性，同时抽取1批样品（生物制品抽取3批样品），送至进行该药品标准复核的药品检验所检验，并在完成现场检查后10日内将生产现场检查报告送交国家食品药品监督管理总局药品审评中心。

（8）国家食品药品监督管理总局药品审评中心依据技术审评意见、样品生产现场检查报告和样品检验结果，形成综合意见，连同有关资料报送国家食品药品监督管理总局。国家总局依据综合意见，做出审批决定。符合规定的，发给新药证书，申请人已持有《药品生产许可证》

并具备生产条件的，同时发给药品批准文号；不符合规定的，发给《审批意见通知件》，并说明理由。

申请人获得药品批准文号后，应当按照国家食品药品监督管理总局批准的生产工艺生产。药品监督管理部门可以根据批准的生产工艺和质量标准对申请人的生产情况进行监督检查。

（五）新药证书与药品批准文号格式

新药证书号的格式为：国药证字 H（Z、S）+4 位年号+4 位顺序号，其中 H 代表化学药品，Z 代表中药，S 代表生物制品。

药品批准文号的格式为：国药准字 H（Z、S、J）+4 位年号+4 位顺序号，

其中 H 代表化学药品，z 代表中药，S 代表生物制品，J 代表进口药品分包装。

（六）新药监测期

国家食品药品监督管理总局根据保护公众健康的要求，可以对批准生产的新药品种设立监测期。监测期自新药批准生产之日起计算，最长不得超过 5 年。监测期内的新药，国家食品药品监督管理总局不批准其他企业生产、改变剂型和进口。

药品生产企业应当考察处于监测期内的新药的生产工艺、质量、稳定性、疗效及不良反应等情况，并每年向所在地省、自治区、直辖市药品监督管理部门报告。

药品生产、经营、使用及检验、监督单位发现新药存在严重质量问题、严重或者非预期的不良反应时，应当及时向省、自治区、直辖市药品监督管理部门报告。省、自治区、直辖市药品监督管理部门收到报告后应当立即组织调查，并报告国家食品药品监督管理总局。

药品生产企业对设立监测期的新药从获准生产之日起 2 年内未组织生产的，国家食品药品监督管理总局可以批准其他药品生产企业提出的生产该新药的申请，并重新对该新药进行监测。

新药进入监测期之日起，国家食品药品监督管理总局已经批准其他申请人进行药物临床试验的，可以按照药品注册申报与审批程序继续办理该申请，符合规定的，可批准该新药的生产或者进口，并对境内药品生产企业生产的该新药一并进行监测。

进口药品注册申请首先获得批准后，已经受理注册申请的，可以按照药品注册申报与审批程序继续办理其申请，符合规定的，国家食品药品监督管理总局予以批准；申请人也可以撤回该项申请，重新提出仿制药申请。

三、仿制药的注册申报与审批

我国现行版《药品注册管理办法》和"国务院关于改革药品、医疗器械审评审批制度的意见"（国发［2015］44 号）明确规定，仿制与原研药品质量和疗效一致的药品申报属于仿制药注册申请。美国 FDA 要求仿制药与原研药相比，在活性成分、给药途径、剂型、规格、使用条件上保持一致，方可保证两药品的有效性、安全性和质量的相当。我国对仿制药的审评审批，也强调与原研药品质量和疗效的一致。仿制药的上市应用，可以降低原研药的药品价格，降低患者的用药费用，合理利用资源，减轻政府的医疗保险支出，利国利民。《药品注册管理办法》规范仿制药的注册申报在于：

（一）申请人与要求

仿制药申请人应当是药品生产企业，其申请的药品应当与《药品生产许可证》载明的生产范围一致。

仿制药应当与被仿制药具有同样的活性成分、给药途径、剂型、规格和相同的治疗作用。已有多家企业生产的品种，应当参照有关技术指导原则选择原研药进行对照研究。

（二）申报与审批

（1）申请仿制药注册，应当在国家食品药品监督管理总局网站提出申报，报送申请生产的申报资料和生产现场检查申请。

（2）已申请中药品种保护的，自中药品种保护申请受理之日起至做出行政决定期间，暂停受理同品种的仿制药申请。

（3）省、自治区、直辖市药品监督管理部门应当自受理申请之日起 5 日内组织对研制情况和原始资料进行现场核查，并应根据申请人提供的生产工艺和质量标准组织进行生产现场检查，现场抽取连续生产的 3 批样品，送药品检验所检验。

样品应当在取得《药品生产质量管理规范》认证证书的车间生产；新开办药品生产企业、药品生产企业新建药品生产车间或者新增生产剂型的，其样品生产过程应当符合《药品生产质量管理规范》的要求。

（4）省、自治区、直辖市药品监督管理部门应当在规定的时限内将核查报告、生产现场检查报告送交国家食品药品监督管理总局药品审评中心。

（5）药品检验所应当对抽取的样品进行检验，并在规定的时间内将药品注册检验报告送交国家食品药品监督管理总局药品审评中心，同时抄送通知其检验的省、自治区、直辖市药品监督管理部门和申请人。

（6）国家食品药品监督管理总局药品审评中心应当在规定的时间内组织药学、医学及其他技术人员对审查意见和申报资料进行审核，必要时可以要求申请人补充资料，并说明理由。

（7）国家食品药品监督管理总局药品审评中心依据技术审评意见、样品生产现场检查报告和样品检验结果，形成综合意见，连同相关资料报送国家食品药品监督管理总局，总局依据综合意见，做出审批决定。符合规定的，发给药品批准文号或者《药物临床试验批件》；不符合规定的，发给《审批意见通知件》，并说明理由。

申请人完成临床试验后，应当向国家食品药品监督管理总局药品审评中心报送临床试验资料。总局依据技术意见，发给药品批准文号或者《审批意见通知件》。

（三）非处方药的申报要求

申请仿制的药品属于按非处方药管理的，申请人应当在《药品注册申请表》的"附加申请事项"中标注非处方药项。

申请仿制的药品属于同时按处方药和非处方药管理的，申请人可以选择按照处方药或者非处方药的要求提出申请。

属于以下情况的，申请人可以在《药品注册申请表》的"附加申请事项"中标注非处方药项，符合非处方药有关规定的，按照非处方药审批和管理；不符合非处方药有关规定的，按照处方药审批和管理。

（1）经国家食品药品监督管理总局确定的非处方药改变剂型，但不改变适应证或者功能主治、给药剂量以及给药途径的药品；

（2）使用国家食品药品监督管理总局确定的非处方药活性成分组成的新的复方制剂。

非处方药的注册申请，其药品说明书和包装标签应当符合非处方药的有关规定。

四、进口药品的申报与审批

进口药品是指境外生产的在中国境内上市销售的药品。

（一）进口药品的申报与审批

1. 对进口药品的要求　申请进口的药品，应当获得境外制药厂商所在生产国家或者地区的上市许可；未在生产国家或者地区获得上市许可，但经国家食品药品监督管理总局确认该药品安全、有效而且临床需要的，可以批准进口。

申请进口的药品，其生产应当符合所在国家或者地区药品生产质量管理规范及中国《药品生产质量管理规范》的要求。

申请进口药品制剂，必须提供直接接触药品的包装材料和容器合法来源的证明文件、用于生产该制剂的原料药和辅料合法来源的证明文件。原料药和辅料尚未取得国家食品药品监督管理总局批准的，应当报送有关生产工艺、质量指标和检验方法等规范的研究资料。

2. 申报与审批

（1）申请进口药品注册，应当在国家食品药品监督管理总局网站提出注册申请，报送有关资料和样品，提供相关证明文件。

（2）国家食品药品监督管理总局对申报资料进行形式审查，符合要求的，出具药品注册申请受理通知书，并通知中国食品药品检定研究院组织对 3 个生产批号的样品进行注册检验；不符合要求的，出具药品注册申请不予受理通知书，并说明理由。

国家食品药品监督管理总局可以组织对其研制和生产情况进行现场检查，并抽取样品。

（3）中国食品药品检定研究院完成进口药品注册检验后，应当将复核的药品标准、药品注册检验报告和复核意见送交国家食品药品监督管理总局药品审评中心，并抄送申请人。

（4）国家食品药品监督管理总局药品审评中心应当在规定的时间内组织药学、医学及其他技术人员对申报资料进行审评，必要时可以要求申请人补充资料，并说明理由。药品审评中心依据技术审评意见和样品检验结果等，形成综合意见，连同相关资料报送国家食品药品监督管理总局。

（5）国家食品药品监督管理总局依据综合意见，做出审批决定。符合规定的，发给《药物临床试验批件》；不符合规定的，发给《审批意见通知件》，并说明理由。

（6）临床试验结束后，申请人应当填写《药品注册申请表》，按照规定报送临床试验资料及其他变更和补充的资料，并详细说明依据和理由，提供相关证明文件。

（7）国家食品药品监督管理总局药品审评中心应当在规定的时间内组织药学、医学及其他技术人员对报送的临床试验等资料进行全面审评，必要时可以要求申请人补充资料，并说明理由。

（8）国家食品药品监督管理总局依据综合意见，做出审批决定。符合规定的，发给《进口药品注册证》。中国香港、澳门和台湾地区的制药厂商申请注册的药品，参照进口药品注册申请的程序办理，符合要求的，发给《医药产品注册证》；不符合要求的，发给《审批意见通知件》，并说明理由。

注册证格式：

《进口药品注册证》证号的格式为：H（Z、S）+4 位年号+4 位顺序号；

《医药产品注册证》证号的格式为：H（Z、S）C+4 位年号+4 位顺序号，其中 H 代表化学药品，Z 代表中药，S 代表生物制品。

对于境内分包装用大包装规格的注册证，其证号在原注册证号前加字母 B。

（二）进口药品分包装的申报与审批

进口药品分包装，是指药品已在境外完成最终制剂生产过程，在境内由大包装规格改为小包装规格，或者对已完成内包装的药品进行外包装、放置说明书、粘贴标签等。

1. 对申请进口药品分包装的要求

（1）该药品已经取得《进口药品注册证》或者《医药产品注册证》。

（2）该药品应当是中国境内尚未生产的品种，或者虽有生产但是不能满足临床需要的品种。

（3）同一制药厂商的同一品种应当由一个药品生产企业分包装，分包装的期限不得超过《进口药品注册证》或者《医药产品注册证》的有效期。

（4）除片剂、胶囊外，分包装的其他剂型应当已在境外完成内包装。

（5）接受分包装的药品生产企业，应当持有《药品生产许可证》。进口裸片、胶囊申请在国内分包装的，接受分包装的药品生产企业还应当持有与分包装的剂型相一致的《药品生产质量管理规范》认证证书。

（6）申请进口药品分包装，应当在该药品《进口药品注册证》或者《医药产品注册证》的有效期届满1年前提出。

2. 申报与审批

（1）境外制药厂商应当与境内药品生产企业签订进口药品分包装合同，由接受分包装的药品生产企业向国家食品药品监督管理总局网站提出申请（药品补充申请），报送有关资料和样品。

（2）国家食品药品监督管理总局对报送的资料进行审查，符合规定的，发给《药品补充申请批件》和药品批准文号；不符合规定的，发给《审批意见通知件》，并说明理由。

3. 对分包装药品的要求　进口分包装的药品应当执行进口药品注册标准。

进口分包装药品的说明书和标签必须与进口药品的说明书和标签一致，并且应当标注分包装药品的批准文号和分包装药品生产企业的名称。

境外大包装制剂的进口检验按照国家食品药品监督管理总局的有关规定执行。包装后产品的检验与进口检验执行同一药品标准。

提供药品的境外制药厂商应当对分包装后药品的质量负责。分包装后的药品出现质量问题的，国家食品药品监督管理总局可以撤销分包装药品的批准文号，必要时可以依照《药品管理法》第四十二条的规定，撤销该药品的《进口药品注册证》或者《医药产品注册证》。

五、药品补充申请的申报与审批

2016年2月6日公布新修订的《药品管理法实施条例》明确："变更研制新药、生产药品和进口药品已获批准证明文件及其附件中载明事项的，应当向国务院药品监督管理部门提出补充申请；国务院药品监督管理部门经审核符合规定的，应当予以批准。其中，不改变药品内在质量的，应当向省、自治区、直辖市人民政府药品监督管理部门提出补充申请；省、自治区、直辖市人民政府药品监督管理部门经审核符合规定的，应当予以批准，并报国务院药品监督管理部门备案。"

现行版《药品注册管理办法》也明确，申请人应当参照相关技术指导原则，评估其变更对药品安全性、有效性和质量可控性的影响，并进行相应的技术研究工作。

（一）申报与审批

申请人应当填写《药品补充申请表》，向所在地省、自治区、直辖市或国家药品监督管理部门报送有关资料和说明。相应药品监督管理部门对申报资料进行形式审查，符合要求的，出具药品注册申请受理通知书；不符合要求的，出具药品注册申请不予受理通知书，并说明理由。

1. 进口药品的补充申请　申请人应当向国家食品药品监督管理总局报送有关资料和说明，提交生产国家或者地区药品管理机构批准变更的文件。国家食品药品监督管理总局对申报资料进行形式审查，符合要求的，出具药品注册申请受理通知书；不符合要求的，出具药品注册申请不予受理通知书，并说明理由。

改变进口药品制剂所用原料药的产地、变更进口药品外观但不改变药品标准、根据国家药品标准或国家食品药品监督管理总局的要求修改进口药说明书、补充完善进口药说明书的安全性内容、按规定变更进口药品包装标签、改变注册代理机构的补充申请，由国家食品药品监督管理总局备案。

2. 修改药品注册标准、变更药品处方中已有药用要求的辅料、改变影响药品质量的生产工艺等的补充申请　由省、自治区、直辖市药品监督管理部门提出审核意见后，报送国家食品药品监督管理总局审批，同时通知申请人。

修改药品注册标准的补充申请，必要时由药品检验所进行标准复核。

3. 改变国内药品生产企业名称、改变国内生产药品的有效期、国内药品生产企业内部改变药品生产场地等的补充申请　由省、自治区、直辖市药品监督管理部门受理并审批，符合规定的，发给《药品补充申请批件》，并报送国家食品药品监督管理总局备案；不符合规定的，发给《审批意见通知件》，并说明理由。

4. 按规定变更药品包装标签、根据国家食品药品监督管理总局的要求修改说明书等的补充申请　报省、自治区、直辖市药品监督管理部门备案。

5. 对药品生产技术转让、变更处方和生产工艺可能影响产品质量等的补充申请　省、自治区、直辖市药品监督管理部门应当根据其《药品注册批件》附件或者核定的生产工艺，组织进行生产现场检查，药品检验所应当对抽取的 3 批样品进行检验。

（二）其他规定

（1）国家食品药品监督管理总局对药品补充申请进行审查，必要时可以要求申请人补充资料，并说明理由。符合规定的，发给《药品补充申请批件》；不符合规定的，发给《审批意见通知件》，并说明理由。

（2）补充申请获得批准后，换发药品批准证明文件的，原药品批准证明文件由国家食品药品监督管理总局予以注销；增发药品批准证明文件的，原批准证明文件继续有效。

六、药品再注册管理

国家食品药品监督管理总局核发的药品批准文号、《进口药品注册证》或者《医药产品注册证》的有效期为 5 年。有效期届满，需要继续生产或者进口的，申请人应当在有效期届满前 6 个月申请再注册。

（一）再注册要求

在药品批准文号、《进口药品注册证》或者《医药产品注册证》有效期内，申请人应当对药品的安全性、有效性和质量控制情况，如监测期内的相关研究结果、不良反应的监测、生产控制和产品质量的均一性等进行系统评价。

（二）申报与审批

2016 年 2 月 6 日公布新修订的《药品管理法实施条例》规定："药品批准文号的再注册由省、自治区、直辖市人民政府药品监督管理部门审批，并报国务院药品监督管理部门备案；《进口药品注册证》《医药产品注册证》的再注册由国务院药品监督管理部门审批。"

由药品批准文号的持有者向省、自治区、直辖市或国家食品药品监督管理部门提出药品再注册申请，按照规定填写《药品再注册申请表》，并提供有关申报资料。

省、自治区、直辖市或国家食品药品监督管理部门对申报资料进行审查，符合要求的，出具药品再注册申请受理通知书；不符合要求的，出具药品再注册申请不予受理通知书，并说明理由。

省、自治区、直辖市或国家食品药品监督管理部门应当自受理申请之日起 6 个月内对药品再注册申请进行审查，符合规定的，予以再注册。

省、自治区、直辖市或国家食品药品监督管理部门对经审查不符合药品再注册规定的，发出不予再注册的通知，并说明理由。

（三）不予再注册情况

有下列情形之一的药品，不予再注册：

（1）有效期届满前未提出再注册申请的。

（2）未达到国家食品药品监督管理总局批准上市时提出的有关要求的。

（3）未按照要求完成Ⅳ期临床试验的。

（4）未按照规定进行药品不良反应监测的。

（5）经国家食品药品监督管理总局再评价属于疗效不确实、不良反应大或者其他原因危害人体健康的。

（6）按照《药品管理法》的规定应当撤销药品批准证明文件的。

（7）不具备《药品管理法》规定的生产条件的。

（8）未按规定履行监测期责任的。

（9）其他不符合有关规定的情形。

对不予再注册的品种，除因法定事由被撤销药品批准证明文件的外，在有效期届满时，注销其药品批准文号、《进口药品注册证》或者《医药产品注册证》。

第四节　药品注册的其他规定

一、药品注册标准

药品标准是评判药品质量好坏的依据，药品研究者应当选取有代表性的样品进行深入、细致的药品质量研究工作，方能拟定药品标准。现行版《药品注册管理办法》对药品标准规范如下：

（一）国家药品标准

指国家食品药品监督管理总局颁布的《中华人民共和国药典》、药品注册标准和其他药品标准，其内容包括质量指标、检验方法以及生产工艺等技术要求。

（二）药品注册标准

药品注册标准是国家食品药品监督管理总局批准给申请人特定药品的标准，生产该药品的药品生产企业必须执行该注册标准。

药品注册标准不得低于中国药典的规定。其项目及其检验方法的设定，应当符合中国药典的基本要求、国家食品药品监督管理总局发布的技术指导原则及国家药品标准编写原则。

二、药品注册检验

现行版《药品注册管理办法》明确：

（一）药品注册检验及检验机构

药品注册检验包括样品检验和药品标准复核。

1. 样品检验　指药品检验所按照申请人申报或者国家食品药品监督管理总局核定的药品标准对样品进行的检验。

2. 药品标准复核　是指药品检验所对申报的药品标准中检验方法的可行性、科学性、设定的项目和指标能否控制药品质量等进行的实验室检验和审核工作。

3. 药品注册检验机构　中国食品药品检定研究院或者省、自治区、直辖市药品检验所承担药品注册检验。进口药品的注册检验由中国食品药品检定研究院组织实施。

下列药品的注册检验由中国食品药品检定研究院或者国家食品药品监督管理总局指定的药品检验所承担：

（1）未在国内上市销售的从植物、动物、矿物等物质中提取的有效成分及其制剂，新发现的药材及其制剂。

（2）未在国内外获准上市的化学原料药及其制剂、生物制品。

（3）生物制品、放射性药品。

（4）国家食品药品监督管理总局规定的其他药品。

4. 对药检所的要求　从事药品注册检验的药品检验所，应当按照药品检验所实验室质量管理规范和国家计量认证的要求，配备与药品注册检验任务相适应的人员和设备，符合药品注册检验的质量保证体系和技术要求。

药品检验所应当优先安排获准进入特殊审批程序的药品样品检验和药品标准复核。

药品检验所进行新药标准复核时，除进行样品检验外，还应当根据药物的研究数据、国内外同类产品的药品标准和国家有关要求，对药物的药品标准、检验项目等提出复核意见。

（二）药品标准物质

药品标准物质指供药品标准中物理和化学测试及生物方法试验用，具有确定特性量值，用于校准设备、评价测量方法或者给供试药品赋值的物质，包括标准品、对照品、对照药材、参考品。

中国食品药品检定研究院负责标定国家药品标准物质。也可以组织有关的省、自治区、直辖市药品检验所、药品研究机构或者药品生产企业协作标定国家药品标准物质。

中国食品药品检定研究院负责对标定的标准物质从原材料选择、制备方法、标定方法、标定结果、定值准确性、量值溯源、稳定性及分装与包装条件等资料进行全面技术审核，并做出可否作为国家药品标准物质的结论。

（三）对申请人的要求

申请人应当提供药品注册检验所需要的有关资料、报送样品或者配合抽取检验用样品、提供检验用标准物质。报送或者抽取的样品量应当为检验用量的 3 倍；生物制品的注册检验还应当提供相应批次的制造检定记录。

申请人重新制订药品标准的，申请人不得委托提出原复核意见的药品检验所进行该项药品标准的研究工作；该药品检验所不得接受此项委托。

三、药品注册现场核查

现场核查是药品注册管理工作的重要内容。为规范药品研制秩序，保证核查工作质量，

2008年5月23日，国家食品药品监督管理总局发布实施《药品注册现场核查管理规定》，共7章、59条、5个附件。作为与2007年修订的《药品注册管理办法》相配套的规范性文件，围绕《药品注册管理办法》有关药品注册研制现场核查和生产现场检查的要求，明确了承担核查工作的国家食品药品监督管理总局、药品审核查验中心、省级食品药品监督管理局等各部门、单位的职责，规范了每个阶段的执行主体、程序、资料和样品的交接，设立了药品注册现场核查要点及判定原则，列举了相应的核查项目，提示了现场核查的重点环节和关键要素。从制度上保证了申报资料和样品的真实性、科学性和规范性，确保药品的安全性。

（一）现场核查分类

药品注册现场核查分为研制现场核查和生产现场检查。

研制现场核查是指药品监督管理部门对所受理药品注册申请的研制情况进行实地确证，对原始记录进行审查，确认申报资料真实性、准确性和完整性的过程。

生产现场检查是指药品监督管理部门对所受理药品注册申请批准上市前的样品批量生产过程等进行实地检查，确认其是否与核定的或申报的生产工艺相符合的过程。

（二）现场核查的管理机构

国家食品药品监督管理总局负责全国药品注册现场核查的组织协调和监督管理，同时负责组织新药、生物制品批准上市前的生产现场检查；负责组织进口药品注册现场核查；负责组织对药品审评过程中发现的问题进行现场核查；负责组织涉及药品注册重大案件的有因核查。

省、自治区、直辖市药品监督管理部门负责本行政区域内的下列药品注册现场核查：

（1）负责所受理药品注册申请的研制现场核查。

（2）负责所受理已上市药品改变剂型、改变给药途径注册申请的生产现场检查。

（3）负责所受理仿制药注册申请的生产现场检查。

（4）负责所受理药品生产技术转让、变更处方和生产工艺可能影响产品质量等补充申请的生产现场检查。

（5）负责本行政区域内的有因核查。

研制工作跨省进行的药品注册申请，研制现场核查工作由受理该申请的省、自治区、直辖市药品监督管理部门负责，研制现场所在地省、自治区、直辖市药品监督管理部门应当予以协助。

（三）现场核查组织实施

（1）药品监督管理部门在实施药品注册现场核查前，应制定核查方案，组织核查组，通知被核查单位，并告知申请人。

（2）药品注册现场核查由核查组具体实施。核查组一般由2人以上组成，实行组长负责制，核查组成员由派出核查组的部门确定。

（3）药品注册现场核查开始时，核查组应召开会议，由核查组组长向被核查单位宣布核查内容、要求和纪律等。被核查单位应配合核查组工作，保证所提供的资料真实，并选派相关人员协助核查组工作。

（4）核查组应按照《药品注册现场核查要点及判定原则》实施核查，并按要求抽取样品。

（5）完成现场核查后，核查组组长组织对核查情况进行讨论汇总，形成核查结果，撰写《药品注册研制现场核查报告》或《药品注册生产现场检查报告》。经全体人员签名后，按要求将《药品注册研制现场核查报告》或《药品注册生产现场检查报告》及相关资料报送其派出部门。

（6）派出核查组的部门应对核查组报送的资料进行审核，在《药品注册研制现场核查报告》或《药品注册生产现场检查报告》中填写审核意见，并在规定的时间内送交国家食品药品监督管理总局药品审评中心。

（7）国家食品药品监督管理总局药品审评中心依据技术审评意见、药品注册研制现场核查和生产现场检查报告、样品检验结果，形成综合意见，连同有关资料报送国家食品药品监督管理总局。

第六章　药品生产管理

第一节　概　述

一、药品生产管理的相关概念

（一）药品生产

1. 药品生产的概念　药品生产是对原材料进行适宜加工或对原材料赋予相应剂型，使之成为方便临床应用或患者使用的过程。药品生产可以分为原料药生产和制剂成型两个阶段。药品生产过程要求严格对环境和生产过程控制以保障药品质量符合相应的要求。

2. 药品生产的分类　按照不同的分类方法，药品生产可以分为原料药生产、制剂生产、中药饮片生产、中成药生产等。

（1）化学原料药的生产　从无机化合物或有机化合物中获得原料药品的生产。包括无机元素和无机化合物的加工制造；从天然产物中提取有机化合物；利用化学合成法制备。

（2）生物制品的生产　利用生物技术从生物材料中获得临床使用的生物制品，包括使用微生物、细胞、器官、发酵工程、基因工程等方法。

（3）中药饮片生产　按照中医理论或临床经验，将中药材加工炮制成为临床适宜处方配伍的片段块等过程。

（4）药物制剂生产　把原料药物加工成为适于临床使用的适宜剂型的过程。不同的原料药物适用不同的药物剂型，临床给药途径也是药物制剂考虑的因素，其生产过程主要是对原料赋予适宜的剂型。

（5）中成药生产　将中药材或中药饮片加工成适宜剂型的过程，除传统中药剂型。现代药物剂型新技术在中成药生产中也得到了充分的应用。

3. 药品生产的特点

（1）严格的药品生产准入管理　任何从事药品生产的企业必须受到国家药品监督管理部门严格监督，根据药品管理的法律要求，从事药品生产必须具有通过 GMP 认证的生产场地．并实行药品生产许可证管理制度。

（2）药品生产卫生严格，要求净化生产　净化生产技术就是通过工程技术或化学方法控制生产环境的卫生，防止环境或人为因素对药品产生污染。同时净化生产技术通过化学方法控制生产过程来减少或消除有害原辅材料、催化剂、溶剂、副产物对环境造成的污染。这就要求药品生产过程需要应用更有效、更安全的生产工艺和技术。

（3）生产工序复杂，质量要求严格　药品安全性要求药品生产的产品必须符合质量标准的规定．药品生产质量要求严格，任何可能带来质量风险的环节均需严格控制。同时药品生产的新产品、新工艺、新技术不断涌现，使现代制药工业的生产复杂化。药品质量监督要求对药品质量实施最严格的监管，其中药品生产过程就是最重要的一环。

（二）药品生产管理

药品生产管理是针对药品生产过程和体系的管理活动，包括生产组织、生产计划、产品标准、劳动定员、经济测算等内容，涉及人员、原材料、生产工艺、生产环境、劳动保护等因素。药品的固有质量特性"安全性、有效性、稳定性、均一性"只有通过药品生产的管理才能得到充分的满足，同时其商品属性也才能得以实现。药品生产企业必须按照国务院药品监督管理部门制定的《药品生产质量管理规范》组织生产，必须对其生产的药品进行质量检验。

（三）药品生产质量管理

药品生产质量管理是以确保药品质量所必需的全部职能和活动作为对象进行的管理活动。企业必须建立质量管理和质量检验机构，对产品质量负责，对药品生产中的质量管理方面所出现的问题能够作出正确的判断和处理。药品生产质量管理包括产品质量和工作质量的管理。

生产质量管理包括与产品、过程或体系质量有关的活动，通常认为，药品生产管理应该包括生产过程的组织、生产计划、生产控制、系统控制等几个方面。药品生产管理最终应形成质量标准、工艺规程、操作规程、批生产记录、批检验记录、物料平衡、销售记录等一系列管理报告。

二、药品生产企业

（一）药品生产企业及生产范围

药品生产企业是指依法取得药品生产许可，按照 GMP 要求，专门从事药品生产的法人组织。按照《药品管理法》规定，开办药品生产企业，须经企业所在地省、自治区、直辖市人民政府药品监督管理部门批准并发给《药品生产许可证》，无《药品生产许可证》的，不得生产药品。

1. 药品生产企业分类　药品生产企业按照经济性质，可以分为国有企业、股份制企业、中外合资企业、外资企业等；按照生产范围分类管理，可以分为制剂生产企业、原料药生产企业、生物制品生产企业、体外诊断试剂生产企业、特殊管理药品生产企业、药用辅料生产企业；按照产品分类，可分为化学药生产企业（包括原料和制剂）、中药饮片生产企业、中药制剂生产企业、生物制品生产企业等。

2. 药品生产企业生产范围　药品生产企业生产范围是国家药品监督管理部门依法核准的允许企业所从事药品生产的类别，根据"关于做好《药品生产许可证》和《医疗机构制剂许可证》换发工作的通知（国食药监安［2010］130 号）"附件 4 的要求，生产范围分别按照剂型、原料药类别、生物制品类别、体外诊断试剂类别、特殊管理药品类别、药用辅料类别、中药饮片、医药气体类别申报。药品生产范围在许可证正本与副本填制内容有所区别。副本需注明产品名称。

（二）制药工业的现状与发展趋势

现代制药工业发端于 19 世纪的西方，在生物制药领域的一系列技术进步的推动下，全球制药工业蓬勃发展。2011 年艾美仕市场研究公司（IMS Health）发布的最新的年度预测报告显示，全球药品市场规模将达 8800 亿美元，新兴国家对医药市场增长的贡献达 50%。中华人民共和国工业和信息化部（如下简称"工信部"）的统计数据显示，2016 年我国规模以上医药企业实现主营业务收入 29635 亿元，同比增长 9.92%，生物医药实现主营业务收入 3350 亿元，同比增长 17.5%。

1. 世界制药工业现状与发展　全球制药工业发展的趋势是不断兼并重组。世界制药巨头所占有的市场份额不断上升，1984 年，世界前 25 位制药公司的销售额为 411.32 亿美元，根据 IMS Health 的报道，2009 年世界前十位的制药公司销售总额就达 4178 亿美元，占全球药品市场销售总额的 50% 以上。近年来，这一趋势还在不断加强。世界制药巨头间的兼并重组也时有报道。

国信证券 2010 年研究报告认为，2009 年到 2014 年，将有 2500 亿美元的专利药到期，届时，全球制药行业竞争将会加剧，全球制药工业将经历巨大的调整。过去十年，各国政府均加大仿制药在医药处方中的份额，以期降低医疗费用，1999～2008 年估计仿制药为美国医疗卫生支出节省了 7340 亿美元，其销量占比达 68%，加拿大、德国和英国仿制药销量占比也都在 60% 以上。

由于专利到期，必然会吸引更多的非专利药的竞争者，专利到期的制药公司将面临失去销售额，各国制药巨头都将面临巨大的竞争压力，反过来看，新兴市场国家制药工业则面临巨大的机遇。

2. 我国制药工业现状与发展趋势　根据工信部数据。2016 年医药工业规模以上企业实现主营业务收入 29635 亿元，同比增长 9.92%。主营业务收入接近 3 万亿元大关。增长速度较 2015 年的 9.83% 下降了 0.9 个百分点。

我国制药工业的发展趋势，主要表现在以下几方面。

（1）医药创新加快，创新成果增加　2015 年，国家食品药品监督管理总局药品审评中心批准了 342 件药品生产（上市）注册申请（中药 76 件、化学药品 241 件、生物制品 25 件），批准 1673 件药物临床试验注册申请（中药 22 件、化学药品 1565 件、生物制品 86 件）。

2015 年，国家食品药品监督管理总局首次批准了醋酸阿比特龙片、肠道病毒 71 型灭活疫苗（EV71）、注射用阿糖苷酶仅（罕见病治疗药）、门冬氨酸帕瑞肽注射液（罕见病治疗药）、蒺藜皂苷胶囊等重要治疗领域的新药，同时批准了聚乙二醇修饰干扰素等国产仿制药。

（2）行业兼并重组，提高资源配置效率　医药行业兼并重组活跃，很多优势企业将兼并重组作为企业做大做强的重要途径，特别是一些上市公司借助资本市场融资功能，通过并购实现快速增长。

（3）制剂出口上升较快　我国企业已有 20 个左右品种在发达国家开展新药临床研究（IND），在欧美发达国家获得的仿制药批件（ANDA/MA）累计达到近百个，40 家以上制剂企业通过了欧美或 WHO 的 GMP 认证，制剂出口逐渐从承接国际市场代工为主向发展自主产品转变。

第二节　药品生产监督管理

一、药品生产企业的准入管理

（一）开办药品生产企业的申请与审批

《药品管理法》第七条规定：开办药品生产企业，须经企业所在地省、自治区、直辖市人民政府药品监督管理部门批准并发给《药品生产许可证》。无《药品生产许可证》的，不得生产药品。

1. 开办药品生产企业的条件　开办药品生产企业，除应当符合国家制定的药品行业发展规划和产业政策外，还必须具备以下条件：

（1）具有依法经过资格认定的药学技术人员、工程技术人员及相应的技术工人；

（2）具有与其药品生产相适应的厂房、设施和卫生环境；

（3）具有能对所生产药品进行质量管理和质量检验的机构、人员以及必要的仪器设备；

（4）具有保证药品质量的规章制度。

2. 开办药品生产企业的审批程序　开办药品生产企业，申办人应当向拟办企业所在地省、自治区、直辖市人民政府药品监督管理部门（以下简称"省级药监部门"）提出申请。省级药监部门应当自收到申请之日起 30 个工作日内，依据《药品管理法》第八条规定的开办条件组织验收；验收合格的，发给《药品生产许可证》。

（二）《药品生产许可证》的管理

《药品生产许可证》由国家食品药品监督管理局统一印制，分正本和副本，具有同等法律效力，有效期为 5 年。

1. 药品生产许可证的内容　《药品生产许可证》载明内容包括许可证编号、注册地址、企业名称、法定代表人、企业负责人、质量负责人、企业类型、生产地址和生产范围、发证机关、发证日期、有效期等。2016 年 1 月 1 日启用的新版药品生产许可证，增加了质量负责人、许可证签发人、日常监督机构、日常监督人员、监督举报电话、二维码等内容。

许可证编号格式为"省份简称十四位年号十四位顺序号"，如"编号：陕 20150211"或"编号：渝 20150221"。分类码是对许可证内生产范围进行统计归类的英文字母串，大写字母用于归类产品类型，小写字母进一步区分各类型下的属性。具体见表 6-1。

表 6-1　药品生产许可证分类码字母代表释义

项目	代码字母	代码含义
药品类型代码	H	化学药
	Z	中成药
	S	生物制品
	T	按药品管理的体外诊断试剂
	Y	中药饮片
	Q	医用气体
	F	药用辅料
	J	空心胶囊
	C	特殊药品
	X	其他（如中药配方颗粒等）
药品类型属性代码	a	原料药
	b	制剂

2. 《药品生产许可证》的变更　药品生产许可证的变更分为许可事项变更和登记事项变更。药品生产许可证变更后，原发证机关应当在《药品生产许可证》副本上记录变更内容和时间，并按照变更后的内容重新核发《药品生产许可证》正本，收回原《药品生产许可证》正本，变更后的《药品生产许可证》有效期不变。

（1）许可事项变更：许可事项变更是指企业负责人、生产地址和生产范围的变更。药品生产企业变更《药品生产许可证》许可事项的，应当在许可事项发生变更 30 日前，向原发证机关申请《药品生产许可证》变更登记；未经批准，不得变更许可事项。原发证机关应当自收到申请之日起 15 个工作日内作出决定是否准予变更的决定；不予变更的，应当书面说明理由，并告知申请人享有依法申请行政复议或者提起行政诉讼的权利。

（2）登记事项变更：登记事项的变更是指企业名称、法定代表人、注册地址、企业类型等项目的变更。药品生产企业变更登记事项的，应当在工商行政管理部门核准变更后 30 日内，向原发证机关申请《药品生产许可证》变更登记。原发证机关应当自收到企业变更申请之日起 15 个工作日内办理变更手续。

药品生产企业变更质量负责人、日常监督人员等事项，应向市级（或以上）药监部门申请备案登记。

3.《药品生产许可证》换发、撤销和遗失

（1）《药品生产许可证》的换发：《药品生产许可证》有效期届满，需要继续生产药品的，持证企业应当在许可证有效期届满前 6 个月，向原发证机关申请换发《药品生产许可证》。原发证机关结合企业遵守法律法规、GMP 和质量体系运行情况，按照药品生产企业开办的程序和要求进行审查，在《药品生产许可证》有效期届满前作出是否准予其换证的决定。

（2）《药品生产许可证》的撤销：药品生产企业终止生产药品或者关闭的，《药品生产许可证》由原发证部门缴销。

（3）《药品生产许可证》的遗失，药品生产企业应当立即向原发证机关申请补发，并在原发证机关制定的媒体上登载遗失声明。原发证机关在企业登载遗失声明之日起满 1 个月后，按照原核准事项在 10 个工作日内补发。

二、药品委托生产的管理

药品委托生产，是已取得药品批准文号的药品生产企业委托其他药品生产企业生产该药品的行为。CFDA 负责对全国药品委托生产的审批和监督管理进行指导和监督检查。各省、自治区、直辖市食品药品监督管理局负责药品委托生产的审批和监督管理。《药品生产监督管理办法》（国家食品药品监督管理局令第 14 号，2004 年 5 月 28 日颁布并施行）和《药品委托生产监督管理规定》（国家食品药品监督管理总局公告 2014 年第 36 号，2014 年 10 月 1 日起施行）明确了药品委托生产的相关要求和管理。

（一）药品委托生产的条件和要求

委托生产药品的，委托方应当是取得委托生产药品的批准文号的药品生产企业。委托方应当对受托方的生产条件、生产技术和质量管理状况进行详细的考察，应当向受托方提供委托生产药品的技术和质量文件，对生产全过程进行指导和监督，并负责委托生产药品的批准放行。委托方负责委托生产药品的质量和销售。

接受委托生产药品的，受托方必须是持有与其受托生产的药品相适应的 GMP 认证证书的药品生产企业。受托方应当按照委托方提供的技术和质量文件及 GMP 的要求进行生产。

委托生产药品的双方应当签订书面合同，内容应当包括质量协议，明确双方的权利与义务，并具体规定双方在药品委托生产管理、质量控制等方面的质量责任及相关的技术事项，且应当符合国家有关药品管理的法律法规。

委托生产药品的质量标准应当执行国家药品标准，其药品名称、剂型、规格、处方、生产工艺、原料药来源、直接接触药品的包装材料和容器、包装规格、标签、说明书、批准文号等应当与委托方持有的药品批准证明文件的内容相同。

在委托生产的药品包装、标签和说明书上，应当标明委托方企业名称和注册地址、受托方企业名称和生产地址。

（二）药品委托生产的申请和审批

进行药品委托生产，委托方应向首先将《药品委托生产申请表》连同申请材料报受托方所在地省级食品药品监督管理局审查；经审查同意后，按规定向委托方所在地省级食品药品监督管理局提出申请。

受托方所在地省、自治区、直辖市食品药品监督管理局对药品委托生产的申报资料进行审查，并结合日常监管情况出具审查意见。审查工作时限为 20 个工作日。

委托方所在地省级食品药品监督管理局接到药品委托生产申请后，应当在 5 个工作日内作出受理或者不予受理的决定，出具书面的《受理通知书》或者《不予受理通知书》。

委托方所在地省级食品药品监督管理局自受理之日起 20 个工作日内，对药品委托生产的申请进行审查，并作出决定；20 个工作日内不能作出决定的，经本部门负责人批准，可以延长 10 个工作日，并应当将延长期限的理由告知委托方。经审查符合规定的，应当予以批准，并自书面批准决定做出之日起 10 个工作日内向委托方发放《药品委托生产批件》；不符合规定的，书面通知委托方并说明理由。

对于首次申请，应当组织对受托生产现场进行检查。对于委托方和受托方不在同一省、自治区、直辖市的，生产现场检查由委托方所在地省级食品药品监督管理局联合受托方所在地省级食品药品监督管理局组织开展。

（三）《药品委托生产批件》的管理

《药品委托生产批件》有效期不得超过 3 年，且不得超过委托生产双方的《药品生产许可证》、GMP 认证证书或委托生产药品批准证明文件的有效期。有效期届满需要继续委托生产的，委托方应在有效期届满 3 个月前，提交相应的申请材料办理延续手续。

委托方、受托方和委托生产药品中任一项发生变化的，应该规定办理审批或者变更手续。委托生产合同提前终止的，委托方应当及时提交终止委托生产的申请，办理注销手续。

（四）药品委托生产的监督管理

各省级食品药品监督管理局应当组织对本行政区域内委托生产药品的企业（包括委托方和受托方）进行监督检查。对于委托方和受托方不在同一省、自治区、直辖市的，委托方所在地省级食品药品监督管理局可以联合受托方所在地省级食品药品监督管理局组织对受托方受托生产情况进行延伸检查。监督检查和延伸检查发现企业存在违法违规行为的，依法予以处理。委托生产双方所在地省级食品药品监督管理局应当及时通报监督检查情况和处理结果。重大问题，应当及时上报 CFDA。

各省级食品药品监督管理局应当定期对委托生产审批和监管情况进行汇总、分析和总结，并在每年 3 月 31 日前将上一年度情况报 CFDA。《药品生产监督管理办法》（国家食品药品监督管理局令第 14 号，2004 年 5 月 28 日颁布并施行）规定了不同类别药品委托生产的审批要求，详见表6-2。此外，CFDA 在《关于加强中药生产中提取和提取物监督管理的通知》（食药监药化监［2014］135 号，2014 年 7 月 29 日颁布并施行）和《关于落实中药提取和提取物监督管理有关规定的公告》（2015 年第 286 号，2015 年 12 月 31 日）中规定，自 2016 年 1 月 1 日起，一律停止中药提取的委托加工。

表6-2 药品委托生产的药品品种和审批要求

药品类别	委托生产审批要求
麻醉药品、精神药品、药品类易制毒化学品及其复方制剂，医疗用毒性药品，生物制品，多组分生化药品，中药注射剂和原料药，以及CFDA规定的其他药品	不得委托生产
放射性药品	按照有关法律法规定办理
其他药品	由委托生产双方所在地省级食品药品监督管理局负责受理和审批

三、药品生产监督检查

药品生产监督检查包括《药品生产许可证》换发的现场检查、GMP跟踪检查、日常监督检查等；检查的主要内容是药品生产企业执行有关法律法规及实施GMP的情况。监督检查时，药品生产企业应当提供相关材料；监督检查完成后，药品监督管理部门应当在《药品生产许可证》副本上载明检查情况。

为了适应社会发展和药品监管新形势的要求，药监部门对日常监督检查的力度不断加强，监督责任落实到人，并开始推行分类重点监管、网格化监管和利用互联网技术实施智能化监管。

（一）药品生产监督检查的机构和职责

国家药品监督管理部门可以直接对药品生产企业进行检查，并对省级药监部门的监督检查工作以及其认证通过的生产企业GMP的实施和认证情况进行监督和抽查。

省级药监部门负责本行政区域内药品生产企业的监督检查工作，应当建立实施监督检查的运行机制和管理制度，明确本行政区域内市、县级药品监督管理部门的监督检查职责。

县级以上药品监督管理部门应当在法律、法规、规章赋予的职权内执行本行政区内具体的监督检查工作，建立药品生产企业的药品监督管理档案。

（二）药品飞行检查

药品飞行检查，是指药品监督管理部门针对药品研制、生产、经营、使用等环节开展的不预先告知的监督检查。为适应药品安全监管新形势，保证药品生产质量，提高监管效果，2006年，国家食品药品监管局发布《药品GMP飞行检查暂行规定》，建立了飞行检查制度。2015年，CFDA颁布《药品医疗器械飞行检查办法》，进一步明确了药品飞行检查组织实施的程序和职责。CFDA负责组织实施全国范围内的药品医疗器械飞行检查。地方各级食品药品监督管理部门负责组织实施本行政区域的药品医疗器械飞行检查。

飞行检查有利于监管部门掌握药品生产企业药品生产的真实状况，克服药品GMP认证过程中存在的形式主义和检查走过场的不足，对药品GMP认证检查也起到了监督促进作用。采取飞行检查的形式进行监督检查，对药品生产企业起到极大的震撼作用，强化了企业的自律意识和守法自觉性。

（三）药品电子监管

2005年，国务院颁布了《麻醉药品和精神药品管理条例》，要求省级以上人民政府药品监督管理部门根据实际情况建立监控信息网络，对定点生产企业、定点批发和使用单位的麻醉药品和精神药品实施监控，并与公安机关做到信息共享。按此条例，国家食品药品监督管理局从2006年开始，启动特殊药品（麻醉药品和精神药品）的电子监管工作。至2012年2月底，麻醉药品、精神药品、血液制品、中药注射剂、疫苗、基本药物全部纳入电子监管。2012年发布的《2011—2015年药品电子监管工作规划》及2015年发布的《国家食品药品监督管理总局关于药品生产经营企业全面实施药品电子监管有关事宜的公告》（2015 年第 1 号）均明确要求，至 2015 年底实现对所有药品的电子监管全覆盖，监管对象从药品生产企业、药品批发企业扩展到药品零售企业。同年 9 月，《药品电子监管工作指导意见》出台，对药品监督管理部门、药品生产企业、药品经营企业在实施药品电子监管工作中的职责和要求分别作了规定。

我国目前的药品电子监管是通过在最小包装上加印电子监管码来实现的，电子监管码由 CFDA 通过电子监管信息系统进行分配，通过加码给药品一个合格的身份证，纳入电子监管系统。实施药品电子监管，可以打击假冒伪劣的药品行为，对一些有质量或安全问题的药品实施有效的追溯，有利于药监部门通过电子监管网实时监控。2016 年 2 月 20 日，CFDA 发布公告，暂停执行 2015 年第 1 号公告中药品电子监管的有关规定，将探索新的药品追溯体系。

第三节　我国《药品生产质量管理规范》及其认证管理

一、GMP 概述

《药品生产质量管理规范》（Good. Manufacturing Practice for Drugs，GMP），是国际上通行的药品生产和质量管理准则，用于防止药品生产过程中出现污染、差错，保证药品质量。

（一）GMP 的产生和发展

GMP 是药品生产实践的经验和教训的总结，20 世纪中期的磺胺中毒事件、"反应停"事件等重大药物灾难催化加速了其诞生。美国率先制定 GMP，并于 1963 年作为法令正式颁布《动态药品生产质量管理规范》（current GMP，cGMP），要求本国药品生产企业按规定对药品的生产过程进行控制。1969 年，WHO 建议各成员国的药品生产采用 GMP 制度，并在"关于实施国际贸易中药品质量保证制度的指导原则"中规定：出口药品必须按照药品 GMP 的要求进行。1975 年 11 月，WHO 正式颁布 GMP；1977 年第 28 届世界卫生大会时，WHO 再次向成员国推荐 GMP，并确定为 WHO 的法规。到 1980 年，颁布本国 GMP 的国家已达到 63 个。目前，全世界已经有 100 多个国家和地区推行 GMP。

我国最早提出在制药企业中推行 GMP 是在 20 世纪 80 年代初。1982 年，中国医药工业公司参照一些发达国家的 GMP 制定了《药品生产质量管理规范》（试行稿），并开始在一些制药企业试行；1984 年对《药品生产质量管理规范》（试行稿）进行修改并经国家中医药管理局审查后，正式颁布在全国推行。1985 年我国《药品管理法》中明确"药品生产企业必须按照国务院卫生行政部门制定的《药品生产质量管理规范》的要求，制定和执行保证药品质量的规章制度和卫生要求"，第一次从法律的高度提出 GMP 的要求。1988 年，卫生部颁布《药品生产管理质量管理规范》（1988 年版）；1992 年、1998 年、2010 年，国家相关部门对 GMP 又分别进行了修订。我国现行 2010 年版 GMP 根据"软硬件并重"的原则，贯彻质量风险管理和全面质量管理的理念，强调指导性和可操作性，更加注重科学性，质量管理要求更高、更严格，达到了与 WHOGMP 基本一致的水平。

（二）GMP 的分类和特点

1. GMP 的分类　从颁布机构和效力来看可分为三类：①国际组织制定和推荐：如 WHO 的 GMP，欧盟的 GMP 等。②各国政府颁布并强制推行：如中国、美国、日本等都制定了本国的 GMP。③制药工业组织制定：如美国制药工业联合会、瑞典工业协会等制定的 GMP。各国政府颁布的 GMP，适用于某个国家，具有法律效力；国际组织或制药组织制定的 GMP 不具有法律效力，仅作为建议和参考，适用于多个成员国或行业、组织内部。

2. GMP 的特点

（1）原则性：GMP 的条款仅指明了要求的目标，而没有列出如何达到这些目标的方法。执行 GMP 要求的方法和手段是灵活的、多样的，药品生产企业应结合自身实际情况，选择适宜的方式。

（2）时效性：GMP 条款是根据该国、该地区制药工业发展的一般水平来制定的，对目前可行的、有实际意义的方面作出的规定，随着医药科技和经济贸易的发展，需要定期或不定期进行修订、补充。

（3）基础性：GMP 是保证药品生产质量的最低标准，在制定时即考虑到了本国或本地区大多数药品生产企业的执行能力。

（4）多样性：各个国家 GMP 在内容条款上基本相同，但所要求的精度和严格程度却存在很大差异，体现了各国制药企业发展水平的差异和各自的特色，反映了各国政府对本国制药工业在药品生产中质量管理方面的要求趋向。

（5）全面性：GMP 的中心思想是：任何药品的质量源于设计，而不是生产和检验出来的。因此，GMP 的条款针对生产过程中所有影响药品质量的因素和环节作出明确要求，如人员、设备、环境、文件系统、物料等因素及生产管理、质量检验和控制、质量保证、仓储、运输等环节，实行全面质量管理。

（6）基于事实的决策和可追溯性：GMP 要求与质量相关的一切活动有据可查、有踪可循，强调基于事实的决策（如确认或验证）、操作的标准化（如标准操作规程）和行为记录。

二、我国现行 GMP 主要内容

我国现行的 GMP 为 2010 年修订，自 2011 年 3 月 1 日起实施，共有内容 14 章，313 条。

（一）总则

与 1998 年版 GMP 比较，2010 年版 GMP 总则明确要求企业应当建立质量体系，并指出 GMP 是质量管理体系的一部分。

（二）质量管理

本章"质量管理"为 2010 年版 GMP 新增内容，共 11 条，包括"原则"、"质量保证"、"质量控制"、"质量风险管理"4 节。本章明确要求企业建立符合药品质量管理要求的质量目标，将药品注册的有关安全、有效和质量可控的所有要求，系统地贯彻到药品生产、控制及产品放行、贮存、发运的全过程中，确保所生产的药品符合预定用途和注册要求；对质量保证系统的内容、生产质量管理和质量控制的基本要求作了规定；并要求企业在整个药品生命周期中，采用前瞻或回顾的方式，对质量风险进行评估、控制、沟通、审核。

（三）机构与人员

第三章"机构与人员"共 4 节 22 条，较 1998 年版 GMP 增加 17 条，明确企业应当设置独立的质量管理部门；增加了对关键人员（企业负责人、生产负责人、质量管理负责人和质量授权人）主要职责的要求和对人员培训及人员卫生的具体要求。本章要求企业应当明确规定每个部门和每个岗位的职责，与药品生产、质量有关的所有人员都应当经过培训。

（四）厂房与设施、设备

第四章"厂房与设施"对药品生产的厂房（包括生产区、仓储区、质量控制区和辅助区）的设计、布局和使用要求作了详细说明，第五章"设备"对药品生产和检验的设备及仪器的使用和维护、制药用水的使用作了明确的规定，两章共 64 条，加上 GMP 附录中对不同类别药品生产的规定，要求更明确、更具体。主要内容有：

1. 厂房和设施的要求　厂房的选址、设计、布局、建造、改造和维护必须符合药品生产要求；厂区和厂房内的人、物流走向应当合理；厂房、设施的设计和安装应当能够有效防止昆虫或其他动物进入；生产区和贮存区应当有足够的空间，确保有序地存放设备、物料、中间产品、待包装产品和成品，避免混淆、交叉污染、或差错。

为降低污染和交叉污染的风险，厂房、生产设施和设备应当根据所生产药品的特性、工艺流程及相应洁净度级别要求合理设计、布局和使用，并应综合考虑药品的特性、工艺和预定用途等因素，确定厂房、生产设施和设备多产品共用的可行性，并有相应评估报告。

仓储区应当有足够的空间，确保有序存放待验、合格、不合格、退货或召回的原辅料、包装材料、中间产品、待包装产品和成品等各类物料和产品。

质量控制实验室通常应当与生产区分开；生物检定、微生物和放射性同位素的实验室应当彼此分开；实验动物房应当与其他区域严格分开，其设计、建造应当符合国家有关规定，并设有独立的空气处理设施以及动物的专用通道。

2. 设备要求　应当建立设备使用、清洁、维护和维修的操作规程；经改造或重大维修的设备应当进行再确认；用于药品生产或检验的设备和仪器，应当有使用日志；主要生产和检验设备都应当有明确的操作规程；应当按照操作规程和校准计划定期对生产和检验用设备以及仪器进行校准和检查。

在设备一章中，还对制药用水做了规定：制药用水应当适合其用途，并符合《中华人民共和国药典》的质量标准及相关要求；至少应当采用饮用水对制药用水及原水的水质进行定期监测。

3. 洁净区　洁净区与非洁净区之间、不同级别洁净区之间的压差应当不低于10帕斯卡。必要时，相同洁净度级别的不同功能区域（操作间）之间也应当保持适当的压差梯度。

根据空气中悬浮粒子和微生物浓度，将无菌药品和生物制品生产所需的洁净区分为四个等级，详见表6-3和表6-4。

表7-3　洁净区各级别空气悬浮粒子的标准

洁净度级别	悬浮粒子最大允许数/立方米			
	静态		动态	
	≥0.5μm	≥5.0μm	≥0.5μ0	≥5.0μm
A 级	3520	20	3520	20
B 级	3520	29	352 000	2900
C 级	352000	2900	3 520 000	29 000
D 级	3520000	29 000	不作规定	不作规定

表7-4　洁净区各级别微生物监测的动态标准

洁净度级别	浮游菌 cfu/m²	沉降菌（90mm）cfu/4b	表面微生物	
			接触（55mm）cfu/碟	5 指手套 cfu/手套
A 级	<1	<1	<1	<1
B 级	10	5	5	5
C 级	100	50	25	—
D 级	200	100	50	—

（五）物料与产品

第六章关于物料与产品的规定共36条，较1998年版GMP增加26条，分别对生产所用原辅料、包装材料、中间产品和成品的处理要求作了规定。明确要求对物料供应商进行质量评估，要求建立物料和产品处理（包含运输和退货过程）的操作规程，规定制剂产品不得重新加工。

（六）确认与验证

本章共 12 条，较 1998 年版 GMP 增加 8 条。其中明确指出：企业的厂房、设施、设备和检验仪器应当经过确认，应当采用经过验证的生产工艺、操作规程和检验方法进行生产、操作和检验，并保持持续的验证状态；清洁方法应当进行验证，影响药品质量的主要因素的变更时应当进行验证或确认。

（七）文件管理

本章共 34 条，较 1998 年版 GMP 增加 29 条，明确指出文件是质量保证系统的基本要素；企业必须有内容正确的书面质量标准、生产处方和工艺规程、操作规程以及记录等文件；与本规范有关的每项活动均应当有记录，以保证产品生产、质量控制和质量保证等活动可以追溯。本章还对质量标准、工艺规程、批生产记录的内容和处理作了具体要求。

（八）生产管理

本章共 33 条，较 1998 年版 GMP 增加 25 条，就防止生产过程中的污染和交叉污染、生产操作和包装操作三个方面进行了具体要求，主要内容包括：生产过程中应当采取防止污染和交叉污染的措施，并定期检查评估其适应性和有效性；生产和包装均应当按照批准的工艺规程和操作规程进行操作并有相关记录；每批次生产前应检查有无上批遗留物料，阶段生产后应清场；应当进行中间控制和必要的环境监测。

（九）质量控制与质量保证

相比于 1998 年版 GMP 第十章"质量管理"的内容，2010 年版 GMP 在"质量控制和质量保证"一章中，关于质量管理作了非常详细而具体的规定，包括对质量控制实验室的管理、物料及产品的放行、持续稳定性考察、变更控制、偏差处理、纠正措施和预防措施、供应商评估与批准、产品质量回顾分析、投诉与不良反应报告的具体要求。主要内容如下：

质量控制负责人应当具有足够的管理实验室的资质和经验；实验室检验人员至少应当具有相关专业中专或高中以上学历，并经过与所从事的检验操作相关的实践培训且通过考核。质量控制实验室应当按规定进行取样、留样和检验，应当建立检验结果超标调查的操作规程。

应当分别建立物料和产品批准放行的操作规程，明确批准放行的标准、职责。物料应当由指定人员签名批准放行；每批药品均应当由质量受权人签名批准放行；疫苗类制品、血液制品、用于血源筛查的体外诊断试剂以及国家食品药品监督管理局规定的其他生物制品放行前还应当取得批签发合格证明。

持续稳定性考察是在有效期内监控已上市药品的质量，以发现药品与生产相关的稳定性问题（如杂质含量或溶出度特性的变化），并确定药品能够在标示的贮存条件下，符合质量标准的各项要求。持续稳定性考察应当有考察方案，结果应当有报告；考察的时间应当涵盖药品有效期；考察批次数和检验频次应当能够获得足够的数据，以供趋势分析。应当对不符合质量标准的结果或重要的异常趋势进行调查，必要时应当实施召回。

企业应当建立变更控制系统，对所有影响产品质量的变更进行评估和管理。改变原辅料、与药品直接接触的包装材料、生产工艺、主要生产设备以及其他影响药品质量的主要因素时，还应当对变更实施后最初至少三个批次的药品质量进行评估。如果变更可能影响药品的有效期，则质量评估还应当包括对变更实施后生产的药品进行稳定性考察。

企业应当建立偏差处理的操作规程，规定偏差的报告、记录、调查、处理以及所采取的纠正措施，并有相应的记录。任何偏差都应当评估其对产品质量的潜在影响，企业还应当采取预防措施有效防止类似偏差的再次发生。质量管理部门应当负责偏差的分类，保存偏差调查、处理的文件和记录。

企业应当建立纠正措施和预防措施系统及实施纠正和预防措施的操作规程，对投诉、召回、偏差、自检或外部检查结果、工艺性能和质量监测趋势等进行调查并采取纠正和预防措施。对实施纠正和预防措施过程中所有发生的变更应当予以记录。

质量管理部门应当对所有生产用物料的供应商进行质量评估，会同有关部门对主要物料供应商（尤其是生产商）的质量体系进行现场质量审计，并对质量评估不符合要求的供应商行使否决权。改变物料供应商，应当对新的供应商进行质量评估；改变主要物料供应商的，还需要对产品进行相关的验证及稳定性等察。质量管理部门应当向物料管理部门分发经批准的合格供应商名单。

企业应当按照操作规程，每年对所有生产的药品按品种进行产品质量回顾分析，以确认工艺稳定可靠，以及原辅料、成品现行质量标准的适用性，及时发现不良趋势，确定产品及工艺改进的方向。应当对回顾分析的结果进行评估，提出是否需要采取纠正和预防措施或进行再确认或再验证的评估意见及理由，并及时、有效地完成整改。

企业应当建立药品不良反应报告和监测管理制度，设立专门机构并配备专职人员负责管理。所有投诉都应当登记与审核，与产品质量缺陷有关的投诉，应当详细记录投诉的各个细节，并进行调查。

（十）GMP 附录

根据《药品生产质量管理规范（2010 年修订）》第三百一十条规定，至 2015 年底，国家食品药品监督管理（总）局相继发布了 11 个附录：无菌药品、原料药、生物制品、血液制品、中药制剂、放射性药品、中药饮片、医用氧、取样、计算机化系统、确认与验证，作为 GMP 的配套文件它们对药品生产过程所涉及的各个方面做出了明确的规定。

三、我国药品 GMP 认证管理

药品 GMP 认证是药品监督管理部门按照规定审查药品生产企业是否符合《药品生产质量管理规范》的要求，并决定是否发给药品 GMP 证书的过程。GMP（2010 年修订）颁布实施后，原国家食品药品监督管理局于 2011 年 8 月颁发了修订的《药品生产质量管理规范认证管理办法》，对 GMP 认证的申请和受理、组织实施、跟踪检查及证书管理等内容作了详细规定。

2015 年 12 月，CFDA 发布《关于切实做好实施药品生产质量管理规范有关工作的通知》（简称"通知"，下同），将药品 GMP 认证权力下放，各省（区、市）食品药品监督管理局负责所有药品 GMP 认证工作。"通知"还明确，自 2016 年 1 月 1 日起，未通过《药品生产质量管理规范（2010 年修订）》（以下简称药品 GMP）认证的药品生产企业（或生产车间）一律停止生产；未通过药品 GMP 认证的药品生产企业，不予换发《药品生产许可证》。

（一）组织机构和职责

CFDA 主管全国药品 GMP 认证工作，负责药品 GMP 的制定、修订以及药品 GMP 认证检查评定标准的制定、修订工作。

省、自治区、直辖市药品监督管理局负责本行政区域内药品生产企业的药品 GMP 认证工作及 GMP 认证日常监督管理和跟踪检查工作。

（二）认证审批程序

新开办药品生产企业、药品生产企业新建药品生产车间或者新增生产剂型的，应当自取得药品生产证明文件或者经批准正式生产之日起 30 日内，按照规定向药品监督管理部门申请《药品生产质量管理规范》认证。受理申请的药品监督管理部门应当自收到企业申请之日起 6 个月内，组织对申请企业是否符合《药品生产质量管理规范》进行认证；认证合格的，发给《药品GMP 证书》。

我国药品 GMP 认证的主要程序如图 6-1 所示。

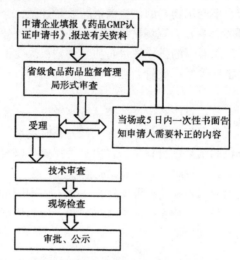

图 6-1　我国药品 GMP 认证的审批程序

经技术审查，需要补充资料的，应一次性书面通知申请企业。企业必须在 2 个月内报送，逾期未报的中止认证工作。经现场检查，对不符合药品 GMP 认证标准的，责令企业改正，由局认证中心或省级药监部门向被检查企业发限期改正通知书，限期改正的时限为 6 个月。

（三）跟踪检查和 GMP 证书管理

《药品生产质量管理规范认证管理办法》规定：药品监督管理部门应对持有《药品 GMP 证书》的药品生产企业组织进行跟踪检查。《药品 GMP 证书》有效期内至少进行一次跟踪检查。

药品 GMP 证书有效期 5 年。生产企业应在有效期届满前 6 个月内，重新申请认证。《药品GMP 证书》有效期内，与质量管理体系相关的组织结构、关键人员等如发生变化的，企业应自发生变化之日起 30 日内，按照有关规定向原发证机关进行备案。

有下列情况之一的，由原发证机关注销《药品 GMP 证书》：企业《药品生产许可证》依法被撤销、撤回，或者依法被吊销的；企业被依法撤销、注销生产许可范围的；企业《药品 GMP证书》有效期届满未延续的；其他应注销《药品 GMP 证书》的。

第四节　国外 GMP 及认证管理简介

一、美国 cGMP 认证管理简介

美国 cGMP 是英文 Current Good Manufacture Practices 的简称，是目前国际公认最科学的药品生产质量管理规范之一。美国 cGMP 的原则性条款包含在《联邦法典》（CFR）的 210 和 211 部分，一般很少修订或增补；因此，美国食品药品监督管理局（Food and Drug Administration，FDA）以行业指南的形式发布了各种不同类别医药产品的 GMP 规范，这些不断增补和修订的文件统称为 cGMP 指导文件，一些国际组织制定的行业指导（如 ICH Q1-Q10）也作为 cGMP 指导文件。因此，企业必须随时关注 FDA 发布的最新 cGMP 指导和其他相关指导文件，考察自己是否依从了这些规范，否则就有可能被认为不符合 cGMP 的最新要求而受到惩处。

美国 cGMP 非常强调验证和用事实说话，在生产、检验、物流全过程的一切步骤都要有充分的理由或数据支持；有多部关于验证的指南，如无菌验证指南、清洁验证指南、分析方法验证（ICH-Q2）、无菌过滤验证、包装完整性验证、电子签名验证等，涉及生产、检验等方方面面。与中国 GMP 比较，美国 cGMP 更注重对软件系统的管理，如美国 cGMP 对人员的资格（受训水平）的规定非常简单，而对人员职责的规定严格且细致。

美国 cGMP 有一定的灵活性，目的是使质量管理更切合实际，更有利于或方便于生产。例如：各种 cGMP 指南都明确指出，指南不具有法律强制性，只是 FDA 对药品生产的最新指导思想，是对药品生产企业的建议和指导，企业可以采用不同于指南的方法，只要经过了充分的验证，证明自己的方法是可靠的就可以使用。

与中国 GMP 认证只是药品生产许可环节的认证不同，美国 GMP 认证包括产品研发（product development）和生产（chcmical manufacttwe control）两部分，即产品认证和生产认证同时进行。

二、欧盟 GMP 及认证管理简介

欧盟是欧洲联盟（European Union，EU）的简称，总部设在比利时首都布鲁塞尔。欧盟的制药业相当发达，在国际以药品市场上发挥着重要作用。欧盟的药品管理非常系统、完善，深得国际制药业的认可。

欧盟药品管理机构欧洲药品管理局（European Meadicines Agency，EMA 或 EMEA）成立于 1995 年，下设人用药品委员会、兽用药品委员会、罕用药品委员会、及草药委员会 4 个专家委员会，负责药品的技术审评。欧盟的 GMP 检查职能部门设在 EMA 的下属机构"欧洲药品管理局兽药及检查处"（简称"检查处"）。欧盟药品的审评和检查由欧洲药品管理局和欧盟成员国共同承担。

EMA 是指南和法规的协调机构，并不直接负责药品注册和药品 GMP 的日常检查工作。检查处每年召开 4 次欧盟各国 GMP 检察员代表的碰头会，交流、研究工作中碰到的问题，对药品 GMP 的法规或指南提出修订意见。

欧盟药品 GMP 指南是人用药品和兽药共用的规范，现行版本为 2010 年修订的，共包括 3 个部分、19 个附录和术语解释。第一部分为对药品制剂的基本要求，包括 9 个章节：质量体系；人员；厂房和设备；文件管理；生产管理；质量控制；外包活动；投诉与产品召回；自检。第二部分为对原料药的基本要求。欧盟 GMP 第三部分为在 GMP 基本要求中未作规定的 GMP 相关文件，是新修订版本的增加内容。除上述内容外，ICH 的一系列指南也是欧盟官方认可的指导文件。欧盟 GMP 对制剂的基本要求与 WHO GMP 及中国 GMP（2010 年修订）大体相似。

三、世界卫生组织 GMP 简介

世界卫生组织（WHO）于 1967 年开始制定自己的 GMP，1969 年完成第一版 GMP，1975 年又进行了修订。为了便于 GMP 的实施，20 世纪 80 年代，WHO 对 GMP 进行了修订和扩展，形成 GMP 指南。1990 年，WHO 药品制剂专家委员会通过了 GMP 指南修订版，WHO1992 年公布。WHO 的 GMP 现行文本为 2011 年修订，由导论（总论）、质量管理宗旨和基本要素、生产和质量控制规范、增补指南等四部分构成。

　　WHO 的 GMP 充分考虑发展中国家的情况，内容全面、标准基础但非常严谨，既能让发展中国家感到 GMP 标准可及性强，又能让发达国家能够接受。为了便于发展中国家 GMP 实施的需要，WHO 出版了许多基础、系统、通俗易懂的培训教材或材料。其 GMP 指南中的内容力求同其他国际公认的 GMP 内容保持一致。WHO 的 GMP 指南是建议性文本，各国需要根据具体条件进行采纳，WHO 鼓励各国如果采用了与 WHO GMP 不同的方法，应积极验证替代方法的等效性。WHO GMP 内容全面而广泛，有制剂生产（包括无菌制剂生产和医院制剂生产）GMP 指南，原料药生产、辅料生产、包装材料生产的 GMP 指南，以及生物制品（包括变态反应原过敏原、抗原、疫苗、激素、细胞活素、酶、人体全血和血浆衍生物、免疫血清、免疫球蛋白、发酵产品和体外诊断试剂等）生产的 GMP 指南，草药生产的 GMP 指南，生产工艺验证 GMP 指南，甚至还有临床试验用药的 GMP 指南，用于药品 GMP 认证或检查的《制药企业检查暂行指南》以及用于药品物流的检查指南。

第七章 药品经营监督管理

第一节 概 述

药品是一种特殊的商品，药品经营是在一系列的特殊管理条件下进行的经营活动。药品经营是在市场经济条件下，以货币为媒介，经药品监督管理部门批准，具有一定的经营场所和经营范围，规范认证后，从事的药品经营活动。

一、药品经营监督管理的概念

药品经营监督管理是指药品监督管理行政机关依照法律法规的授权，依据相关法律法规的规定，对药品的流通环节进行管理的过程。

我国药品经营企业建立和实施质量保证体系的依据和操作原则是《药品经营质量管理规范》（Good Supply：Practice，GSP），它是药品经营管理和质量控制的基本准则，企业应当在药品采购、储存、销售、运输等环节采取有效的质量控制措施，确保药品质量。

二、药品经营的渠道与影响因素

（一）药品经营渠道的概念

药品的经营离不开市场，药品经营渠道是药品在市场上流动的通路，是药品流通的媒介。药品经营渠道又称药品流通渠道，是指药品从生产企业转移至消费者所经历的过程以及具有相应硬件、软件、人员的市场营销机构。在此过程中药品生产者是渠道的起点，患者是购买药品的终点。在整个销售通路中，除了生产者、使用者外，还有参与销售或帮助销售的机构或个人，包括药品批发企业、药品零售企业、医疗机构、代理销售企业、生产企业销售团队等，具有很强的专业性。

（二）药品经营渠道的类型

药品经营的渠道大体可以分为药品直营式经营渠道、药品批发式经营渠道、药品代理式经营渠道、药品专业化学术式经营渠道、药品网络式经营渠道等类型。

1. 药品直营式经营渠道 也称直销渠道，是药品生产者直接销售给使用者。药品生产企业通过自己的销售公司销售药品给医院、诊所和药店。目前，医疗机构药品采购采取的"招标制"，由政府在网上招标来选择商家，招标单位可以和药品生产企业直接见面。这种直销方式既增加了的透明度，避免了虚高定价，使老百姓知道药品的合理价格，还降低了药品零售利润，使得药品零售趋于薄利，让利于消费者。

2. 药品批发式经营渠道 这是传统的药品经营渠道模式，它是药品生产企业将产品销售给药品批发商，再由批发商销售药品给医院、诊所和药店，这是药品生产企业通常使用的销售方式。按不同级别还可以分为一级批发、二级批发、三级批发等。还有一些企业是批发加连锁店经营渠道。在目前的经营渠道中，这是药品的一个主要销售渠道。

3. 药品代理式经营渠道　是指产销双方在平等互利的基础上，通过契约或合同方式，代理商按委托方意愿，在我国一定区域范围内获得唯一授权，全权经销药品生产企业产品的单一品种或数个品种。根据签署区域范围不同可以分为全国总代理商、区域独家代理商、多家代理制等。多家代理制是指在一个较大市场或者较大区域内，选择两家以上的代理商，由他们去"布点"，形成销售网络。这是当前中国国内药品市场上使用最多的一种代理经营渠道。

4. 药品专业化学术式经营渠道　是药品生产企业推广药品的经营渠道，药品采用先进科学技术手段、方法进行生产，保证了药品的临床疗效，介绍了药品的治疗机理，以及企业文化的推广、品牌传播等经营活动。近年来，一些企业开始走专业化学术式的经营渠道，它能充分体现生产企业的专业化学术形象，通过大量科学、专业的学术证据，有目的、有步骤地推荐药品，培训临床应用技巧，依靠学术活动或专业拜访，建立和维护医生、专家网络，从大医院影响到小医院，最终达到销售目的。

5. 药品网络式经营渠道　是指通过互联网提供药品交易服务的经营渠道。相对于传统渠道，药品网络销售渠道可以快速实现信息流、资金流及物流的有效结合，提高工作效率和经济效益。并能够缩短中间环节，增加透明度，降低运营成本。是真正意义上的医药电子商务经营渠道，可以实现医药生产商、代理商、物流和医院的直接对接。

此外，按照终端经营渠道来分，药品经营渠道可分为医院终端经营渠道、零售终端经营渠道、社区医疗机构终端经营渠道、农村医疗机构终端经营渠道等。

（三）药品经营渠道的影响因素

1. 政策环境　国家的人口政策、医疗保障制度、国家基本药物制度、新医改相关政策与规定、新版 GMP、新版 GSP、药物招标政策、新药研发相关政策、国家基本药物临床应用指南、抗菌药物临床应用指导原则、特殊药品管理制度等，将直接影响到药品经营渠道。

2. 经济环境　经济环境是影响医药企业市场营销活动的主要因素。它主要包括经济发展阶段、地区发展状况、货币流通状况、收入因素及消费结构。医药企业经济环境主要是指社会购买力，影响社会购买力水平的因素主要有消费者的收入、消费者支出等因素，其中消费者的收入水平是影响医药企业市场营销的最重要的因素。

3. 科学技术　科学技术不仅直接影响医药企业内部的生产和经营，同时与其他环境因素（特别是与经济环境、文化环境的关系更为紧密）互相依赖、相互作用，尤其是新技术革命，既给医药企业的市场营销不断造就机会，又带来新的威胁。例如计算机的应用、先进物流技术的引进、药品新剂型的开发、人们消费观念的改变等对医药企业经营管理、医药物流、市场营销策略等方面均产生了深远的影响。

4. 自然环境　是指影响医药企业生产和经营的物质因素。自然环境的发展变化．如某些中药资源的紧缺、环境污染日益严重等，会给医药企业造成一些"环境威胁"，或创造一些"市场机会"，所以医药企业要不断分析和认识自然环境变化的趋势，来避免由自然环境带来的威胁，尽可能地抓住自然环境变化所带来的机会。

5. 社会文化环境　社会文化作为人们一种适合本民族、本地区的是非观念．影响并制约着人们的思想和行为，包括对疾病的看法和治疗行为，这一点在医药市场体现尤为突出．其中比较典型的就是中国传统的中医药。医药企业的营销管理者应有清醒的认识，中药走向世界的任务还相当艰巨。要使中药真正走向欧美等发达国家，必须伴有中医走向世界．没有这个前提，中药走向世界就只能是局部的、个别的。

6. 药品销售服务方面　销售服务是否能做到在适当的时机、适当的场合，以适当的品种和数量，以合理的价格和安全有效的药品来满足人们医疗保障的需求，将对药品市场营销产生直接影响。药品在广告宣传、药品价格定位、市场供需保障、药品配送能力、药品零售营销等方面也会对药品营销产生一定的影响。

三、药品经营企业发展概况

改革开放以来。我国药品流通从计划分配体制转向市场化经营体制，行业获得了长足发展，药品流通领域的法律框架和监管体制基本建立，药品供应保障能力明显提升，多种所有制并存、多种经营方式互补、覆盖城乡的药品流通体系初步形成。

1998 年以后，中国加入 wro 之后，医药企业面临严峻的考验，医药市场化的进程进一步加快。在此环境下，我国组建医药集团公司、推动企业联合、大力推行总经销总代理、加快城乡网点建设、实行连锁化零售药店经营、搞好资本运营，大大加快了医药商业的改革与发展。

随着我国药品流通领域的发展变化，为了加强药品经营质量的管理，保证公众用药安全有效，政府出台了一系列法律、法规规范药品流通市场。2000 年 4 月 30 日，国家食品药品监督管理局颁布了《药品经营质量管理规范》（GSP），作为我国药品经营质量管理工作基本准则，在总结以往药品质量管理法规对药品经营企业要求内容的基础上，从机构与人员、硬件、软件等方面对药品经营企业的质量管理工作进行了具体规定。但是随着药品经营市场的不断发展，2000 年版的 GSP 存在着不足之处。2012 年 11 月 6 日卫生部第一次修订了《药品经营质量管理规范》，自 2013 年 6 月 1 日起施行。2015 年 5 月 8 日国家食品药品监督管理总局局务会议第二次修订。2016 年 6 月 30 日国家食品药品监督管理总局局务会议通过了《关于修改〈药品经营质量管理规范〉的决定》，并于 2016 年 7 月 20 日发布，是现行版 GSP。

为适应我国经济社会发展和"健康中国"战略实施以及医药卫生体制改革的新形势，促进药品流通行业持续健康发展，保障药品供应和满足人民群众日益增长的健康需求，不断提高人民群众健康水平和生活质量，根据《中华人民共和国国民经济和社会发展第十三个五年规划纲要》《"健康中国 2030"规划纲要》《商务发展第十三个五年规划纲要》和《国内贸易流通"十三五"发展规划》，制定了《全国药品流通行业发展规划（2016—2020 年）》。到 2020 年，药品流通行业发展基本适应全面建成小康社会的总体目标和人民群众不断增长的健康需求，形成统一开放、竞争有序、网络布局优化、组织化程度和流通效率较高、安全便利、群众受益的现代药品流通体系。

截至 2016 年 11 月底，全国持有《药品经营许可证》的企业共有 465618 家，其中法人批发企业 11794 家，非法人批发企业 1181 家；零售连锁企业 5609 家，零售连锁企业门店 220703 家；零售单体药店 226331 家。

随着我国开始向中高收入国家迈进以及人口老龄化的加快，公众生活需求和消费结构将发生重大变化，对医疗卫生服务和自我保健的需求将大幅度增加，药品市场增长潜力巨大。中央提出"政事分开、管办分开、医药分开、营利性和非营利性分开"的医改方向，以及"保基本、强基层、建机制"的医药卫生体制改革任务，要求建设覆盖城乡的公共卫生服务体系、医疗服务体系、医疗保障体系和药品供应保障体系，必将在推动医药卫生事业发展的同时，带动药品市场规模的增加，为药品流通行业带来新的机遇。

第二节　药品流通的监督管理

一、药品经营企业的分类及其经营范围

药品经营企业，是指经营药品的专营企业或兼营企业。药品经营方式，是指药品批发和药品零售，根据经营方式，药品经营企业分为批发企业和零售企业。类别不同，经营范围也不同。

（一）药品批发企业

1. 概念　是指将购进的药品销售给药品生产企业、药品经营企业、医疗机构的药品经营企业。药品批发企业在药品流通环节中承担着主要作用，是药品流转的主要通路，只能将药品销售给具有相应合法资质的药品生产、经营企业和医疗机构，不得将药品销售给不具合法资质的单位或个人。

2. 药品批发企业许可经营范围　药品批发企业的《药品经营许可证》许可经营范围包括中药材、中药饮片、中成药、化学原料药及其制剂、抗生素原料药及其制剂、生化药品、诊断药品、医疗用毒性药品、麻醉药品、精神药品、放射性药品和预防性生物制品。经营特殊管理的药品（医疗用毒性药品、麻醉药品、精神药品、放射性药品和预防性生物制品）必须按照国家特殊药品管理和预防性生物制品管理的有关规定，取得相关许可批准文件。

（二）药品零售企业

1. 药品零售企业的概念　药品零售企业是指将购进的药品直接销售给消费者的药品经营企业。药品零售企业包括零售药店、药品零售企业在超市以及边远地区城乡集贸市场设立的出售乙类非处方药的药品专营柜等。

药品零售连锁企业是指经营同类药品、使用统一商号的若干个门店，在同一总部的管理下，采取统一采购配送、统一质量标准、采购同销售分离、实行规模化管理经营的组织形式。药品零售连锁企业应由总部、配送中心和若干个门店构成。总部是连锁企业经营管理的核心，配送中心是连锁企业的物流机构，门店是连锁企业的基础，承担日常零售业务。跨地域开办时可设立分部。配送中心是该连锁企业服务机构，只准向该企业连锁范围内的门店进行配送，不得对该企业外部进行批发、零售。

2. 药品零售企业许可经营范围　药品零售企业的《药品经营许可证》许可经营范围包括中药材、中药饮片、中成药、化学药制剂、抗生素制剂、生化药品、诊断药品、生物制品（除疫苗）。

按照《药品经营许可证管理办法》规定，从事药品零售的，应先核定经营类别．确定申办人经营处方药或非处方药、乙类非处方药的资格，并在经营范围中予以明确，再核定具体经营范围。

二、药品经营企业的行政许可

为加强对药品经营许可的管理，国家食品药品监督管理局于 2004 年 2 月 4 日颁布了《药品经营许可证管理办法》，并自 2004 年 4 月 1 日起施行。根据 2017 年 11 月 7 日国家食品药品监督管理总局局务会议《关于修改部分规章的决定》修正。

（一）行政许可管理机构

国家药品监督管理部门主管全国药品经营许可的监督管理工作。省、自治区、直辖市药品

监督管理部门负责本辖区内药品批发企业《药品经营许可证》发证、换证、变更和日常监督管理工作，并指导和监督下级药品监督管理机构开展《药品经营许可证》的监督管理工作。设区的市级药品监督管理机构或省、自治区、直辖市药品监督管理部门直接设置的县级药品监督管理机构负责本辖区内药品零售企业《药品经营许可证》发证、换证、变更和日常监督管理等工作。

（二）药品经营许可证管理

1. 药品批发企业的经营许可

（1）开办药品批发经营企业应具备条件　开办药品批发企业，应符合省、自治区、直辖市药品批发企业合理布局的要求，并符合以下设置标准。

①具有保证所经营药品质量的规章制度。

②企业、企业法定代表人或企业负责人、质量管理负责人无《药品管理法》第75条、第82条规定的情形。

③具有与经营规模相适应的一定数量的执业药师。质量管理负责人具有大学以上学历，且必须是执业药师。

④具有能够保证药品储存质量要求的、与其经营品种和规模相适应的常温库、阴凉库、冷库。仓库中具有适合药品储存的专用货架和实现药品入库、传送、分检、上架、出库现代物流系统的装置和设备。

⑤具有独立的计算机管理信息系统，能覆盖企业内药品的购进、储存、销售以及经营和质量控制的全过程；能全面记录企业经营管理及实施《药品经营质量管理规范》方面的信息；符合《药品经营质量管理规范》对药品经营各环节的要求，并具有可以实现接受当地药品监督管理部门监管的条件。

⑥具有符合《药品经营质量管理规范》对药品营业场所及辅助、办公用房以及仓库管理、仓库内药品质量安全保障和进出库、在库储存与养护方面的条件。

国家对经营麻醉药品、精神药品、医疗用毒性药品、预防性生物制品另有规定的，从其规定。

（2）许可证的申请程序

①申办人向拟办企业所在地的省、自治区、直辖市药品监督管理部门提出筹建申请，并提交以下材料：拟办企业法定代表人、企业负责人、质量负责人学历证明原件、复印件及个人简历；执业药师执业证书原件、复印件；拟经营药品的范围；拟设营业场所、设备、仓储设施及周边卫生环境等情况。

②药品监督管理部门对申办人提出的申请，应当根据下列情况分别作出处理：申请事项不属于本部门职权范围的，应当即时作出不予受理的决定，发给《不予受理通知书》，并告知申办人向有关药品药品监督管理部门申请。申请材料存在可以当场更正错误的，应当允许申办人当场更正。申请材料不齐或者不符合法定形式的．应当当场或者在5日内发给申办人《补正材料通知书》，一次性告知需要补正的全部内容。逾期不告知的，自收到申请材料之日起即为受理。申请事项属于本部门职权范围，材料齐全、符合法定形式，或者申办人按要求提交全部补正材料的，发给申办人《受理通知书》。《受理通知书》中注明的日期为受理日期。

③药品监督管理部门自受理申请之日起30个工作日内，依据本办法第四条规定对申报材料进行审查，作出是否同意筹建的决定，并书面通知申办人。不同意筹建的，应当说明理由，并告知申办人享有依法申请行政复议或者提起行政诉讼的权利。

④申办人完成筹建后，向受理申请的药品监督管理部门提出验收申请。并提交以下材料：

药品经营许可证申请表；企业营业执照；拟办企业组织机构情况；营业场所、仓库平面布置图及房屋产权或使用权证明；依法经过资格认定的药学专业技术人员资格证书及聘书；拟办企业质量管理文件及仓储设施、设备目录。

⑤受理申请的药品监督管理部门在收到验收申请之日起 30 个工作日内，依据开办药品批发企业验收实施标准组织验收，作出是否发给《药品经营许可证》的决定。符合条件的，发给《药品经营许可证》；不符合条件的，应当书面通知申办人并说明理由．同时告知申办人享有依法申请行政复议或提起行政诉讼的权利。

2. 药品零售企业的经营许可

（1）开办药品零售经营企业应具备条件　开办药品零售企业，应符合当地常住人口数量、地域、交通状况和实际需要的要求，符合方便群众购药的原则，并符合以下设置规定。

①有保证所经营药品质量的规章制度。

②具有依法经过资格认定的药学技术人员；经营处方药、甲类非处方药的药品零售企业，必须配有执业药师或者其他依法经过资格认定的药学技术人员。质量负责人应有一年以上（含一年）药品经营质量管理工作经验。经营乙类非处方药的药品零售企业，以及农村乡镇以下地区设立药品零售企业的，应当按照《药品管理法实施条例》第 15 条的规定配备业务人员，有条件的应当配备执业药师。企业营业时间，以上人员应当在岗。

⑧企业、企业法定代表人、企业负责人、质量负责人无《药品管理法》第 75 条、第 82 条规定情形的。

④具有与所经营药品相适应的营业场所、设备、仓储设施以及卫生环境。在超市等其他商业企业内设立零售药店的，必须具有独立的区域。

⑤具有能够配备满足当地消费者所需药品的能力，并能保证 24 小时供应。药品零售企业应备有的国家基本药物品种数量由各省、自治区、直辖市药品监督管理部门结合当地具体情况确定。

国家对经营麻醉药品、精神药品、医疗用毒性药品、预防性生物制品另有规定的，从其规定。

（2）许可证的申请程序

①申办人向拟办企业所在地设区的市级药品监督管理部门或省、自治区、直辖市药品监督管理部门直接设置的县级药品监督管理部门提出筹建申请，并提交以下材料：拟办企业法定代表人、企业负责人、质量负责人的学历、执业资格或职称证明原件、复印件及个人简历及专业技术人员资格证书、聘书；拟经营药品的范围；拟设营业场所、仓储设施、设备情况。

②药品监督管理部门对申办人提出的申请，应当根据下列情况分别作出处理：申请事项不属于本部门职权范围的，应当即时作出不予受理的决定，发给《不予受理通知书》，并告知申办人向有关药品监督管理部门申请。申请材料存在可以当场更正的错误的，应当允许申办人当场更正。申请材料不齐或者不符合法定形式的，应当当场或者在 5 日内发给申办人《补正材料通知书》，一次性告知需要补正的全部内容。逾期不告知的，自收到申请材料之日起即为受理；申请事项属于本部门职权范围，材料齐全、符合法定形式，或者申办人按要求提交全部补正材料的，发给申办人《受理通知书》。《受理通知书》中注明的日期为受理日期。

③药品监督管理部门自受理申请之日起 30 个工作日内，依据本办法第五条规定对申报材料进行审查，作出是否同意筹建的决定，并书面通知申办人。不同意筹建的，应当说明理由，并告知申办人依法享有申请行政复议或者提起行政诉讼的权利。

④申办人完成筹建后，向受理申请的药品监督管理部门提出验收申请，并提交以下材料：

药品经营许可证申请表；企业营业执照；营业场所、仓库平面布置图及房屋产权或使用权证明；依法经过资格认定的药学专业技术人员资格证书及聘书；拟办企业质量管理文件及主要设施、设备目录。

⑤受理申请的药品监督管理部门在收到验收申请之日起 15 个工作日内，据据开办药品零售企业验收实施标准组织验收，作出是否发给《药品经营许可证》的决定。不符合条件的，应当书面通知申办人并说明理由，同时，告知申办人享有依法申请行政复议或提起行政诉讼的权利。

3. 许可证的变更与换发 《药品经营许可证》变更分为许可事项变更和登记事项变更。许可事项变更是指经营方式、经营范围、注册地址、仓库地址（包括增减仓库）、企业法定代表人或负责人以及质量负责人的变更。登记事项变更是指上述事项以外的其他事项的变更。

药品经营企业变更《药品经营许可证》许可事项的，应当在原许可事项发生变更 30 日前，向原发证机关申请《药品经营许可证》变更登记。未经批准，不得变更许可事项。原发证机关应当自收到企业变更申请和变更申请资料之日起 15 个工作日内作出准予变更或不予变更的决定。申请许可事项变更的，由原发证部门按照本办法规定的条件验收合格后，方可办理变更手续。

药品经营企业依法变更《药品经营许可证》的许可事项后，应依法向工商行政管理部门办理企业注册登记的有关变更手续。

企业分立、合并、改变经营方式、跨原管辖地迁移，按照规定重新办理《药品经营许可证》。

企业法人的非法人分支机构变更《药品经营许可证》许可事项的，必须出具上级法人签署意见的变更申请书。

企业因违法经营已被药品监督管理部门立案调查，尚未结案的；或已经作出行政处罚决定，尚未履行处罚的，发证机关应暂停受理其《药品经营许可证》的变更申请。药品经营企业变更《药品经营许可证》的登记事项的，应在工商行政管理部门核准变更后 30 日内，向原发证机关申请《药品经营许可证》变更登记。原发证机关应当自收到企业变更申请和变更申请资料之日起 15 个工作日内为其办理变更手续。

《药品经营许可证》登记事项变更后，应由原发证机关在《药品经营许可证》副本上记录变更的内容和时间，并按变更后的内容重新核发《药品经营许可证》正本，收回原《药品经营许可证》正本。变更后的《药品经营许可证》有效期不变。

《药品经营许可证》有效期为 5 年。有效期届满，需要继续经营药品的，持证企业应在有效期届满前 6 个月内，向原发证机关申请换发《药品经营许可证》。原发证机关按本办法规定的申办条件进行审查，符合条件的，收回原证，换发新证。不符合条件的，可限期 3 个月进行整改，整改后仍不符合条件的，注销原《药品经营许可证》。

药品监督管理部门根据药品经营企业的申请，应当在《药品经营许可证》有效期届满前作出是否准予其换证的决定。逾期未作出决定的，视为准予换证。

4. 监督检查 药品监督管理部门应加强对《药品经营许可证》持证企业的监督检查，持证企业应当按本办法规定接受监督检查。

监督检查的内容主要包括：企业名称、经营地址、仓库地址、企业法定代表人（企业负责人）、质量负责人、经营方式、经营范围、分支机构等重要事项的执行和变动情况；企业经营设施设备及仓储条件变动情况；企业实施《药品经营质量管理规范》情况；发证机关需要审查的其他有关事项。

监督检查可以采取书面检查、现场检查或者书面与现场检查相结合的方式。

①发证机关可以要求持证企业报送《药品经营许可证》相关材料，通过核查有关材料．履行监督职责；②发证机关可以对持证企业进行现场检查。有下列情况之一的企业，必须进行现场检查：上一年度新开办的企业；上一年度检查中存在问题的企业；因违反有关法律、法规，受到行政处罚的企业；发证机关认为需要进行现场检查的企业。《药品经营许可证》换证工作当年，监督检查和换证审查工作可一并进行。

《药品经营许可证》现场检查标准，由发证机关按照开办药品批发企业验收实施标准、开办药品零售企业验收实施标准和《药品经营质量管理规范》认证检查标准及其现场检查项目制定，并报上一级药品监督管理部门备案。

对监督检查中发现有违反《药品经营质量管理规范》要求的经营企业，由发证机关责令限期进行整改。对违反《药品管理法》第16条规定，整改后仍不符合要求从事药品经营活动的，按《药品管理法》第78条规定处理。

发证机关依法对药品经营企业进行监督检查时，应当将监督检查的情况和处理结果予以记录，由监督检查人员签字后归档。公众有权查阅有关监督检查记录。现场检查的结果．发证机关应当在《药品经营许可证》副本上记录并予以公告。

有下列情形之一的，《药品经营许可证》由原发证机关注销：《药品经营许可证》有效期届满未换证的；药品经营企业终止经营药品或者关闭的；《药品经营许可证》被依法撤销、撤回、吊销、收回、缴销或者宣布无效的；不可抗力导致《药品经营许可证》的许可事项无法实施的；法律、法规规定的应当注销行政许可的其他情形。

药品监督管理部门注销《药品经营许可证》的，应当自注销之日起5个工作日内通知有关工商行政管理部门。

《药品经营许可证》包括正本和副本。正本、副本具有同等法律效力。

发证机关应建立《药品经营许可证》发证、换证、监督检查、变更等方面的工作档案．并在每季度上旬将《药品经营许可证》的发证、变更等情况报上一级药品监督管理部门。对因变更、换证、吊销、缴销等原因收回、作废的《药品经营许可证》，应建档保存5年。

企业遗失《药品经营许可证》，应立即向发证机关报告，并在发证机关指定的媒体上登载遗失声明。发证机关在企业登载遗失声明之日起满1个月后，按原核准事项补发《药品经营许可证》。

企业终止经营药品或者关闭的，《药品经营许可证》由原发证机关缴销。

发证机关吊销或者注销、缴销《药品经营许可证》的，应当及时通知工商行政管理部门，并向社会公布。

《药品经营许可证》的正本应置于企业经营场所的醒目位置。

三、药品流通环节的监督管理

为加强药品监督管理，规范药品流通秩序，保证药品质量，根据《中华人民共和国药品管理法》《中华人民共和国药品管理法实施条例》和有关法律、法规的规定，国家食品药品监督管理局颁布了《药品流通监督管理办法》，自2007年5月1日起施行。《药品流通监督管理办法》规定，药品生产、经营企业、医疗机构应当对其生产、经营、使用的药品质量负责；同时对药品生产、经营企业购销药品，医疗机构购进、储存药品做了详细规定，这标志着我国药品流通环节在监督管理上更加趋于合理、规范。

（一）药品生产、经营企业购销药品的监督管理

1. 药品生产、经营企业对人员和机构的要求及责任

（1）药品生产、经营企业对其药品购销行为负责，对其销售人员或设立的办事机构以本企业名义从事的药品购销行为承担法律责任。

（2）对其购销人员进行药品相关的法律、法规和专业知识培训，建立培训档案，培训档案中应当记录培训时间、地点、内容及接受培训的人员。

（3）加强对药品销售人员的管理，并对其销售行为作出具体规定。

2. 场所　药品生产、经营企业不得在经药品监督管理部门核准的地址以外的场所储存或者现货销售药品。

3. 药品生产企业、药品批发企业销售药品时应当提供的资料

（1）加盖本企业原印章的《药品生产许可证》或《药品经营许可证》和营业执照的复印件。

（2）加盖本企业原印章的所销售药品的批准证明文件复印件。

（3）销售进口药品的，按照国家有关规定提供相关证明文件。

（4）加盖本企业原印章的授权书复印件，销售人员应当出示授权书原件及本人身份证原件，以供药品采购方核实。

4. 药品生产企业只能销售本企业生产的药品，不得销售本企业受委托生产的或者他人生产的药品　未经药品监督管理部门审核同意，药品经营企业不得改变经营方式。药品经营企业应当按照《药品经营许可证》许可的经营范围经营药品。

5. 药品生产企业、药品批发企业销售药品时，应当开具标明供货单位名称、药品名称、生产厂商、批号、数量、价格等内容的销售凭证　采购药品时，应按规定索取、查验、留存供货企业有关证件、资料，按规定索取、留存销售凭证。

6. 药品生产、经营企业不得从事的经营活动　药品生产、经营企业知道或者应当知道他人从事无证生产、经营药品行为的，不得为其提供药品；不得为他人以本企业的名义经营药品提供场所，或者资质证明文件，或者票据等便利条件；不得以展示会、博览会、交易会、订货会、产品宣传会等方式现货销售药品。药品经营企业不得购进和销售医疗机构配制的制剂。药品生产、经营企业不得以搭售、买药品赠药品、买商品赠药品等方式向公众赠送处方药或者甲类非处方药。药品生产、经营企业不得采用邮售、互联网交易等方式直接向公众销售处方药。禁止非法收购药品。

7. 药品零售企业应当按照国家药品监督管理部门药品分类管理规定的要求。凭处方销售处方药　经营处方药和甲类非处方药的药品零售企业，执业药师或者其他依法经资格认定的药学技术人员不在岗时，应当挂牌告知，并停止销售处方药和甲类非处方药。

8. 储存　药品说明书要求低温、冷藏储存的药品，药品生产、经营企业应当按照有关规定，使用低温、冷藏设施设备运输和储存。

（二）医疗机构购进、储存药品的监督管理

1. 医疗机构设置的药房，应当具有与所使用药品相适应的场所、设备、仓储设施和卫生环境，配备相应的药学技术人员，并设立药品质量管理机构或者配备质量管理人员．建立药品保管制度。

2. 医疗机构购进药品时，应当索取、查验、保存供货企业有关证件、资料、票据。

3. 医疗机构购进药品，必须建立并执行进货检查验收制度，并建有真实完整的药品购进记录。药品购进记录必须注明药品的通用名称、生产厂商（中药材标明产地）、剂型、规格、批号、生产日期、有效期、批准文号、供货单位、数量、价格、购进日期。

药品购进记录必须保存至超过药品有效期1年，但不得少于3年。

4. 医疗机构储存药品，应当制订和执行有关药品保管、养护的制度，并采取必要的冷藏、防冻、防潮、避光、通风、防火、防虫、防鼠等措施，保证药品质量。

医疗机构应当将药品与非药品分开存放；中药材、中药饮片、化学药品、中成药应分别储存、分类存放。

5. 医疗机构和计划生育技术服务机构不得未经诊疗直接向患者提供药品。医疗机构不得采用邮售、互联网交易等方式直接向公众销售处方药。

6. 医疗机构以集中招标方式采购药品的，应当遵守《药品管理法》《药品管理法实施条例》及本办法的有关规定。

（三）中药材市场的流通监督管理

1. 《药品管理法》有关中药材管理规定　《药品管理法》第二十一条规定："城乡集市贸易市场可以出售中药材，国务院另有规定的除外。城乡集市贸易市场不得出售中药材以外的药品，但持有《药品经营许可证》的药品零售企业在规定的范围内可以在城乡集市贸易市场设点出售中药材以外的药品。具体办法由国务院规定。""国家实行中药品种保护制度。具体办法由国务院制定。""新发现和从国外引种的药材须经国家药品监督管理部门审核批准后，方可销售。""药品经营企业销售中药材，必须标明产地。""实施批准文号管理的中药材、中药饮片品种目录由国务院药品监督管理部门会同国务院中医药管理部门制定。""必须从具有药品生产、经营资格的企业购进药品，但是，购进没有实施批准文号管理的中药材除外。"

2. 中药材专业市场的监督管理

（1）进入中药材专业市场经营的中药材企业和个体工商户应具备的条件

①具有与所经营的中药材规模相适应的药学技术人员，或有经县级以上药品监督管理管理部门认定的，熟悉并能鉴别所经营中药材药性的人员，了解国家有关法规、中药材商品规格标准和质量标准。

②必须依照法定程序取得《药品经营许可证》和《营业执照》。

③申请在中药材专业市场租用摊位从事自产中药材业务的经营者，必须经所在中药材专业市场管理机构审查批准。

④在中药材专业市场从事中药材批发和零售业务的企业和个体工商户，必须遵纪守法，明码标价，照章纳税。个体工商户不得从事药品批发业务。

（2）中药材专业市场应严禁下列药品交易需要经过加工炮制的中药饮片；中成药；化学原料药及其制剂、抗生素、生化物品、放射性药品、血清、疫苗、血液制品、诊断用药和有关医疗器械；罂粟壳，27 种毒性中药材品种；国家重点保护的 42 种野生动植物药材品种（家种、家养除外）；国家法律、法规明令禁止上市的其他药品。

（3）中药材专业市场的监督管理严禁开办或变相开办各种形式的药品集贸市场。除国家两部三局整顿和规范的 17 个中药材专业市场外，禁止开办其他各种中药材市场。

对国家已批准设立的中药材专业市场，不符合标准的一律停止整顿，整顿不合格的坚决予以关闭；对集贸市场销售国家禁止销售的中药材、无证销售中药材以外其他药品的，必须坚决依法予以查处。对擅自从非法药品集贸市场上采购药品的单位坚决依法查处。

第三节 药品经营质量管理规范

一、GSP 概述

2000 年 4 月 30 日，国家药品监督管理局颁布了《药品经营质量管理规范》（GSP），同年 11 月颁布了《药品经营质量管理规范实施细则》和《药品经营质量管理规范认证管理办法》，作为我国药品经营管理和质量控制的基本准则，强制推行实施。随着药品经营市场的不断发展，2000 年版的 GSP 存在的不足之处突显。国家食品药品监督管理局于 2009 年正式启动 GSF，修订工作，于 2013 年 1 月 22 日卫生部第一次修订了《药品经营质量管理规范》，并自 2013 年 6 月 1 日起施行。国家食品药品监督管理部门为现行版 GSP 设置 3 年过渡期，到 2016 年规定期限后，对仍不能达到要求的企业，将依据《药品管理法》的有关规定停止其药品经营活动。2015 年 5 月 18 日国家食品药品监督管理总局局务会议第二次修订了《药品经营质量管理规范》。2016 年 6 月 30 日国家食品药品监督管理总局局务会议《关于修改（药品经营质量管理规范）的决定》再次进行了修正。

（一）GSP 的适用范围

GSF 是药品经营管理和质量控制的基本准则，企业应当在药品采购、储存、销售、运输等环节采取有效的质量控制措施，确保药品质量并按照国家有关要求建立药品追溯系统，实现药品可追溯。药品经营企业应当严格执行本规范。药品生产企业销售药品、药品流通过程中其他涉及储存与运输药品的，也应当符合本规范相关要求。药品经营企业应当坚持诚实守信。依法经营。禁止任何虚假、欺骗行为。

（二）GSP 的相关术语

1. 在职　与企业确定劳动关系的在册人员。

2. 在岗　相关岗位人员在工作时间内在规定的岗位履行职责。

3. 首营企业　采购药品时，与本企业首次发生供需关系的药品生产或者经营企业。

4. 首营品种　本企业首次采购的药品。

5. 原印章　企业在购销活动中，为证明企业身份在相关文件或者凭证上加盖的企业公章、发票专用章、质量管理专用章、药品出库专用章的原始印记，不能是印刷、影印、复印等复制后的印记。

6. 待验　对到货、销后退回的药品采用有效的方式进行隔离或者区分，在入库前等待质量验收的状态。

7. 零货　指拆除了用于运输、储藏包装的药品。

8. 拼箱发货　将零货药品集中拼装至同一包装箱内发货的方式。

9. 拆零销售　将最小包装拆分销售的方式。

10. 国家有专门管理要求的药品　国家对蛋白同化制剂、肽类激素、含特殊药品复方制剂等品种实施特殊监管措施的药品。

二、《药品经营质量管理规范》的基市内容

现行版 GSP 共 4 章 183 条，包括总则、药品批发的质量管理、药品零售的质量管理和附则。

（一）药品批发的质量管理

1. 质量管理体系

（1）企业应当依据有关法律法规及本规范的要求建立质量管理体系，确定质量方针．制定质量管理体系文件，开展质量策划、质量控制、质量保证、质量改进和质量风险管理等活动。

（2）企业制定的质量方针文件应当明确企业总的质量目标和要求，并贯彻到药品经营活动的全过程。

（3）企业质量管理体系应当与其经营范围和规模相适应，包括组织机构、人员、设施设备、质量管理体系文件及相应的计算机系统等。

（4）企业应当定期以及在质量管理体系关键要素发生重大变化时，组织开展内审。企业应当对内审的情况进行分析，依据分析结论制定相应的质量管理体系改进措施，不断提高质量控制水平，保证质量管理体系持续有效运行。

（5）企业应当采用前瞻或者回顾的方式，对药品流通过程中的质量风险进行评估、控制、沟通和审核。

（6）企业应当对药品供货单位、购货单位的质量管理体系进行评价，确认其质量保证能力和质量信誉。必要时进行实地考察。

（7）企业应当全员参与质量管理。各部门、岗位人员应当正确理解并履行职责，承担相应质量责任。

2. 组织机构与质量管理职责　企业应当设立与其经营活动和质量管理相适应的组织机构或者岗位，明确规定其职责、权限及相互关系。

（1）企业负责人是药品质量的主要责任人，全面负责企业日常管理，负责提供必要的条件，保证质量管理部门和质量管理人员有效履行职责，确保企业实现质量目标并按照本规范要求经营药品。

（2）企业质量负责人应当由高层管理人员担任，全面负责药品质量管理工作，独立履行职责，在企业内部对药品质量管理具有裁决权。

（3）企业应当设立质量管理部门，有效开展质量管理工作。质量管理部门的职责不得由其他部门及人员履行。

3. 人员与培训

（1）人员的资质要求　企业从事药品经营和质量管理工作的人员，应当符合有关法律法规及本规范规定的资格要求，不得有相关法律法规禁止从业的情形。

①企业负责人应当具有大学专科以上学历或者中级以上专业技术职称，经过基本的药学专业知识培训，熟悉有关药品管理的法律法规及本规范。

②企业质量负责人应当具有大学本科以上学历、执业药师资格和 3 年以上药品经营质量管理工作经历，在质量管理工作中具备正确判断和保障实施的能力。

③企业质量管理部门负责人应当具有执业药师资格和 3 年以上药品经营质量管理工作经历．能独立解决经营过程中的质量问题。

④从事质量管理工作的，应当具有药学中专或者医学、生物、化学等相关专业大学专科以上学历或者具有药学初级以上专业技术职称。

⑤从事验收、养护工作的，应当具有药学或者医学、生物、化学等相关专业中专以上学历或者具有药学初级以上专业技术职称；从事质量管理、验收工作的人员应当在职在岗，不得兼职其他业务工作。

⑥从事中药材、中药饮片验收工作的，应当具有中药学专业中专以上学历或者具有中药学

中级以上专业技术职称；从事中药材、中药饮片养护工作的，应当具有中药学专业中专以上学历或者具有中药学初级以上专业技术职称；直接收购地产中药材的，验收人员应当具有中药学中级以上专业技术职称。

⑦从事疫苗配送的，还应当配备 2 名以上专业技术人员专门负责疫苗质量管理和验收工作。专业技术人员应当具有预防医学、药学、微生物学或者医学等专业本科以上学历及中级以上专业技术职称，并有 3 年以上从事疫苗管理或者技术工作经历。

⑧从事采购工作的人员应当具有药学或者医学、生物、化学等相关专业中专以上学历，从事销售、储存等工作的人员应当具有高中以上文化程度。

（2）人员培训　企业应当对各岗位人员进行与其职责和工作内容相关的岗前培训和继续培训，以符合本规范要求。培训内容应当包括相关法律法规、药品专业知识及技能、质量管理制度、职责及岗位操作规程等。企业应当按照培训管理制度制定年度培训计划并开展培训，使相关人员能正确理解并履行职责。培训工作应当做好记录并建立档案。从事特殊管理的药品和冷藏冷冻药品的储存、运输等工作的人员，应当接受相关法律法规和专业知识培训并经考核合格后方可上岗。

（3）卫生要求　企业应当制定员工个人卫生管理制度，储存、运输等岗位人员的着装应当符合劳动保护和产品防护的要求。

（4）健康检查　质量管理、验收、养护、储存等直接接触药品岗位的人员应当进行岗前及年度健康检查，并建立健康档案。患有传染病或者其他可能污染药品的疾病的，不得从事直接接触药品的工作。身体条件不符合相应岗位特定要求的，不得从事相关工作。

4. 质量管理体系文件

（1）对文件的要求　企业制定质量管理体系文件应当符合企业实际。文件包括质量管理制度、部门及岗位职责、操作规程、档案、报告、记录和凭证等。文件的起草、修订、审核、批准、分发、保管，以及修改、撤销、替换、销毁等应当按照文件管理操作规程进行，并保存相关记录。

（2）质量管理制度应当包括以下内容 质量管理体系内审的规定；质量否决权的规定；质量管理文件的管理；质量信息的管理；供货单位、购货单位、供货单位销售人员及购货单位采购人员等资格审核的规定；药品采购、收货、验收、储存、养护、销售、出库、运输的管理；特殊管理的药品的规定；药品有效期的管理；不合格药品、药品销毁的管理；药品退货的管理；药品召回的管理；质量查询的管理；质量事故、质量投诉的管理；药品不良反应报告的规定；环境卫生、人员健康的规定；质量方面的教育、培训及考核的规定；设施设备保管和维护的管理；设施设备验证和校准的管理；记录和凭证的管理；计算机系统的管理；药品追溯的规定；其他应当规定的内容。

（3）部门及岗位职责应当包括　质量管理、采购、储存、销售、运输、财务和信息管理等部门职责；企业负责人、质量负责人及质量管理、采购、储存、销售、运输、财务和信息管理等部门负责人的岗位职责；质量管理、采购、收货、验收、储存、养护、销售、出库复核、运输、财务、信息管理等岗位职责；与药品经营相关的其他岗位职责。

（4）企业应当制定药品采购、收货、验收、储存、养护、销售、出库复核、运输等环节及计算机系统的操作规程。

（5）企业应当建立药品采购、验收、养护、销售、出库复核、销后退回和购进退出、运输、储运温湿度监测、不合格药品处理等相关记录。做到真实、完整、准确、有效和可追溯。记录及凭证应当至少保存 5 年。疫苗、特殊管理的药品的记录及凭证按相关规定保存。

5. 设施与设备　企业应当具有与其药品经营范围、经营规模相适应的经营场所和库房。药品储存作业区、辅助作业区应当与办公区和生活区分开一定距离或者有隔离措施。

库房的选址、设计、布局、建造、改造和维护应当符合药品储存的要求，防止药品的污染、交叉污染、混淆和差错。经营中药材、中药饮片的，应当有专用的库房和养护工作场所，直接收购地产中药材的应当设置中药样品室（柜）。

6. 校准与验证　企业应当按照国家有关规定，对计量器具、温湿度监测设备等定期进行校准或者检定。企业应当对冷库、储运温湿度监测系统以及冷藏运输等设施设备进行使用前验证、定期验证及停用时间超过规定时限的验证。企业应当根据相关验证管理制度，形成验证控制文件，包括验证方案、报告、评价、偏差处理和预防措施等。验证应当按照预先确定和批准的方案实施．验证报告应当经过审核和批准。验证文件应当存档。企业应当根据验证确定的参数及条件，正确、合理使用相关设施设备。

7. 计算机系统　企业应当建立能够符合经营全过程管理及质量控制要求的计算机系统，实现药品可追溯。各类数据的录入、修改、保存等操作应当符合授权范围、操作规程和管理制度的要求，保证数据原始、真实、准确、安全和可追溯。计算机系统运行中涉及企业经营和管理的数据应当采用安全、可靠的方式储存并按日备份，备份数据应当存放在安全场所，记录类数据的保存时限应当符合本规范第四十二条的要求。

8. 采购

（1）企业的采购活动应当符合以下要求　①确定供货单位的合法资格；②确定所购入药品的合法性；③核实供货单位销售人员的合法资格；④与供货单位签订质量保证协议。

（2）首营企业、首营品种的采购要求　采购中涉及的首营企业、首营品种，采购部门应当填写相关申请表格，经过质量管理部门和企业质量负责人的审核批准。必要时应当组织实地考察．对供货单位质量管理体系进行评价。

（3）企业应当核实、留存供货单位销售人员以下资料　①加盖供货单位公章原印章的销售人员身份证复印件；②加盖供货单位公章原印章和法定代表人印章或者签名的授权书，授权书应当载明被授权人姓名、身份证号码，以及授权销售的品种、地域、期限；③供货单位及供货品种相关资料。

（4）企业与供货单位签订的质量保证协议至少包括以下内容　①明确双方质量责任；②供货单位应当提供符合规定的资料且对其真实性、有效性负责；③供货单位应当按照国家规定开具发票；④药品质量符合药品标准等有关要求；⑤药品包装、标签、说明书符合有关规定；⑥药品运输的质量保证及责任；⑦质量保证协议的有效期限。

（5）采购药品时，企业应当向供货单位索取发票　发票应当列明药品的通用名称、规格、单位、数量、单价、金额等；不能全部列明的，应当附《销售货物或者提供应税劳务清单》，并加盖供货单位发票专用章原印章、注明税票号码。发票上的购、销单位名称及金额、品名应当与付款流向及金额、品名一致，并与财务账目内容相对应。发票按有关规定保存。

（6）采购药品应当建立采购记录　采购记录应当有药品的通用名称、剂型、规格、生产厂商、供货单位、数量、价格、购货日期等内容，采购中药材、中药饮片的还应当标明产地。

（7）发生灾情、疫情、突发事件或者临床紧急救治等特殊情况，以及其他符合国家有关规定的情形，企业可采用直调方式购销药品，将已采购的药品不入本企业仓库，直接从供货单位发送到购货单位，并建立专门的采购记录，保证有效的质量跟踪和追溯。

（8）采购特殊管理的药品，应当严格按照国家有关规定进行。

（9）企业应当定期对药品采购的整体情况进行综合质量评审，建立药品质量评审和供货单位质量档案，并进行动态跟踪管理。

9. 收货与验收

（1）收货　企业应当按照规定的程序和要求对到货药品逐批进行收货、验收，防止不合格药品入库。药品到货时，收货人员应当核实运输方式是否符合要求，并对照随货同行单（票）和采购记录核对药品，做到票、账、货相符。随货同行单（票）应当包括供货单位、生产厂商、药品的通用名称、剂型、规格、批号、数量、收货单位、收货地址、发货日期等内容，并加盖供货单位药品出库专用章原印章。冷藏、冷冻药品到货时，应当对其运输方式及运输过程的温度记录、运输时间等质量控制状况进行重点检查并记录。不符合温度要求的应当拒收。收货人员对符合收货要求的药品，应当按品种特性要求放于相应待验区域，或者设置状态标志，通知验收。冷藏、冷冻药品应当在冷库内待验。

（2）验收　验收药品应当按照药品批号查验同批号的检验报告书。供货单位为批发企业的，检验报告书应当加盖其质量管理专用章原印章。检验报告书的传递和保存可以采用电子数据形式，但应当保证其合法性和有效性。

企业应当按照验收规定，对每次到货药品进行逐批抽样验收，抽取的样品应当具有代表性：①同一批号的药品应当至少检查一个最小包装，但生产企业有特殊质量控制要求或者打开最小包装可能影响药品质量的，可不打开最小包装；②破损、污染、渗液、封条损坏等包装异常以及零货、拼箱的，应当开箱检查至最小包装；③外包装及封签完整的原料药、实施批签发管理的生物制品，可不开箱检查。

10. 储存与养护

（1）企业应当根据药品的质量特性对药品进行合理储存，并符合以下要求：①按包装标示的温度要求储存药品，包装上没有标示具体温度的，按照《中华人民共和国药典》规定的贮藏要求进行储存；②储存药品相对湿度为35%～75%；③在人工作业的库房储存药品，按质量状态实行色标管理，合格药品为绿色，不合格药品为红色，待确定药品为黄色；④储存药品应当按照要求采取避光、遮光、通风、防潮、防虫、防鼠等措施；⑤搬运和堆码药品应当严格按照外包装标示要求规范操作，堆码高度符合包装图示要求，避免损坏药品包装；⑥药品按批号堆码，不同批号的药品不得混垛，垛间距不小于5厘米，与库房内墙、顶、温度调控设备及管道等设施间距不小于30厘米，与地面间距不小于10厘米；⑦药品与非药品、外用药与其他药品分开存放，中药材和中药饮片分库存放；⑧特殊管理的药品应当按照国家有关规定储存；⑨拆除外包装的零货药品应当集中存放；⑩储存药品的货架、托盘等设施设备应当保持清洁，无破损和杂物堆放；⑩未经批准的人员不得进入储存作业区，储存作业区内的人员不得有影响药品质量和安全的行为；⑥药品储存作业区内不得存放与储存管理无关的物品。

（2）企业应当采用计算机系统对库存药品的有效期进行自动跟踪和控制，采取近效期预警及超过有效期自动锁定等措施，防止过期药品销售。

（3）药品因破损而导致液体、气体、粉末泄漏时，应当迅速采取安全处理措施，防止对储存环境和其他药品造成污染。

（4）对质量可疑的药品应当立即采取停售措施，并在计算机系统中锁定，同时报告质量管理部门确认。对存在质量问题的药品应当采取以下措施：①存放于标志明显的专用场所，并有效隔离，不得销售；②怀疑为假药的，及时报告药品监督管理部门；③属于特殊管理的药品，按照国家有关规定处理；④不合格药品的处理过程应当有完整的手续和记录；⑤对不合格药品应当查明并分析原因，及时采取预防措施；⑥企业应当对库存药品定期盘点，做到账、货相符。

11. 销售　企业应当将药品销售给合法的购货单位，并对购货单位的证明文件、采购人员及提货人员的身份证明进行核实，保证药品销售流向真实、合法。企业应当严格审核购货单位的生产范围、经营范围或者诊疗范围，并按照相应的范围销售药品。企业销售药品，应当如实开具发票，做到票、账、货、款一致。

企业应当做好药品销售记录。销售记录应当包括药品的通用名称、规格、剂型、批号、有效期、生产厂商、购货单位、销售数量、单价、金额、销售日期等内容。按照本规范第六十九条规定进行药品直调的，应当建立专门的销售记录。中药材销售记录应当包括品名、规格、产地、购货单位、销售数量、单价、金额、销售日期等内容；中药饮片销售记录应当包括品名、规格、批号、产地、生产厂商、购货单位、销售数量、单价、金额、销售日期等内容。销售特殊管理的药品以及国家有专门管理要求的药品，应当严格按照国家有关规定执行。

12. 出库

(1) 出库时应当对照销售记录进行复核。发现以下情况不得出库，并报告质量管理部门处理：①药品包装出现破损、污染、封口不牢、衬垫不实、封条损坏等问题；②包装内有异常响动或者液体渗漏；③标签脱落、字迹模糊不清或者标识内容与实物不符；④药品已超过有效期；⑤其他异常情况的药品。

(2) 药品出库复核应当建立记录，包括购货单位、药品的通用名称、剂型、规格、数量、批号、有效期、生产厂商、出库日期、质量状况和复核人员等内容。特殊管理的药品出库应当按照有关规定进行复核。药品拼箱发货的代用包装箱应当有醒目的拼箱标志。药品出库时．应当附加盖企业药品出库专用章原印章的随货同行单（票）。

(3) 企业直调药品的，直调药品出库时，由供货单位开具两份随货同行单（票），分别发往直调企业和购货单位。随货同行单（票）的内容应当符合本规范第七十三条第二款的要求，还应当标明直调企业名称。

(4) 冷藏、冷冻药品的装箱、装车等项作业，应当由专人负责并符合以下要求：①车载冷藏箱或者保温箱在使用前应当达到相应的温度要求；②应当在冷藏环境下完成冷藏、冷冻药品的装箱、封箱工作；③装车前应当检查冷藏车辆的启动、运行状态，达到规定温度后方可装车；④启运时应当做好运输记录，内容包括运输工具和启运时间等。

13. 运输与配送

(1) 企业应当按照质量管理制度的要求，严格执行运输操作规程，并采取有效措施保证运输过程中的药品质量与安全。

(2) 运输药品，应当根据药品的包装、质量特性并针对车况、道路、天气等因素，选用适宜的运输工具，采取相应措施防止出现破损、污染等问题。发运药品时，应当检查运输工具，发现运输条件不符合规定的，不得发运。运输药品过程中，运载工具应当保持密闭。

(3) 企业应当严格按照外包装标示的要求搬运、装卸药品。企业应当根据药品的温度控制要求，在运输过程中采取必要的保温或者冷藏、冷冻措施。运输过程中，药品不得直接接触冰袋、冰排等蓄冷剂，防止对药品质量造成影响。在冷藏、冷冻药品运输途中，应当实时监测并记录冷藏车、冷藏箱或者保温箱内的温度数据。企业应当制定冷藏、冷冻药品运输应急预案，对运输途中可能发生的设备故障、异常天气影响、交通拥堵等突发事件，能够采取相应的应对措施。

(4) 企业委托其他单位运输药品的，应当对承运方运输药品的质量保障能力进行审计，索取运输车辆的相关资料，符合本规范运输设施设备条件和要求的方可委托。企业委托运输药品应当与承运方签订运输协议，明确药品质量责任、遵守运输操作规程和在途时限等内容。

(5) 企业应当采取运输安全管理措施，防止在运输过程中发生药品盗抢、遗失、调换等事故。

（6）特殊管理的药品的运输应当符合国家有关规定。

14. 售后管理

（1）企业应当加强对退货的管理，保证退货环节药品的质量和安全，防止混入假冒药品。

（2）企业应当按照质量管理制度的要求，制定投诉管理操作规程，内容包括投诉渠道及方式、档案记录、调查与评估、处理措施、反馈和事后跟踪等。

（3）企业应当配备专职或者兼职人员负责售后投诉管理，对投诉的质量问题查明原因．采取有效措施及时处理和反馈，并做好记录，必要时应当通知供货单位及药品生产企业。企业应当及时将投诉及处理结果等信息记入档案，以便查询和跟踪。

（4）企业发现已售出药品有严重质量问题，应当立即通知购货单位停售、追回并做好记录，同时向药品监督管理部门报告。

（5）企业应当协助药品生产企业履行召回义务，按照召回计划的要求及时传达、反馈药品召回信息，控制和收回存在安全隐患的药品，并建立药品召回记录。

（6）企业质量管理部门应当配备专职或者兼职人员，按照国家有关规定承担药品不良反应监测和报告工作。

（二）药品零售的质量管理

1. 质量管理与职责

（1）企业应当按照有关法律法规及本规范的要求制定质量管理文件，开展质量管理活动，确保药品质量。

（2）企业应当具有与其经营范围和规模相适应的经营条件，包括组织机构、人员、设施设备、质量管理文件，并按照规定设置计算机系统。

（3）企业负责人是药品质量的主要责任人，负责企业日常管理，负责提供必要的条件，保证质量管理部门和质量管理人员有效履行职责，确保企业按照本规范要求经营药品。

2. 人员管理

（1）对人员的资质要求　企业从事药品经营和质量管理工作的人员，应当符合有关法律法规及本规范规定的资格要求，不得有相关法律法规禁止从业的情形：①企业法定代表人或者企业负责人应当具备执业药师资格。企业应当按照国家有关规定配备执业药师，负责处方审核，指导合理用药。②质量管理、验收、采购人员应当具有药学或者医学、生物、化学等相关专业学历或者具有药学专业技术职称。从事中药饮片质量管理、验收、采购人员应当具有中药学中专以上学历或者具有中药学专业初级以上专业技术职称。③营业员应当具有高中以上文化程度或者符合省级药品监督管理部门规定的条件。中药饮片调剂人员应当具有中药学中专以上学历或者具备中药调剂员资格。

（2）人员培训　企业各岗位人员应当接受相关法律法规及药品专业知识与技能的岗前培训和继续培训，以符合本规范要求。企业应当按照培训管理制度制定年度培训计划并开展培训。使相关人员能正确理解并履行职责。培训工作应当做好记录并建立档案。企业应当为销售特殊管理的药品、国家有专门管理要求的药品、冷藏药品的人员接受相应培训提供条件．使其掌握相关法律法规和专业知识。

（3）卫生要求　在营业场所内，企业工作人员应当穿着整洁、卫生的工作服。在药品储存、陈列等区域不得存放与经营活动无关的物品及私人用品，在工作区域内不得有影响药品质量和安全的行为。

（4）健康检查企业应当对直接接触药品岗位的人员进行岗前及年度健康检查，并建立健康档案。患有传染病或者其他可能污染药品的疾病的，不得从事直接接触药品的工作。

3. 文件

（1）对文件的要求　企业应当按照有关法律法规及本规范规定，制定符合企业实际的质量管理文件。文件包括质量管理制度、岗位职责、操作规程、档案、记录和凭证等，并对质量管理文件定期审核、及时修订。企业应当采取措施确保各岗位人员正确理解质量管理文件的内容，保证质量管理文件有效执行。

（2）药品零售质量管理制度应当包括以下内容　①药品采购、验收、陈列、销售等环节的管理，设置库房的还应当包括储存、养护的管理；②供货单位和采购品种的审核；③处方药销售的管理；④药品拆零的管理；⑤特殊管理的药品和国家有专门管理要求的药品的管理；⑥记录和凭证的管理；⑦收集和查询质量信息的管理；⑧质量事故、质量投诉的管理；⑨中药饮片处方审核、调配、核对的管理；⑩药品有效期的管理；⑪不合格药品、药品销毁的管理；⑫环境卫生、人员健康的规定；⑬提供用药咨询、指导合理用药等药学服务的管理；⑭人员培训及考核的规定；⑮药品不良反应报告的规定；⑯计算机系统的管理；⑰药品追溯的规定；⑱其他应当规定的内容。

（3）企业应当明确企业负责人、质量管理、采购、验收、营业员以及处方审核、调配等岗位的职责，设置库房的还应当包括储存、养护等岗位职责。质量管理岗位、处方审核岗位的职责不得由其他岗位人员代为履行。

（4）企业应当建立药品采购、验收、销售、陈列检查、温湿度监测、不合格药品处理等相关记录，做到真实、完整、准确、有效和可追溯。记录及相关凭证应当至少保存5年。特殊管理的药品的记录及凭证按相关规定保存。

4. 设施与设备

（1）企业的营业场所应当与其药品经营范围、经营规模相适应，并与药品储存、办公、生活辅助及其他区域分开。营业场所应当具有相应设施或者采取其他有效措施，避免药品受室外环境的影响，并做到宽敞、明亮、整洁、卫生。

（2）企业应当建立能够符合经营和质量管理要求的计算机系统，并满足药品追溯的要求。

（3）企业设置库房的，应当做到库房内墙、顶光洁，地面平整，门窗结构严密；有可靠的安全防护、防盗等措施。

（4）经营特殊管理的药品应当有符合国家规定的储存设施。储存中药饮片应当设立专用库房。

（5）企业应当按照国家有关规定，对计量器具、温湿度监测设备等定期进行校准或者检定。

5. 采购与验收

（1）采购　企业采购药品，应当符合本规范第二章第八节的相关规定。

药品到货时，收货人员应当按采购记录，对照供货单位的随货同行单（票）核实药品实物，做到票、账、货相符。

（2）验收　企业应当按规定的程序和要求对到货药品逐批进行验收，并按照本规范第八十条规定做好验收记录。验收抽取的样品应当具有代表性。冷藏药品到货时，应当按照本规范第七十四条规定进行检查。验收药品应当按照本规范第七十六条规定查验药品检验报告书。特殊管理的药品应当按照相关规定进行验收。验收合格的药品应当及时入库或者上架，验收不合格的，不得入库或者上架，并报告质量管理人员处理。

6. 陈列与储存

（1）企业应当对营业场所温度进行监测和调控，以使营业场所的温度符合常温要求。企业应当定期进行卫生检查，保持环境整洁。存放、陈列药品的设备应当保持清洁卫生．不得放置与销售活动无关的物品，并采取防虫、防鼠等措施，防止污染药品。

药品的陈列应当符合以下要求。①按剂型、用途以及储存要求分类陈列．并设置醒目标志，类别标签字迹清晰、放置准确。②药品放置于货架（柜），摆放整齐有序，避免阳光直射。③处方药、非处方药分区陈列，并有处方药、非处方药专用标识。④处方药不得采用开架自选的方式陈列和销售。⑤外用药与其他药品分开摆放。⑥拆零销售的药品集中存放于拆零专柜或者专区。⑦第二类精神药品、毒性中药品种和罂粟壳不得陈列。⑧冷藏药品放置在冷藏设备中，按规定对温度进行监测和记录，并保证存放温度符合要求。⑨中药饮片柜斗谱的书写应当正名正字；装斗前应当复核，防止错斗、串斗；应当定期清斗，防止饮片生虫、发霉、变质；不同批号的饮片装斗前应当清斗并记录。⑩经营非药品应当设置专区，与药品区域明显隔离，并有醒目标志。

（2）企业应当定期对陈列、存放的药品进行检查，重点检查拆零药品和易变质、近效期、摆放时间较长的药品以及中药饮片。发现有质量疑问的药品应当及时撤柜，停止销售，由质量管理人员确认和处理，并保留相关记录。

（3）企业应当对药品的有效期进行跟踪管理，防止近效期药品售出后可能发生的过期使用。

（4）企业设置库房的，库房的药品储存与养护管理应当符合本规范第二章第十节的相关规定。

7. 销售管理

（1）企业应当在营业场所的显著位置悬挂《药品经营许可证》、营业执照、执业药师注册证等。药品广告宣传应当严格执行国家有关广告管理的规定。

（2）营业人员应当佩戴有照片、姓名、岗位等内容的工作牌，是执业药师和药学技术人员的，工作牌还应当标明执业资格或者药学专业技术职称。在岗执业的执业药师应当挂牌明示。非本企业在职人员不得在营业场所内从事药品销售相关活动。

（3）销售药品应当符合以下要求

①处方经执业药师审核后方可调配；对处方所列药品不得擅自更改或者代用，对有配伍禁忌或者超剂量的处方，应当拒绝调配，但经处方医师更正或者重新签字确认的，可以调配；调配处方后经过核对方可销售。

②处方审核、调配、核对人员应当在处方上签字或者盖章，并按照有关规定保存处方或者其复印件。

③销售近效期药品应当向顾客告知有效期。

④销售中药饮片做到计量准确，并告知煎服方法及注意事项；提供中药饮片代煎服务，应当符合国家有关规定。

⑤销售特殊管理的药品和国家有专门管理要求的药品，应当严格执行国家有关规定。

（4）企业销售药品应当开具销售凭证，内容包括药品名称、生产厂商、数量、价格、批号、规格等，并做好销售记录。

（5）药品拆零销售应当符合以下要求。①负责拆零销售的人员经过专门培训；②拆零的工作台及工具保持清洁、卫生，防止交叉污染；③做好拆零销售记录，内容包括拆零起始日期、药品的通用名称、规格、批号、生产厂商、有效期、销售数量、销售日期、分拆及复核人员等；④拆零销售应当使用洁净、卫生的包装，包装上注明药品名称、规格、数量、用法、用量、批号、有效期以及药店名称等内容；⑤提供药品说明书原件或者复印件；⑥拆零销售期间，保留原包装和说明书。

8. 售后管理

（1）除药品质量原因外，药品一经售出，不得退换。

（2）企业应当在营业场所公布食品药品监督管理部门的监督电话，设置顾客意见簿，及时处理顾客对药品质量的投诉。

（3）企业应当按照国家有关药品不良反应报告制度的规定，收集、报告药品不良反应信息。

（4）企业发现已售出药品有严重质量问题，应当及时采取措施追回药品并做好记录，同时向食品药品监督管理部门报告。

（5）企业应当协助药品生产企业履行召回义务，控制和收回存在安全隐患的药品，并建立药品召回记录。

三、GSP 认证管理

GSP 认证是药品监督管理部门依法对药品经营企业经营质量管理进行监督检查的一种手段。是对药品经营企业实施 GSP 的情况进行检查、评价并决定是否发给认证证书的监督管理过程。在我国，GSP 认证工作已成为药品经营企业取得准入资格的一个标准。为加强药品经营质量管理，规范 GSP 认证工作，根据《药品管理法》及国家有关规定，国家药品监督管理局于 2000 年 11 月 16 日颁布了《GSP 认证管理方法（试行）》，在规范我国 GSP 认证工作中起到了十分重要的作用。但是随着 GSP 认证工作的深入开展，尤其是 2002 年《药品管理法实施条例》的颁布实施，《GSP 认证管理办法》（试行）亟待加以修订，以适应新环境下的 GSP 认证工作。为此，国家食品药品监督管理局于 2003 年 4 月 24 日颁布了《GSP 认证管理办法》。

（一）GSP 认证组织机构及认证检查员

1. GSP 认证组织机构　国家药品监督管理部门药品认证管理中心负责制定和修订 GSP 及其实施办法，并负责对各省级 GSP 认证机构进行技术指导。省级药品监督管理部门负责组织实施本地区药品经营企业的 GSP 认证实施工作．并按规定设置 GSP 认证机构，建立 GSF 认证检查员库，制定适应本地区认证管理需要的规章制度和工作程序。

2. GSP 认证检查员

（1）GSP 认证检查员是在 GSP 认证工作中专职或兼职从事认证现场检查的人员。

（2）GSP 认证检查员应该具有大专以上学历或中级以上专业技术职称，并从事 5 年以上药品监督管理工作或者药品经营质量管理工作。

（3）省、自治区、直辖市药品监督管理部门负责选派本地区符合条件的人员，参加由国家药品监督管理部门组织的培训和考试。考试合格的可列入本地区认证检查员库。

（4）国家药品监督管理部门根据认证工作的要求，对 GSP 认证检查员进行继续教育。省、自治区、直辖市药品监督管理部门对列入本地区认证检查员库的检查员进行管理。建立检查员个人档案和定期进行考评。

（5）GSP 认证检查员在认证检查中应严格遵守国家法律和 GSP 认证工作的规章制度，公正、廉洁地从事认证检查的各项活动。GSP 认证检查员如违反以上规定，省、自治区、直辖市药品监督管理部门应将其撤出认证检查员库，违规情节严重的，不得再次列入认证检查员库。

（二）GSP 认证实施

1. GSP 认证申请与受理　申请 GSP 认证应为具备合法资质的药品经营企业，即依法取得了《药品经营许可证》和《营业执照》或《企业法人营业执照》，并正常经营的企业。

（1）认证企业范围　申请 GSP 认证的药品经营企业，首先应在本企业内部进行严格的

GSF'内部审评，应基本符合 GSP 及其实施细则的条件和要求，同时应是具备以下情形之一的药品经营单位：①具备企业法人资格的药品经营企业；②具备专营药品的企业法人下属的药品经营企业；③不具有企业法人资格且无上级主管单位承担质量管理责任的药品经营实体。

根据《药品管理法实施条例》的规定，新开办药品批发企业和药品零售企业，应当自取得《药品经营许可证》之日起 30 日内，向发给其《药品经营许可证》的药品监督管理部门提出 GSP 认证申请，发证部门自收到申请之日起 7 个工作日内将申请移送负责组织认证工作的省级药品监督管理部门，并从收到申请之日起 3 个月内，按照国家药品监督管理部门的规定组织认证，合格的发给认证证书。

申请认证的药品经营企业，应是依法正常开展药品经营活动的企业，在申请认证前 1 年内，企业无由于违规经营造成经销假、劣药品的问题。如提交认证申请的企业发生过此类问题但未说明或未如实说明的，一经发现或核实，将驳回申请，并在驳回申请后 12 个月内不受理其认证申请。

（2）GSP 认证申请　申请 GSP 认证的药品经营企业，必须填写《GSP 认证申请书》，同时依据《药品经营质量管理规范认证管理办法》的规定提交相应材料，报送所在地设区的市级药品监督管理部门或者省、自治区、直辖市药品监督管理部门直接设置的县级药品监督管理机构。

（3）GSP 认证受理　认证申请受理后，所在地设区的市级药品监督管理部门进行初审，初审合格的，市级药品监督管理部门将其认证申请书和资料移送省级药品监督管理部门．25 个工作日内完成审查。对同意受理的认证申请，省级药品监督管理部门通知市级药品监督管理部门和药品经营企业，同时将相关资料移送本地区设置的认证机构。

2. 现场检查　认证机构收到省、自治区、直辖市药品监督管理部门转送的企业认证申请书和资料之日起 15 个工作日内，对企业组织现场检查。并将现场检查通知书提前 3 日发至被检查企业，同时抄送省、自治区、直辖市药品监督管理部门和初审部门。

（1）现场检查准备　检查组依照《GSP 认证现场检查工作程序》《GSP 现场检查评定标准》《GSP 认证现场检查项目》实施现场检查。检查结果将作为评定和审核的主要依据。检查组由 3 名 GSP 检查员组成，实行组长负责制。另外认证机构组织现场检查时，可视需要由有关药品监督管理部门选派 1 名观察员协助工作。

（2）首次会议　首次会议主要内容包括：介绍检查组成员、说明有关事项、宣布检查纪律、被检查药品经营企业汇报情况、确认检查范围、落实检查日程、确定检查陪同人员等。药品经营企业指定的现场检查陪同人员，应全程参加认证现场检查工作，准确回答检查组提出的有关问题，积极组织提供各类备查资料。

（3）核现场和查资料

①检查的要求：检查组应严格按照现场检查方案进行检查；检查时，应按照《GSP 认证现场检查项目》规定的内容，准确、全面地查验药品经营企业相关情况。检查中对检查的项目应逐条记录。发现问题应认真核对，涉及实物的，均要求进行现场取证。如发现实际情况与药品经营企业申报资料不符，检查组应向认证管理部门提出调整检查方案的意见。

②核实现场：主要是针对营业场所、库区环境、设施设备等硬件设施，以及工作过程、操作方法与程序文件的一致性进行核实，同时检查库房文件并抽查药品。

③查阅资料：主要是针对药品经营企业的管理文件、档案资料、证明文件（《药品经营许可证》《营业执照》、学历资格认证书等）、原始记录等内容的查阅。

④面谈走访：主要是针对岗位人员，通过看、问、听等方法，了解药品经营企业真实的管理情况。

（4）综合评定

①情况汇总：检查组成员对所负责检查的项目进行情况汇总，提交检查员记录并提出综合评定意见。

②项目评定：检查组根据检查标准，对检查项目进行评定，并填写《药品经营质量管理规范认证检查评定表》。

③拟定现场检查报告：根据现场检查情况、综合评定意见及评定结果，由检查组成员提出意见，检查组组长拟定检查报告。

④通过检查报告：检查报告应经检查组成员全体通过，并在报告上签字。综合评定期间，被检查药品经营企业应回避。

（5）末次会议检查组召开由检查组成员、参加现场检查工作的相关人员和被检查药品经营企业有关人员参加的末次会议，通报检查情况。对提出的不合格项目和需完善的项目，由检查组全体成员和被检查企业负责人签字，双方各执一份。企业对提出的不合格项目和需完善项目进行整改。

（6）异议的处理

①被检查药品经营企业对所通报情况如有异议，可提出意见或针对问题进行说明和解释。对有明显争议的问题，必要时可重新核对。

②如有不能达成共识的问题，检查组应做好记录，经检查组全体成员和被检查单位负责人签字。双方各执一份。

（7）检查情况报告检查工作结束后，检查组应在 3 日内将检查报告、相关资料及有关异议的记录材料等装袋贴封，上报省级药品监督管理局认证管理部门。

3. 审批与发证　认证机构收到现场检查报告 10 个工作日内提出审核意见，送交省级药品监督管理部门审批。药品监督管理部门在收到审核意见之日起 15 个工作日内进行审查，作出认证是否合格或者限期整改的结论。

对通过认证现场检查的企业，药品监督管理部门在进行审查前应通过媒体（其中药品批发企业还应通过国家药品监督管理部门政府网站）向社会公示。在审查的规定期间内，如果没有出现针对这一企业的投诉、举报等问题，药品监督管理部门即可根据审查结果作出认证合格结论，向企业颁发《GSP 认证证书》。如果出现问题，药品监督管理部门必须在组织核查后，根据核查结果再作结论。

被要求限期整改的企业，应在接到通知的 3 个月内向药品监督管理部门和认证机构报送整改报告，提出复查申请。认证机构应在收到复查申请的 15 个工作日内组织复查。对超过规定期限未提出复查申请或经过复查仍未通过现场检查的不再给予复查，应确定为认证不合格。

GSP 认证的基本程序如图 7-1 所示。

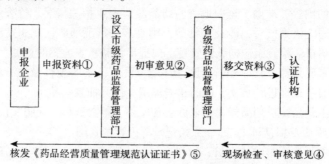

图 7-1　GSP 认证的基本程序

（三）GSP 认证监督检查

各级药品监督管理部门将定期对辖区内已认证合格企业进行监督检查，以确认认证合格的药品经营企业是否仍然符合标准。省级药品监督管理部门应在企业认证合格后 24 个月内，组织对其认证的药品经营企业进行一次跟踪检查。设区的市级药品监督管理机构或者省、自治区、直辖市药品监督管理部门直接设置的县级药品监督管理机构应结合日常监督管理工作，定期对辖区内认证合格企业进行一定比例的抽查，检查企业是否能按照《药品经营质量管理规范》的规定从事药品经营活动。

监督检查包括跟踪检查、日常抽查和专项检查三种形式。跟踪检查按照认证现场检查的方法和程序进行；日常抽查和专项检查应将结果记录在案。国家药品监督管理部门对各地的 GSP 认证工作进行监督检查，必要时可对企业进行实地检查。

认证合格的药品经营企业在认证证书有效期内，如果扩大了经营规模和经营范围，或在经营场所、经营条件等方面以及零售连锁门店数量上发生了变化，省级监督管理部门应对其进行专项检查。

《GsP 认证证书》有效期 5 年，有效期满前 3 个月内，由药品经营企业提出重新认证的申请。药品监督管理部门依照 GSP 的认证程序，对重新申请 GSP 认证的药品经营企业进行检查和复审。

经审查合格的药品经营企业将予以换发 GSP 证书；审查不合格的以及认证证书期满但未重新申请认证的，其认证证书由相关药品监督管理部门公告失效。对撤销认证证书以及认证证书过期失效的企业，如再次申请认证，需在撤销证书和证书失效之日 6 个月后方可提出。

第四节　处方药与非处方药分类管理制度

处方药与非处方药分类管理制度是国际通行的管理措施，它是由各个国家通过颁布法律或者法规将药品划分为处方药和非处方药，根据其特点、分门别类的进行管理的一种制度。

这项制度最早在英国实行，1951 年美国正式对药品分类管理进行了立法；1989 年，WHO 向成员国推荐这项制度，建议各国将这一管理制度作为药品立法议题。目前，各国都认识到实行药品分类管理对人们用药安全有效具有十分重要的作用，已有 100 多个国家和地区采用了这种管理制度。我国从 1995 年起，开始探索药品分类管理制度；1997 年 1 月《中共中央、国务院关于卫生改革与发展的决定》中提出："国家建立并完善处方药与非处方药分类管理制度"；1999 年开始药品分类管理试点工作，国家药品监督管理局先后颁布《处方药与非处方药分类管理办法（试行）》《处方药与非处方药流通管理暂行规定》；2001 年修订的《中华人民共和国药品管理法》第 37 条规定："国家对药品实行处方药与非处方药分类管理制度"。

实施处方药和非处方药分类管理制度是我国医药卫生事业改革与发展的一项重要决策。对我国药品监督管理，特别是对药品流通的监督管理以及医药卫生保健事业和医药产业都将产生深远的影响，也是促进药品监督管理与国际模式接轨的一项重要措施。

一、主管部门

国家药品监督管理部门负责处方药与非处方药分类管理办法的制定，负责非处方药目录的遴选、审批、发布和调整工作，并负责全国范围内药品分类管理制度的组织实施和监督管理。各级药品监督管理部门负责辖区内药品分类管理制度的组织实施和监督管理。

二、处方药与非处方药品种的遴选

1. 处方药　目前我国尚未正式遴选、公布国家处方药目录。但国家药品监督管理部门通过不同方式明确了在我国属于处方药的药品。

（1）采用公布停止在大众媒体发布广告的处方药　主要包括粉针剂类、大输液类、抗生素类的抗感染药物。

（2）采用规定药品零售企业不得销售或凭处方销售的方式明确的处方药　麻醉药品、放射性药品、一类精神药品、终止妊娠药品、蛋白同化制剂、肽类激素（胰岛素除外）、药品类易制毒化学品、疫苗（以上均为药品零售企业不得经营的处方药）；注射剂、医疗用毒性药品、二类精神药品、其他按兴奋剂管理的药品、精神障碍治疗药（抗精神病、抗焦虑、抗躁狂、抗抑郁药）、抗病毒药（逆转录酶抑制剂和蛋白酶抑制剂）、肿瘤治疗药、含麻醉药品的复方口服溶液和曲马多制剂、未列入非处方药目录的抗菌药和激素，以上均为在全国范围内凭处方销售的处方药。

2. 非处方药　我国目前主要是国家公布非处方药药品目录的方式进行管理的，国家药品监督管理部门负责非处方药的遴选、审批、发布和调整工作。非处方药遴选原则是"应用安全、疗效确切、质量稳定、使用方便"。1999年至2004年，国家药品监督管理部门先后公布国家非处方药目录六批，被列入目录的有4326个品种，其中化学药品920个，中成药3406个。自2004年以后，我国开始实施非处方药注册和转换评价工作，建立处方药与非处方药动态监测机制。

三、处方药与非处方药的特点

1. 处方药的特点

（1）从品种而言　处方药的品种一般为国家管制药、监测期的新药、抗生素、激素、毒副作用大的药品。

（2）从适应证而言　处方药一般用于诊断专属性强、病情严重的疾病或者患者难以自我判断的疾病，如肿瘤、青光眼、消化道溃疡、精神病、糖尿病、肝病、肾病、前列腺病、免疫性疾病、心脑血管疾病、性传播疾病等的治疗药品。

（3）从使用方法而言　处方药一般都是患者自我使用不安全、不方便的剂型。如注射剂、大输液、粉针剂、埋植剂等。

2. 非处方药的特点

（1）从品种而言　非处方药的品种一般具有高度的安全性，药物无潜在毒性，不易引起蓄积中毒，不会引起药物依赖性，不在体内蓄积、不致诱导耐药性或抗药性。

（2）从适应证而言　非处方药的适应证是指那些患者能自我判断的疾病，药品疗效确切。

（3）从使用方法而言　非处方药都是患者使用方便的剂型，用药时不需要做特殊检查和试验，一般以口服、外用、吸人等剂型为主。

四、处方药与非处方药的包装和标识物管理

1. 专有标识　非处方药的包装必须印有国家指定的非处方药专有标识。非处方药专用标识图案为椭圆形背景下的"OTC"三个英文字母，其背景颜色分为红色和绿色两种，甲类非处方药为红底白字的图案，乙类非处方药为绿底白字的图案。单色印刷时，非处方药专有标识下方

必须标示"甲类"或"乙类"字样。必须在印有中文药品通用名称的一面（侧），其右上角是非处方药专有标识的固定位置。

处方药的包装上没有要求印有专有标识，凡是在药品包装上没有"OTC"专有标识的药品，都属于处方药，这也是最直观的识别处方药和非处方药的方法。

2. 警告语和忠告语　进入药品流通领域的处方药和非处方药。其相应的警示语或忠告语应由生产企业醒目地印制在药品包装或药品使用说明书上。相应的警示语或忠告语如下：处方药："凭医师处方销售、购买和使用！"非处方药："请仔细阅读药品使用说明书并按说明使用或在药师指导下购买和使用！"

3. 标签和说明书　处方药和非处方药的标签和说明书必须经国家药品监督管理部门批准，文字表述应当科学、规范、准确。非处方药标签和说明书除符合规定外。还应当使用容易理解的文字表述，以便患者自行判断、选择和使用。

五、处方药与非处方药的广告管理

处方药可以在国务院卫生行政部门和国务院药品监督管理部门共同指定的医学、药学专业刊物上进行广告宣传，但不得在大众传播媒介发布广告或者以其他方式进行以公众为对象的广告宣传。不得以赠送医学、药学专业刊物等形式向公众发布处方药的广告；处方药名称与该药品的商标、生产企业字号相同的，不得使用该商标、企业字号在医学、药学专业刊物以外的媒介变相发布广告；不得以处方药名称或者以处方药名称注册的商标以及企业字号为各种活动冠名。处方药的广告忠告语是："本广告仅供医学药学专业人士阅读"。

非处方药经过批准，可以在大众媒体进行广告宣传。非处方药广告的忠告语是："请按药品说明书或在药师指导下购买和使用"。

六、处方药与非处方药的使用管理

处方药必须凭执业医师或执业助理医师处方销售、购买和使用；非处方药可不凭医师处方销售、购买和使用，但患者可以要求在执业药师或药师的指导下进行购买和使用。

处方药不得采用开架自选销售方式，非处方药可以；药品生产企业、经营企业、医疗机构不得采用邮售、互联网交易等方式直接向公众销售处方药，非处方药可以。

七、处方药和非处方药的经营

根据药品的安全性，非处方药分为甲、乙两类。

生产、经营处方药和非处方药的批发企业和经营处方药、甲类非处方药的零售企业必须具有《药品经营企业许可证》。

经营处方药和甲类非处方药的药品零售企业，必须配备执业药师或其他依法经资格认定的药学技术人员；《药品经营企业许可证》和执业药师证书应悬挂在醒目、易见的地方；执业药师应佩戴标明其姓名、技术职称等内容的胸卡；执业药师或者其他依法经资格认定的药学技术人员不在岗时，应当挂牌告知，并停止销售处方药和甲类非处方药。

药品生产、经营企业不得以搭售、买药品赠药品、买商品赠药品等方式向公众赠送处方药或者甲类非处方药。

乙类非处方药可以在零售药店销售，也可以在经省级药品监督管理部门或其授权的药品监督管理部门批准的其他商业企业（如超市、宾馆）零售。

零售乙类非处方药的商业企业必须配备专职的具有高中以上文化程度，经专业培训后，由省级药品监督管理部门或其授权的药品监督管理部门考核合格并取得上岗证的人员。

第五节 药品电子商务和药品物流

一、药品电子商务

（一）电子商务

电子商务（Electronic Commerce，EC）是指各种具有商业活动能力的实体（生产企业、商贸企业、金融机构、政府机构、个人消费者等）利用网络和先进的数字化传媒技术进行的各项商业贸易活动。主要强调两点：一是活动要有商业背景，二是网络化和数字化。其实．早在1997年布鲁塞尔全球信息社会标准大会上已提出了一个关于电子商务的较严密完整的定义："电子商务是各参与方之间以电子方式而不是通过物理交换或直接理接触完成业务交易"。这里的电子方式包括电子数据交换（EDI）、电子支付手段、电子订货系统、电子邮件、传真、网络、电子公告系统、条码、图象处理、智能卡等。一次完整的商业贸易过程是复杂的。包括交易前的了解商情、询价、报价，发送定单、应答定单，应签定单，发送、接收送货通知、取货凭证、支付汇兑过程等。此外还有涉及行政过程的认证等行为，涉及资金流、物流、信息流的流动。

（二）药品电子商务

药品电子商务是指药品生产者、经营者或使用者，通过信息网络系统以电子数据信息交换的方式进行并完成各种商务活动和相关的服务活动。随着电子商务的发展，网上药品交易势头发展迅猛，互联网药品交易是一个新生事物，是未来药品经营的发展方向。但是网络在为消费者提供便捷的同时，同时也要求企业必须加强药品购、销、存以及配送过程的质量管理，确保药品质量；加强企业管理，不利用互联网发布虚假药品广告。

1987年9月20日，我国成功接人国际互联网，随着电子商务的快速发展，药品电子商务也逐渐发展壮大。国家食品药品监督管理局于2004年7月8日颁布实施了《互联网药品信息服务管理办法》。2005年9月29日国家食品药品监督管理局颁布了《互联网药品交易服务审批暂行规定》，并自2005年12月1日起施行，切实加强对互联网药品交易行为的监督管理。2017年11月17日进行了修正。

（三）互联网药品交易服务审批暂行规定

互联网药品交易服务，是指通过互联网提供药品（包括医疗器械、直接接触药品的包装材料和容器）交易服务的电子商务活动。

1. 互联网药品交易服务的模式

（1）为药品生产企业、药品经营企业和医疗机构之间的互联网药品交易提供服务。此类型属于第三方交易服务平台。

（2）药品生产企业、药品批发企业通过自身网站与本企业成员之外的其他企业进行的互联网药品交易。本企业成员，是指企业集团成员或者提供互联网药品交易服务的药品生产企业、药品批发企业对其拥有全部股权或者控股权的企业法人。此类型属于B2B交易模式。

（3）药品连锁零售企业向个人消费者提供的互联网药品交易服务。此类型属于B2C交易模式。

2. 互联网药品交易服务企业的审批条件

（1）为药品生产企业、药品经营企业和医疗机构之间的互联网药品交易提供服务的企业，应当具备以下条件。

①依法设立的企业法人。

②提供互联网药品交易服务的网站已获得从事互联网药品信息服务的资格。

③拥有与开展业务相适应的场所、设施、设备，并具备自我管理和维护的能力。

④具有健全的网络与交易安全保障措施以及完整的管理制度。

⑤具有完整保存交易记录的能力、设施和设备。

⑥具备网上查询、生成订单、电子合同、网上支付等交易服务功能。

⑦具有保证上网交易资料和信息的合法性、真实性的完善的管理制度、设备与技术措施。

⑧具有保证网络正常运营和日常维护的计算机专业技术人员，具有健全的企业内部管理机构和技术保障机构。

⑨具有药学或者相关专业本科学历，熟悉药品、医疗器械相关法规的专职专业人员组成的审核部门负责网上交易的审查工作。

为药品生产企业、药品经营企业和医疗机构之间的互联网药品交易提供服务的企业不得参与药品生产、经营；不得与行政机关、医疗机构和药品生产经营企业存在隶属关系、产权关系和其他经济利益关系。

（2）通过自身网站与本企业成员之外的其他企业进行互联网药品交易的药品生产企业和药品批发企业应当具备以下条件。

①提供互联网药品交易服务的网站已获得从事互联网药品信息服务的资格。

②具有与开展业务相适应的场所、设施、设备，并具备自我管理和维护的能力。

③具有健全的管理机构，具备网络与交易安全保障措施以及完整的管理制度。

④具有完整保存交易记录的设施、设备。

⑤具备网上查询、生成订单、电子合同等基本交易服务功能。

⑥具有保证网上交易的资料和信息的合法性、真实性的完善管理制度、设施、设备与技术措施。

（3）向个人消费者提供互联网药品交易服务的企业，应当具备以下条件。

①依法设立的药品连锁零售企业。

②提供互联网药品交易服务的网站已获得从事互联网药品信息服务的资格。

③具有健全的网络与交易安全保障措施以及完整的管理制度。

④具有完整保存交易记录的能力、设施和设备。

⑤具备网上咨询、网上查询、生成定单、电子合同等基本交易服务功能。

⑥对上网交易的品种有完整的管理制度与措施。

⑦具有与上网交易的品种相适应的药品配送系统。

⑧具有执业药师负责网上实时咨询，并有保存完整咨询内容的设施、设备及相关管理制度。

⑨从事医疗器械交易服务，应当配备拥有医疗器械相关专业学历、熟悉医疗器械相关法规的专职专业人员。

（4）申请从事互联网药品交易服务的企业，填写国家药品监督管理部门统一制发的《从事互联网药品交易服务申请表》，向所在地省、自治区、直辖市（食品）药品监督管理部门提出申请，并提交以下材料。

①拟提供互联网药品交易服务的网站获准从事互联网药品信息服务的许可证复印件。

②业务发展计划及相关技术方案。

③保证交易用户与交易药品合法、真实、安全的管理措施。

④营业执照复印件。

⑤保障网络和交易安全的管理制度及措施。

⑥规定的专业技术人员的身份证明、学历证明复印件及简历。

⑦仪器设备汇总表。

⑧拟开展的基本业务流程说明及相关材料。

⑨企业法定代表人证明文件和企业各部门组织机构职能表。

3. 互联网药品交易服务企业的审批与监管药品监督管理部门收到申请材料后，在 5 日内对申请材料进行形式审查。药品监督管理部门受理为药品生产企业、药品经营企业和医疗机构提供互联网药品交易服务的申请后，在 10 个工作日内向国家药品监督管理部门报送相关申请材料。国家药品监督管理部门按照有关规定对申请材料进行审核，并在 20 个工作日内作出同意或者不同意进行现场验收的决定，并书面通知申请人，同时抄送受理申请的药品监督管理部门。国家药品监督管理部门同意进行现场验收的，在 20 个工作日内对申请人按验收标准组织进行现场验收。验收不合格的，书面通知申请人并说明理由，同时告知申请人享有依法申请行政复议或者提起行政诉讼的权利；验收合格的，国家药品监督管理部门在 10 个工作日内向申请人核发并送达同意其从事互联网药品交易服务的互联网药品交易服务机构资格证书。

药品监督管理部门按照有关规定对通过自身网站与本企业成员之外的其他企业进行互联网药品交易服务的药品生产企业、药品批发企业和向个人消费者提供互联网药品交易服务的申请人提交的材料进行审批，并在 20 个工作日内作出同意或者不同意进行现场验收的决定，并书面通知申请人。药品监督管理部门同意进行现场验收的，应当在 20 个工作日内组织对申请人进行现场验收。验收不合格的，书面通知申请人并说明理由，同时告知申请人享有依法申请行政复议或者提起行政诉讼的权利；经验收合格的，省、自治区、直辖市药品监督管理部门应当在 10 个工作日内向申请人核发并送达同意其从事互联网药品交易服务的互联网药品交易服务机构资格证书。

向个人消费者提供互联网药品交易服务的企业只能在网上销售本企业经营的非处方药，不得向其他企业或者医疗机构销售药品。在互联网上进行药品交易的药品生产企业、药品经营企业和医疗机构必须通过经药品监督管理部门和电信业务主管部门审核同意的互联网药品交易服务企业进行交易。参与互联网药品交易的医疗机构只能购买药品，不得上网销售药品。

互联网药品交易服务机构资格证书有效期届满，需要继续提供互联网药品交易服务的，提供互联网药品交易服务的企业应当在有效期届满前 6 个月内，向原发证机关申请换发互联网药品交易服务机构资格证书。

二、药品物流

加快发展现代物流，对于我国应对经济全球化的形势，提高我国经济运行质量和效益，优化资源配置，改善投资环境，增强企业竞争力和促进先进生产力的发展具有重要意义。为进一步推进我国现代物流的发展，在全国范围内尽快形成物畅其流、快捷准时、经济合理、用户满意的社会化、专业化的现代物流服务体系，2004 年 8 月，经国务院批准，国家发展和改革委员会等九部门联合印发的《关于促进我国现代物流业发展的意见》强调：对促进现代物流发展，各地区、各部门要高度重视，努力探索，结合实际，制定相应的政策措施。国家食品药品监督管理局于 2005 年 4 月颁布实施了《关于加强药品监督管理促进药品现代物流发展的意见》，发展药品现代物流，是深化药品流通体制改革，促进药品经营企业规模化、规范化和进一步规范药品流通秩序的重要措施。对促进药品生产、经营企业的结构调整，提高药品生产、经营企业的管理水平和效益，将会起到积极的作用，同时也有助于提高我国的药品监管水平。

2005 年 6 月颁布了《第三方药品物流企业充实药品物流业务有关要求》，促进了药品现代物流的发展。药品第三方物流服务企业，接受药品生产、经营、使用单位的委托，采用现代化物流管理手段，为其提供符合 GSP 要求的药品验收、存储、养护、配送管理服务的活动。发展药品现代物流是药品流通发展的趋势，也是我国应对全球药品经济发展的重要举措。发展药品现代物流不但能够促使药品经营企业规模化、规范化，提高药品经营企业的管理水平和效益，同时也能够进一步规范药品流通秩序，提高我国的药品监管水平。

第八章 医疗机构药事管理

第一节 医疗机构药事管理概述

一、医疗机构概念与类型

（一）医疗机构的概念

医疗机构，是指依法定程序设立的从事疾病诊断、治疗活动的卫生机构的总称。这一概念的含义包括：第一，医疗机构是依法成立的卫生机构。依据《医疗机构管理条例》和《医疗机构管理条例实施细则》的规定，取得《医疗机构执业许可证》。第二，医疗机构是从事疾病诊断、治疗活动的卫生机构。第三，医疗机构是从事疾病诊断、治疗活动的卫生机构的总称。我国的医疗机构是由一系列开展疾病诊断、治疗活动的卫生机构构成的。医院、卫生院是我国医疗机构的主要形式，此外，还有疗养院、门诊部、诊所、卫生所（室）以及急救站等，共同构成了我国的医疗机构。本章讨论的医疗机构主要指医院。

（二）医疗机构的类型

医疗机构的类型可以按照性质、经济类型和机构类型进行归类，详见表8-1。

表8-1 医疗机构的类型

分类依据	类型
性质	（1）非营利性医疗机构 （2）营利性医疗机构
经济类型	（1）国有医疗机构 （2）集体医疗机构 （3）联营医疗机构 （4）私营医疗机构 （5）中外合资合作医疗机构 （6）其他
机构类型	（1）综合医院、中医医院、中西医结合医院、民族医医院、专科医院等 （2）妇幼保健院 （3）社区卫生服务中心、社区卫生服务站 （4）中心卫生院、乡（镇）卫生院、街道卫生院 （5）疗养院 （6）综合门诊部、专科门诊部、中医门诊部、中西医结合门诊部、民族医门诊部 （7）诊所、卫生所、医务室、卫生保健所、卫生站 （8）村卫生室（所）

续表

分类依据	类型
机构类型	（9）急救中心、急救站 （10）临床检验中心 （11）专科疾病防治院、专科疾病防治所、专科疾病防治站 （12）护理院、护理站 （13）其他

二、医疗机构药事与药事管理内容

（一）医疗机构药事与药事管理的概念

医疗机构药事，泛指在以医院为代表的医疗机构中，一切与药品和药学服务有关的事务。如与药品的安全、有效、经济、合理、方便以及相关的药品研发、制造、采购、储藏、营销、运输、交易中介、服务、使用等活动，也包括与药品价格、药品储备和医疗保险有关的活动。

（二）医疗机构药事管理的内容

医疗机构药事管理的内容是在医院药事管理与药物治疗学委员会（组）的指导下，进行的一系列与药品管理相关的内容，主要包括以下几个方面的内容：

1. 组织管理 医院药剂科（部、处）的组织体制、人员配备和各类人员的管理等。贯彻执行医疗卫生及药事管理等有关法律、法规、规章。审核制定本机构药事管理和药学工作规章制度，并监督实施，建立药品遴选制度等。

2. 药品供应管理 掌握新药动态和市场信息，制定药品采购计划，在保证药品供应前提下，加速周转，减少库存。同时，做好药品成本核算和财务管理。

3. 药品调剂管理 运转管理和技术管理。

4. 自制制剂管理 医疗机构制剂的注册、检验、使用。

5. 临床药学与合理用药管理 推动药物治疗相关临床诊疗指南和药物临床应用指导原则的制定与实施，监测、评估本机构药物使用情况，提出干预和改进措施，指导临床合理用药。分析、评估用药风险和药品不良反应、药品损害事件，并提供咨询与指导。对医务人员进行有关药事管理法律法规、规章制度和合理用药知识教育培训，向公众宣传安全用药知识等。确保用药的安全、有效、合理、经济。

6. 药品质量监督管理 根据法律授权及法定的药品标准、法规、制度、政策，对研、产、供、用的药品质量及影响药品质量的工作进行监管。

7. 其他 药物研发或与药品相关的一系列科研工作管理、经济管理、继续教育管理等。

三、医疗机构药事管理组织和药学部门

《医疗机构药事管理规定》明确规定，二级以上医院应当设立药事管理与药物治疗学委员会；其他医疗机构应当成立药事管理与药物治疗学组。二级以上医院药事管理与药物治疗学委员会委员由具有高级技术职务任职资格的药学、临床医学、护理和医院感染管理、医疗行政管理等人员组成。医疗机构负责人任药事管理与药物治疗学委员会（组）主任委员，药学和医务部门负责人任药事管理与药物治疗学委员会（组）副主任委员。

（一）药事管理与药物治疗学委员会

1. 药事管理与药物治疗学委员会《组）的组成 药事管理与药物治疗学委员会是由院长、

业务院长、药剂科主任和相关科室主任组成；药事管理委员会设主任委员1名，副主任委员及委员若干名。药事管理与药物治疗学委员会工作办公室设在药剂科，负责药事管理与药物治疗学委员会的日常工作。

2. 药事管理与药物治疗学委员会（组）的职责

（1）贯彻执行医疗卫生及药事管理等有关法律、法规、规章。审核制定本机构药事管理和药学工作规章制度，并监督实施。

（2）制定本机构药品处方集和基本用药供应目录。

（3）推动药物治疗相关临床诊疗指南和药物临床应用指导原则的制定与实施，监测、评估本机构药物使用情况，提出干预和改进措施，指导临床合理用药。

（4）分析、评估用药风险和药品不良反应、药品损害事件，并提供咨询与指导。

（5）建立药品遴选制度，审核本机构临床科室申请的新购入药品、调整药品品种或者供应企业和申报医院制剂等事宜。

（6）监督、指导麻醉药品、精神药品、医疗用毒性药品及放射性药品的临床使用与规范化管理。

（7）对医务人员进行有关药事管理法律法规、规章制度和合理用药知识教育培训；向公众宣传安全用药知识。

（二）医疗机构药学部门

《医疗机构药事管理规定》明确指出，医疗机构应当根据本机构功能、任务、规模设置相应的药学部门，配备和提供与药学部门工作任务相适应的专业技术人员、设备和设施。三级医院设置药学部，并可根据实际情况设置二级科室；二级医院设置药剂科；其他医疗机构设置药房。药学部门具体负责药品管理、药学专业技术服务和药事管理工作，开展以病人为中心，以合理用药为核心的临床药学工作，组织药师参与临床药物治疗，提供药学专业技术服务。

二级以上医院药学部门负责人应当具有高等学校药学专业或者临床药学专业本科以上学历，及本专业高级技术职务任职资格；除诊所、卫生所、医务室、卫生保健所、卫生站以外的其他医疗机构药学部门负责人应当具有高等学校药学专业专科以上或者中等学校药学专业毕业学历，及药师以上专业技术职务任职资格。药学部门应当建立健全相应的工作制度、操作规程和工作记录，并组织实施。

第二节　医疗机构药品处方、调剂、供应管理

一、药品调剂管理

药品调剂工作是医院药学工作中的重要组成部分，是药剂科直接面对临床、患者的服务窗口，也是连接病人与医护人员之间完成医疗过程的重要途径。调剂业务管理一般可概括为运转管理和技术管理，运转管理包括维持调剂工作正常进行的各个环节，如调剂工作流程的合理化、药品分装、候药室管理、账卡管理、处方统计、环境和人员管理等。技术管理主要包括处方接收、发药、患者用药指导全过程技术方面的管理以及对差错事故的处理管理。

《处方管理办法》明确规定，取得药学专业技术职务任职资格的人员方可从事处方调剂工作。调剂处方必须严格按照处方调配操作规程，仔细审查处方，认真调配操作，严格监督检查，告知患者用法用量和注意事项，保证配发给患者的药剂准确安全、质量优良、使用合理。并且

还要注意提高服务效率，改善服务态度，为患者提供最优质的服务。

（一）调剂的定义及流程

1. 调剂的定义　调剂（dispensing）又称调配处方，即配药或配方、发药。它是指从收方到给患者（或病房护士）发药并进行交代和答复询问的全过程。调剂是综合专业性、技术性、管理性、法律性、事务性、经济性于一体的活动过程；也是药师、医师、药士、护士、患者（或其家属）等协同活动的过程。医院药剂科的调剂工作大致可以分为：门诊西药调剂、门诊中药调剂、急诊调剂、住院部调剂。

2. 调剂的流程　医院调剂活动涉及多个部门，科室及不同种类的患者，以门诊调剂为例，调剂活动可分为以下六个步骤：

（1）收方：从患者或病房护士处接收处方或药品请领单。

（2）审方：审查处方书写是否正确与合理，用药是否适宜，重点审查的内容包括药品名称、给药剂量、给药方式、药物配伍变化、有无超说明书适应证用药、有无重复给药、有无药物滥用现象等，如果药师审核处方发现存在用药不适宜情况，应告知医生请其确认或重新开具处方，如果存在严重不合理用药或用药错误，应拒绝调剂。

（3）配方：按处方及时调配药品，做到认真仔细、有序调配、严格遵守操作规程，确保配方准确无误，急诊处方应优先调配，配方完成后配方人签字。

（4）包装与贴标签：包装袋与药瓶标签上标示患者姓名、药名（通用名）、规格、数量、用法用量、注意事项、保存条件、有效期等。

（5）核对处方：仔细核对检查调配的药品与处方是否一致，为防止差错，必须做到"四查十对"：查处方，对科别、姓名、年龄；查药品，对药名、剂型、规格、数量；查配伍禁忌，对药品性状、用法用量；查用药合理性，对临床诊断，核对完成后核对药师签字。

（6）发药：发药时注意对患者的服务态度，详细交代药物的用法用量以及注意事项，指导患者合理用药。

调剂基本流程如图8-1所示：

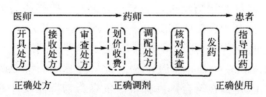

图8-1　调剂流程示意图

虚线框是指划价收费虽然是这个流程中的一环，但不属于调剂的范围，也不是药师的工作

（二）调剂的形式

1. 门（急）诊调剂室的配方发药形式　门（急）诊调剂工作可根据调剂人员的多少，调剂工作量大小等不同，分别采用不同的调配方法，也可采用不同调配方法的组合来提高配方效率、减少差错事故的发生。

（1）独立配方法：从收方到发药均由调剂人员1人完成。优点在于节省人力、责任清楚，但由于是一人独立进行审方、配方、核对，容易出现差错。所以这种方法一般适用于小药房和急诊药房的调剂工作。

（2）流水配方法：将整个配方过程进行具体分工，多人协作完成。一般由1人收方审方，1~2人配方，1人核对并发药。优点在于分工明确、责任清楚、工作有序、效率及准确率较高，但需要较多的人力。所以这种方法一般适用于大医院门诊调剂室及候药患者较多的情况。

（3）结合配方法：即独立配方法与流水配方法二者结合的方法，需配备 2 名调剂人员，1 人负责收方、审方和核对发药，另外 1 人负责配方。这种方法综合了独立配方法与流水配方法各自的优点，既节省了人力又能减少差错，普遍适用于各医院门诊调剂室。

2. 住院调剂室的配方发药形式　住院调剂工作与门诊调剂工作不同，只需把住院病人所需药剂定期分发到各病区。目前我国医院采取的配药方式主要有以下三种：

（1）凭处方发药：护士或患者（家属）凭医师给住院患者开出的处方到住院调剂室取药，药剂人员按方发药。优点是药师可直接了解患者的用药情况，便于其发挥监督作用，及时纠正用药不适宜现象，促进合理用药；缺点是工作量较大，仅适用于麻醉药品、精神药品、贵重药品、医疗用毒性药品等特殊情况下的取药，以及出院带药和紧急用药情况。

（2）病区小药柜制：根据病区的专业特点和床位数，在病区内设小药柜，通过药品请领单向住院调剂室领取规定量的常用药及少数急救药品和麻醉药品并储备在小药柜内，由护士遵医嘱取药发给患者服用。优点是方便患者及时用药，减轻工作量，同时也方便药师有计划的安排发药时间。缺点是药师不易了解患者用药情况，不能及时纠正用药不合理现象。另外，病区小药柜保存的药品由于没有专人管理，容易造成药品积压、变质过期、流失浪费等后果。

（3）中心摆药制：在病区适中位置设立中心摆药室，工作人员由药师和护士组成，药师负责药品的请领、补充、保管和账目登记统计，护士负责摆药及有关准备工作。摆药室护士按病区医嘱或治疗单将药品摆入患者的服药杯中，经护、药核对无误后由病区护士领回发给患者服用。优点是药师集中保管药品，可避免药品积压、变质、过期、浪费，核对制度有利于减少差错，促进合理用药。

3. 静脉药物的配置　静脉输注是临床常用的给药方式，长期以来，临床静脉输液的配置工作一直是由护士在病区治疗室中完成。为规范临床静脉用药配置，提高静脉用药质量，促进合理用药，保障用药安全，目前静脉用药集中调配、管理已成为我国医院管理的一项新举措。根据 2010 年卫生部颁布的《静脉用药集中调配质量管理规范》，"静脉用药集中调配"是指医疗机构药学部门根据医师处方或用药医嘱，经药师进行适宜性审核，由药学专业技术人员按照无菌操作要求，在洁净环境下对静脉用药物进行加药混合调配，使其成为可供临床直接静脉输注使用的成品输液操作过程。静脉用药集中调配也是药品调剂的一部分。

1969 年，美国俄亥俄州立大学附属医院建立了世界上第一个"静脉药物配置中心"（pharmacy intravenous admixture services，PIVAS），此后静脉用药集中调配的服务在全世界范围内都逐渐开展起来。PIVAS 是指在符合国际标准、依据药物特性设计的操作环境下，经过药师审核的处方由受过专门培训的药技人员严格按照标准操作程序进行肠外营养、抗生素及抗肿瘤药物等静脉药物的配置。

PIVAS 工作流程一般如下：临床医师开具静脉输液治疗处方或用药医嘱→医嘱信息传递→药师审核→打印标签→贴签摆药→核对→混合调配→输液成品核对→输液成品包装→分病区放置于密闭容器中、加锁或封条→送至病区→病区护士开锁（或开封）核对签收→用药前护士再次与病历用药医嘱核对→给患者静脉输注用药。

静脉用药集中调配改变了临床静脉输液加药混合配制的传统做法，过去由护士在病区内操作，由于病房环境条件有限，输液质量易受影响、病人安全用药难以保证；也避免过去开放性加药配制对病区环境的污染和对医务人员的损害；加强了对医嘱或处方用药合理性的药学审核，发挥了药师的作用；有利于合理用药，提高药物治疗水平，降低治疗成本；明确了药师与护理人员的专业分工与合作，把护士从日常繁杂的输液工作中解脱出来，让护士有更多的时间用于临床护理，提高护理质量。

4. 中药调剂管理　中药调剂是指根据医师处方将饮片或制剂调配成方剂供应用的操作过程。中成药调剂与西药调剂流程一致，这里主要讨论中药饮片的调剂管理。中药调剂人员要求有中医中药基本理论知识，并取得相应的中药学专业技术职务任职资格。

（1）饮片调剂设施：饮片的调剂设施主要有饮片斗架、调剂台、计量用具、碎药工具、临时特殊加工炮炙工具等。每个斗架装药斗数十个，每个药斗中又分成 2~3 个小格。另外，"斗架"最下层还会设几个大"药斗"。"药斗"内分装饮片的编排方法称为"斗谱"。"斗谱"的编排原则通常根据临床用药频率，将饮片分为常用药、一般药、不常用药。将常用药饮片装入靠近操作者的中层药斗；一般饮片装入靠近常用药的药斗；不常用药装入远处或上层药斗。质重的饮片如磁石等装入下层药斗；质轻体积大的饮片如淡竹叶等装入最下层的大药斗。另外属特殊保管的药物，如毒性药、细料药、易燃易爆药等均应设专柜或铁柜保管。还有鲜药如鲜薄荷等亦应另加保管，以便于配方。在编排"斗谱"与装斗时，除依据上述原则外，还应结合用药习惯和常用方剂配伍，尽量编排出合理的"斗谱"，以便于调剂操作。

（2）饮片调剂流程：中药饮片的调剂包括审方、计价、调配、复核、发药 5 个步骤。

1）审方：中药处方格式与西药基本一致，内容上要另外关注处方中是否有"十八反"、"十九畏"等配伍禁忌药存在；需特殊处理的药物其"脚注"，"并开药"（处方中 2~3 味药合并开在一起，如二冬即天冬和麦冬，知柏即知母和黄柏）是否明确等。

2）计价：做到准确、迅速，缩短患者取药时间。

3）调配：按处方药物顺序逐味称量；需特殊处理的药物如先煎、后下、烊化、包煎、另煎等应单独包装，并注明处理方法；调配人员必须认真仔细，切勿拿错药品或称错用量；调配完毕，自查无误后签名盖章，交核对药师核对。

4）复核：为保证患者用药安全有效，防止调配差错与遗漏，对已调配好的药剂在配方自查基础上，再由有经验的中药师，进行一次全面细致核对，重点核对调配的药物和用量与处方是否相符；需特殊处理的药物是否按要求作了特殊处理；配制的药物有无虫蛀和发霉等质量问题；毒性药、有配伍禁忌的药及贵重细料药的应用是否得当；调配者有否签字等。经核对无误后复核人员签名盖章，即可分剂量装袋发药。

5）发药：发药是调剂工作的最后一环，按取药牌发药，发药时与患者核对姓名剂数，准确无误后再向患者耐心交代煎服法和注意事项。

二、药品处方管理

为规范处方管理，提高处方质量，促进合理用药，保障医疗安全，2006 年 11 月 27 日经卫生部部务会议讨论通过《处方管理办法》，并自 2007 年 5 月 1 日起施行。卫生部负责全国处方开具、调剂、保管相关工作的监督管理。县级以上地方卫生行政部门负责本行政区域内处方开具、调剂、保管相关工作的监督管理。《处方管理办法》适用于与处方开具、调剂、保管相关的医疗机构及其人员。

（一）处方的定义及内容

1. 处方的定义　处方，是指由注册的执业医师和执业助理医师（以下简称医师）在诊疗活动中为患者开具的、由取得药学专业技术职务任职资格的药学专业技术人员（以下简称药师）审核、调配、核对，并作为患者用药凭证的医疗文书。处方包括医疗机构病区用药医嘱单。处方药应当凭医师处方销售、调剂和使用。

处方具有法律上、技术上、经济上三重意义。在开具、调配或使用处方造成的医疗差错或事故中，处方是判定医、药、护各方法律责任的原始依据之一，因此具有法律上的意义；处方记录了医师对患者药物治疗方案的设计和对患者正确用药的指导，药师根据处方进行调配、发药，因此具有技术上的意义；处方还可以作为医疗机构检查和统计药品，尤其是特殊管理和贵重药品消耗的单据，同时也是患者药费支出的详细清单，因此具有经济上的意义。医师开具处方和药师调剂处方应当遵循安全、有效、经济的原则。

2. 处方内容　处方包括前记、正文、后记三部分内容。

（1）前记：包括医疗机构名称、费别、患者姓名、性别、年龄、门诊或住院病历号、科别或病区和床位号、临床诊断、开具日期等。可添列特殊要求的项目。麻醉药品和第一类精神药品处方还应当包括患者身份证明编号，代办人姓名和身份证明编号。

（2）正文：以 Rp 或 R（拉丁文 Recipe "请取" 的缩写）标示，分列药品名称、剂型、规格、数量、用法用量。

（3）后记：医师签名或者加盖专用签章，药品金额以及审核、调配，核对、发药药师签名或者加盖专用签章。

（二）处方管理制度

1. 处方权限　根据《处方管理办法》规定，经注册的执业医师在执业地点取得相应的处方权。经注册的执业助理医师在医疗机构开具的处方，应当经所在执业地点执业医师签名或加盖专用签章后方有效。经注册的执业助理医师在乡、民族乡、镇、村的医疗机构独立从事一般的执业活动，可以在注册的执业地点取得相应的处方权。医师应当在注册的医疗机构签名留样或者专用签章备案后，方可开具处方。

医疗机构应当按照有关规定，对本机构执业医师和药师进行麻醉药品和精神药品使用知识和规范化管理的培训。执业医师经考核合格后取得麻醉药品和第一类精神药品的处方权，药师经考核合格后取得麻醉药品和第一类精神药品调剂资格。医师取得麻醉药品和第一类精神药品处方权后，方可在本机构开具麻醉药品和第一类精神药品处方，但不得为自己开具该类药品处方。药师取得麻醉药品和第一类精神药品调剂资格后，方可在本机构调剂麻醉药品和第一类精神药品。

试用期人员开具处方，应当经所在医疗机构有处方权的执业医师审核、并签名或加盖专用签章后方有效。进修医师由接收进修的医疗机构对其胜任本专业工作的实际情况进行认定后授予相应的处方权。

医疗机构应当对出现不合理处方 3 次以上且无正当理由的医师提出警告，限制其处方权；限制处方权后，仍连续 2 次以上出现超常处方且无正当理由的，取消其处方权。

医师出现下列情形之一的，处方权由其所在医疗机构予以取消：

（1）被责令暂停执业。

（2）考核不合格离岗培训期间。

（3）被注销、吊销执业证书。

（4）不按照规定开具处方，造成严重后果的。

（5）不按照规定使用药品，造成严重后果的。

（6）因开具处方牟取私利。

未取得处方权的人员及被取消处方权的医师不得开具处方。未取得麻醉药品和第一类精神药品处方资格的医师不得开具麻醉药品和第一类精神药品处方。除治疗需要外，医师不得开具麻醉药品、精神药品、医疗用毒性药品和放射性药品处方。

2. 处方印制　处方标准由原卫生部统一规定，处方格式由省、自治区、直辖市卫生行政部门（以下简称省级卫生行政部门）统一制定，处方由医疗机构按照规定的标准和格式印制。普通处方的印刷用纸为白色。急诊处方印刷用纸为淡黄色，右上角标注："急诊"。儿科处方印刷用纸为淡绿色，右上角标注"儿科"。麻醉药品和第一类精神药品处方印刷用纸为淡红色，右上角标注"麻、精一"。第二类精神药品处方印刷用纸为白色，右上角标注"精二"。

3. 处方书写　处方书写应当符合下列规则：

（1）患者一般情况、临床诊断填写清晰、完整，并与病历记载相一致。

（2）每张处方限于一名患者的用药。

（3）字迹清楚，不得涂改；如需修改，应当在修改处签名并注明修改日期。

（4）药品名称应当使用规范的中文名称书写，没有中文名称的可以使用规范的英文名称书写；医疗机构或者医师、药师不得自行编制药品缩写名称或者使用代号；书写药品名称、剂量、规格、用法、用量要准确规范，药品用法可用规范的中文、英文、拉丁文或者缩写体书写，但不得使用"遵医嘱"、"自用"等含糊不清字句。

（5）患者年龄应当填写实足年龄，新生儿、婴幼儿写日、月龄，必要时要注明体重。

（6）西药和中成药可以分别开具处方，也可以开具一张处方，中药饮片应当单独开具处方。

（7）开具西药、中成药处方，每一种药品应当另起一行，每张处方不得超过5种药品。

（8）中药饮片处方的书写，一般应当按照"君、臣、佐、使"的顺序排列；调剂、煎煮的特殊要求注明在药品右上方，并加括号，如布包、先煎、后下等；对饮片的产地、炮制有特殊要求的，应当在药品名称之前写明。

（9）药品用法用量应当按照药品说明书规定的常规用法用量使用，特殊情况需要超剂量使用时，应当注明原因并再次签名。

（10）除特殊情况外，应当注明临床诊断。

（11）开具处方后的空白处划一斜线以示处方完毕。

（12）处方医师的签名式样和专用签章应当与院内药学部门留样备查的式样相一致，不得任意改动，否则应当重新登记留样备案。

（13）药品剂量与数量用阿拉伯数字书写。剂量应当使用法定剂量单位：重量以克（g）、毫克（mg）、微克（μg）、纳克（ng）为单位；容量以升（L）、毫升（ml）为单位；国际单位（IU）、单位（U）；中药饮片以克（g）为单位。片剂、丸剂、胶囊剂、颗粒剂分别以片、丸、粒、袋为单位；溶液剂以支、瓶为单位；软膏及乳膏剂以支、盒为单位；注射剂以支、瓶为单位，应当注明含量；中药饮片以剂为单位。

4. 处方开具　医师应当根据医疗、预防、保健需要，按照诊疗规范、药品说明书中的药品适应证、药理作用、用法、用量、禁忌、不良反应和注意事项等开具处方。

开具医疗用毒性药品、放射性药品的处方应当严格遵守有关法律、法规和规章的规定。

医疗机构应当根据本机构性质、功能、任务，制定药品处方集。

医疗机构应当按照经药品监督管理部门批准并公布的药品通用名称购进药品。同一通用名称药品的品种，注射剂型和口服剂型均不得超过2种，处方组成类同的复方制剂1~2种。因特殊诊疗需要使用其他剂型和剂量规格药品的情况除外。

医师开具处方应当使用经药品监督管理部门批准并公布的药品通用名称、新活性化合物的专利药品名称和复方制剂药品名称。医师开具院内制剂处方时应当使用经省级卫生行政部门审核、药品监督管理部门批准的名称。医师可以使用由中华人民共和国国家卫生和计划生育委员会公布的药品习惯名称开具处方。

处方开具当日有效。特殊情况下需延长有效期的，由开具处方的医师注明有效期限，但有效期最长不得超过3天。处方一般不得超过7日用量；急诊处方一般不得超过3日用量；对于某些慢性病、老年病或特殊情况，处方用量可适当延长，但医师应当注明理由。医疗用毒性药品、放射性药品的处方用量应当严格按照国家有关规定执行。

医师应当按照卫生部制定的麻醉药品和精神药品临床应用指导原则，开具麻醉药品、第一类精神药品处方。门（急）诊癌症疼痛患者和中、重度慢性疼痛患者需长期使用麻醉药品和第一类精神药品的，首诊医师应当亲自诊查患者，建立相应的病历，要求其签署《知情同意书》。

病历中应当留存下列材料复印件：二级以上医院开具的诊断证明；患者户籍簿、身份证或者其他相关有效身份证明文件；为患者代办人员身份证明文件。

除需长期使用麻醉药品和第一类精神药品的门（急）诊癌症疼痛患者和中、重度慢性疼痛患者外，麻醉药品注射剂仅限于医疗机构内使用。

为门（急）诊患者开具的麻醉药品注射剂，每张处方为一次常用量；控缓释制剂，每张处方不得超过7日常用量；其他剂型，每张处方不得超过3日常用量。第一类精神药品注射剂，每张处方为一次常用量；控缓释制剂，每张处方不得超过7日常用量；其他剂型，每张处方不得超过3日常用量。哌醋甲酯用于治疗儿童多动症时，每张处方不得超过15日常用量。第二类精神药品一般每张处方不得超过7日常用量；对于慢性病或某些特殊情况的患者，处方用量可以适当延长，医师应当注明理由。

为门（急）诊癌症疼痛患者和中、重度慢性疼痛患者开具的麻醉药品、第一类精神药品注射剂，每张处方不得超过3日常用量；控缓释制剂，每张处方不得超过15日常用量；其他剂型，每张处方不得超过7日常用量。为住院患者开具的麻醉药品和第一类精神药品处方应当逐日开具，每张处方为1日常用量。对于需要特别加强管制的麻醉药品，盐酸二氢埃托啡处方为一次常用量，仅限于二级以上医院内使用；盐酸哌替啶处方为一次常用量，仅限于医疗机构内使用。医疗机构应当要求长期使用麻醉药品和第一类精神药品的门（急）诊癌症患者和中、重度慢性疼痛患者，每3个月复诊或者随诊一次。

医师利用计算机开具、传递普通处方时，应当同时打印出纸质处方，其格式与手写处方一致；打印的纸质处方经签名或者加盖签章后有效。药师核发药品时，应当核对打印的纸质处方，无误后发给药品，并将打印的纸质处方与计算机传递处方同时收存备查。

5. 处方调剂　根据《处方管理办法》规定，取得药学专业技术职务任职资格的人员方可从事处方调剂工作。药师在执业的医疗机构取得处方调剂资格。药师签名或者专用签章式样应当在本机构留样备查。具有药师以上专业技术职务任职资格的人员负责处方审核、评估、核对、发药以及安全用药指导；药士从事处方调配工作。药师应当凭医师处方调剂处方药品，非经医师处方不得调剂。

药师应当按照操作规程调剂处方药品：认真审核处方，准确调配药品，正确书写药袋或粘贴标签，注明患者姓名和药品名称、用法、用量、包装；向患者交付药品时，按照药品说明书或者处方用法，进行用药交代与指导，包括每种药品的用法、用量、注意事项等。

药师应当认真逐项检查处方前记、正文和后记书写是否清晰、完整，并确认处方的合法性。药师应当对处方用药适宜性进行审核，审核内容包括：

（1）规定必须做皮试的药品，处方医师是否注明过敏试验及结果的判定。

（2）处方用药与临床诊断的相符性。

（3）剂量、用法的正确性。

（4）选用剂型与给药途径的合理性。

（5）是否有重复给药现象。

（6）是否有潜在临床意义的药物相互作用和配伍禁忌。

（7）其他用药不适宜情况。

药师经处方审核后，认为存在用药不适宜时，应当告知处方医师，请其确认或者重新开具处方。药师发现严重不合理用药或者用药错误，应当拒绝调剂，及时告知处方医师，并应当记录，按照有关规定报告。药师对于不规范处方或者不能判定其合法性的处方，不得调剂。

医疗机构应当将本机构基本用药供应目录内同类药品相关信息告知患者。除麻醉药品、精神药品、医疗用毒性药品和儿科处方外，医疗机构不得限制门诊就诊人员持处方到药品零售企业购药。

6. 处方保管　处方由调剂处方药品的医疗机构妥善保存。普通处方、急诊处方、儿科处方保存期限为 1 年，医疗用毒性药品、第二类精神药品处方保存期限为 2 年，麻醉药品和第一类精神药品处方保存期限为 3 年。药师应当对麻醉药品和第一类精神药品处方，按年月日逐日编制顺序号。处方保存期满后，经医疗机构主要负责人批准、登记备案，方可销毁。医疗机构应当根据麻醉药品和精神药品处方开具情况，按照麻醉药品和精神药品品种、规格对其消耗量进行专册登记，登记内容包括发药日期、患者姓名、用药数量。专册保存期限为 3 年。

三、药品供应管理

（一）药品采购

药品采购主要是指对医疗机构所需药品的供应渠道、采购程序、采购方式、采购计划及采购文件的管理。其主要目标是依法、适时购进质量优良、价格便宜的药品。药品采购是组成医疗机构药品管理的关键部分，是医疗机构保证用药质量的首要环节，也是医疗机构经济管理的重要内容。

1. 遵守国家法律、法规，依法采购药品　《药品管理法》规定：医疗机构必须从具有药品生产、经营资格的企业购进药品。医疗机构购进药品，必须建立并执行进货检查验收制度，验明药品合格证明和其他标识，不符合规定要求的，不得购进和使用；医疗机构购进药品，必须有真实、完整的药品购进记录；个人设置的门诊部、诊所等医疗机构不得配备常用药品和急救药品以外的其他药品；医疗机构因临床急需进口少量药品的，应当持《医疗机构执业许可证》向国务院药品监督管理部门提出申请，经批准后方可进口。此外，2007 年 5 月 1 日施行的《药品流通监督管理办法》规定：药品购进机构必须注明药品通用名称、生产厂商（中药材标明产地）、剂型、规格、批号、生产日期、有效期、批准文号、供货单位、数量、价格、购进日期。药品购进记录必须保存至超过药品有效期 1 年，但不得少于 3 年。

医疗机构应当根据《国家基本药物目录》《处方管理办法》《药品采购供应质量规范》、本机构制定的《药品处方集》和《基本用药目录》，制定药品采购计划，购入药品。医院药学部门要掌握新药动态和市场信息并根据临床所需，制定详细药品采购计划，加速周转，减少库存，保证药品供应。医疗机构必须从政府药品集中招标采购网上进行药品采购。《医疗机构药品集中采购工作规范》及《药品集中采购监督管理办法》明确规定：医疗机构药品集中采购工作，要以省（区、市）为单位组织展开，必须全部参加药品集中采购。县级以上人民政府、国有企业（含国有控股企业）等举办的非营利性医疗机构必须参加药品集中采购。鼓励其他医疗机构参加药品集中采购活动。药品集中采购要充分考虑各级各类医疗机构的临床用药需求特点。集中采购周期原则上一年一次。全面推行网上采购，提高医疗机构药品采购透明度。医疗机构按申报集中采购药品的品种、规格、数量，通过药品采购平台采购所需药品。除麻醉药品、第一类精神药品和第二类精神药品、医疗用毒性药品和放身寸 .I 生药品等少数品种以及中药材和中药饮片等可不纳入药品集中采购目录外，医疗机构使用的其他药品原则上必须全部纳入集中采购目录。对纳入集中采购目录的药品，实行公开招标、网上竞价、集中议价和直接网挂（包括直接执行政府定价）采购。对经过多次集中采购、价格已基本稳定的药品，可采取直接挂网采购的办法，具体品种由省级集中采购管理部门确定。医疗机构要与中标（入围）药品生产企业或其委托的批发企业签订药品购销合同，明确品种。规格、数量、价格、回款时间、履约方式、违约责任等内容。合同采购数量要以医疗机构上年度的实际药品使用数量为基础，适当增减调整后确定。

2. 药品集中招标采购的程序 医疗机构的药品集中招标采购应遵循如下程序：

（1）各医疗机构制定、提交拟集中招标的药品品种规格和数量。

（2）认真汇总各医疗机构药品采购计划。

（3）依法组织专家委员会审核各医疗机构提出的采购品种、规格，确认集中采购的药品品种、规格、数量，并反馈给医疗机构。

（4）确定采购方式，编制和发送招标采购工作文件。

（5）审核药品供应企业（投标人）的合法性及其信誉和能力，确认供应企业（投标人）资格。

（6）审核投标药品的批准文件和近期质检合格证明文件。

（7）组织开标、评标或议价，确定中标企业和药品品种、品牌、规格、数量、价格、供应（配送）方式以及其他约定。

（8）决标或洽谈商定后，组织医疗机构直接与中标企业按照招标（洽谈）结果签订购销合同。购销合同应符合国家有关法规规定，明确购销双方的权利和义务。

（9）监督中标企业（或经购销双方同意由中标企业依法委托的代理机构）和有关医疗机构依据招标文件规定和双方购销合同做好药品配送工作。

3. 医疗机构药品采购应遵循的基本原则与要求 《医疗机构药品集中采购工作规范》规定："医疗机构药品集中采购必须坚持质量优先、价格合理的原则，做好药品的评价工作"。"坚持公开、公平、公正的原则，确保不同地区、不同所有制的药品生产经营企业平等参与，公平竞争，禁止任何形式的地方保护"。

（二）药库管理

1. 库存管理 药品作为特殊商品，也应遵循商品流通性的规律，加速周转，减少库存，保证药品供应，确保医院社会效益和经济效益的实现。对用量大、使用频率较高、市场供应充足药品一般应实行小于 10 天用量的低限库存管理，以保证供应又不至于占用过大资金，提高库存周转率；对一些用量较小，供应不足而可能导致高昂成本，如在抢救失败或由于缺货引起的纠纷的品种必须保证有足够的库存，最低库存一般保证 15 天用量；对于专科用药，在相对稳定的时间里用量稳定，供货正常的品种实行零库存，减少在库品种，节省仓位空间，提高保管效率，如一些肿瘤药品和妇科用药。

2. 药品储存 《药品管理法》规定："医疗机构必须制定和执行药品保管制度，采取必需的冷藏、防冻、防潮、防鼠等措施，保证药品质量"。《医疗机构药事管理规定》也明确规定："医疗机构应当制定和执行药品保管制度，定期对库存药品进行养护与质量检查。药品库的仓储条件和管理应符合药品采购供应质量管理规范的有关规定。""化学药品、生物制品、中成药和中药饮片应当分别储存，分类定位存放。易燃、易爆、强腐蚀性等危险性药品应当另设仓库单独储存，并设置必要的安全设施，制定相关的工作制度和应急预案。"

（1）分类储存：按药品的自然属性分类，按区、排、号进行科学储存。做到以下几点：①六分开：处方药与非处方药分开；基本医疗保险药品目录的药品与其他药品分开；内用药与外用药分开；性能相互影响、容易串味的品种与其他药品分开；新药、贵重药品与其他药品分开；配制的制剂与外购药品分开。②麻醉药品、第一精神药品、医疗用毒性药品、放射性药品专库或专柜存放。③危险性药品、易燃、易爆药品专库存放。

（2）分区管理：为杜绝库存药品的存放差错，库房管理员对药品严格分区管理。药品质量状态的色标区分标准为：合格药品为绿色；不合格药品为红色；质量状态不明确药品为黄色。按照库房管理的实际需要，对库房管理区域色标划分统一的标准：待验药品区、退货药品区为黄色；合格药品区、待发药品区为绿色；不合格药品区为红色。

（3）影响药品质量的因素：药品储存过程中质量稳定与否，除与其化学结构、理化性质、工艺技术以及包装容器有关外，储存环境中的温度、湿度、光线等因素对其也有很大影响。对于易受温度影响的药品，应分库控制药库温度，常温库 0~30℃，阴凉库<20℃，冷库 2~10℃。易受湿度影响的药品，应控制药库湿度，一般保持在 45%~75%。易受光线影响的药品，仓储室门窗可悬挂黑色遮光布或者存放在避光的柜、箱内。此外，还应采取防虫、防鼠等措施。

3. **药品养护**　药品养护是运用现代科学技术与方法，研究药品储存养护技术和储存药品质量变化规律，防止药品变质，保证药品质量，确保用药安全、有效的一门实用性技术科学。药品养护的各项工作内容都应围绕保证药品储存质量为目标。库管人员每天上下班对库房温、湿度定期检测，并做好检测记录；定期对在库药品进行质量及效期检查，对检查过程中发现的问题采取有效的处理措施，及时整改。

（三）药品发放

药品的出库由领用药品的部门编写领药计划，上传提交药库，库房管理员在库房管理系统确定出库数量，并打印出库单，按照先进先出、近期先出、易变先出的原则，对照出库单上的数量和规格、产地，认真核对发放。此外，良好流畅的信息沟通也为有条不紊地开展好药库工作提供了信息保障。因住院药房、各门诊药房面对患者结构不同，各品种使用量也不同，药库应与各药房之间加强沟通，协助做好各药房之间滞消药品、近期药品的调拨，可有效防止过期报损造成的资金损失和医药资源浪费。

（四）药品分级管理

医院对药品的管理实行：金额管理，重点统计，实耗实销的管理办法。所谓"金额管理"是指用金额控制药品在临床各科室流通的全过程。药品入库、出库、消耗、销售、库存都要按照购进价或零售价进行金额核算，库存的总金额按照周转金定额加以控制。"重点统计"是指药剂科对各种医疗用毒性药品、麻醉药品、精神药品、贵重药品的领退、销售、结存都必须按照数量进行统计。"实销实耗"是指药剂科和临床各科室销售、消耗的药品，按进价进而列报支出。我国医疗机构在上述管理办法的基础上，根据药品的特点，普遍实行三级管理制度。

1. **一级管理**　范围：麻醉药品和医疗用毒性药品的原料药。

管理办法：处方要求单独存放，每日清点，必须做到账物相符，如发现药品短少，要及时追查原因，并上报领导。

2. **二级管理**　范围：精神药品、贵重药品及自费药品。

管理办法：专柜存放，专账登记。贵重药品要每日清点，精神药品定期清点。

3. **三级管理**　范围：普通药品。

管理办法：金额管理，季度盘点，以存定销。

第三节 临床药学与药物临床应用管理

一、临床药师与临床药学服务

(一)临床药师与临床药学的基本概念

1. 临床药师 是以系统药学专业知识为基础、具有一定临床医学知识,熟悉药物性能与作用、了解疾病治疗要求和特点,参与合理用药方案设计并保障合理用药目的实现的临床专业技术人员。

2. 临床药学 是一门以临床病患为对象,研究合理与安全用药的科学,是医院药学的一个重要组成部分。临床药师是开展临床药学服务的主体,应以服务病患为中心,以合理用药为核心,与临床医师一道共同制定出安全、有效、经济的药物治疗方案;收集药物不良反应,建立药学信息系统,提供药学技术服务。在欧美一些国家,临床药师有扎实的医学和药学知识,充分参与患者的临床治疗过程,在临床合理用药中起到举足轻重的作用。一项针对 1990~2006 年间有关临床药学服务的系统性回顾结果表明,随着时间的推移,医疗体制的改革,医生将越来越愿意接受临床药师带来的服务,并在此基础上,相互融合成新的医疗体系。

原卫生部和国家中医药管理局颁布的《医疗机构药事管理暂行规定》,明确指出医疗机构的药学部门要建立以病人为中心的药学管理工作模式,开展以合理用药为核心的临床药学工作,参与临床疾病诊断与治疗,提供药学技术服务,提高医疗质量。

(二)临床药师的职责及工作内容

1. 参与临床医师查房和药物治疗决策 在参与临床活动时,临床药师要摒弃单纯以药物为中心的思维模式,建立全方位的思考模式,以药物治疗为主线,以药物疗效为重点的临床思维方式,向医生解析药动学参数及其临床意义,根据病人个体或群体的药动学参数及体内药物浓度,设计和调整个体化给药方案。同时了解病人用药依从性,观察疗效与不良反应。重点解决适应性、有效性及安全性问题。

2. 参与重症患者的病历讨论,提供临床用药依据 临床药师参与医院危重疑难病症抢救用药方案的制订和分析,能够提高医院的抢救成功率。临床药师通过临床用药监测,研究生物体液、血药浓度及毒性的相互关系,可在减少不良反应的同时,提高用药效果,最大限度地挽救患者的生命。重症患者,随着病情的复杂,增加了用药难度,通过临床药师参与,可帮助医生解决药物选择和治疗中的有关问题,是最为现实、有效、经济的办法。对于重症患者要规范抗生素使用,提高抗菌疗效,减缓细菌耐药性的产生,药师和医师共同制定深部真菌感染危险因素评估及防治方案,评估患者的肝、肾功能,合理选药、合理给药,树立药物经济学理念,提高了患者对医疗整体工作的满意度。

3. 进行治疗药物监测(therapeutic drug monitoring, TDM) 对于治疗窗比较狭窄、毒副反应强的药物(如地高辛、氨基苷类),由于药物血浆浓度与疗效和毒性反应密切相关,因此对特殊患者用药,如婴儿、老年患者及肝肾功能不全的患者需要进行血药浓度监测,以获得最大的治疗效果和最小的毒副反应。而监测工作需要由具备丰富临床药学知识的药师,分析测定液体中药物浓度,结合药物动力学原理计算患者的药动学参数,制定或调整个体化的给药方法。TDM 工作不仅要求及时、准确地发出检测报告,更重要的是针对每份测定结果提出合理用药的解释和建议。TDM 不能只停留在机械的检测上，而要做更细致、更深入的工作，以提高药物疗效，避免或减少药物的毒性反应，同时也为药物过量中毒的诊断和处理提供有价值的科学依据。在美国，治疗窗窄、血药浓度与临床反应明确的药物，如茶碱、地高辛、洋地黄毒苷、氨基糖苷类抗生素、抗癫痫药物、抗抑郁药物、抗肿瘤药物及环孢霉素 A 等药物，品种几乎与国内没有差异，但不同的是临床药师不直接从事常规监测，而是集中精力深入病房，在监测结果的解释和应用上下功夫。

4. 进行药物不良反应监测　药物不良反应监测是临床药师开展临床药学服务的重要工作内容之一。药物的不良反应对人体生命有严重的危害性，因此，临床药师应每周深入临床了解与收集有关药物不良反应的情况，对特殊药品和新药进行重点关注。若有不良反应，应及时向临床医师反馈，对频繁发生药物不良反应的重点病例进行讨论，查找原因并提供可以采取的相关措施，为临床及时处理和预防药物不良反应事件提出建设性的意见。

5. 提供药学咨询服务　临床药师深入临床承担着医生、护士及患者提出的用药咨询服务。临床药师应尽力帮助医务人员查找药物的相关文献，随时回答医师和护士提出的有关药品的各类问题，并定期向医务人员普及药物相关知识，提高临床合理用药。通过和患者面对面的交流，向患者提供用药指导，提高患者用药的依从性。药物咨询门诊窗口为患者提供合理用药宣传、正确的服药方法、用药注意事项及应注意的不良反应。临床药师要做好咨询记录，定期进行分析和总结，并对重点患者进行电话随访。

6. 处方分析　处方分析是药师对医师处方开具的规范及用药合理性进行评价和督查。通过处方分析，使医生处方的规范性明显提高，用药合理性得到改善。从医院、科室、医师三方面对某些药物品种使用异常和一些医生用药习惯进行科学性和经济性分析与评价。临床药师通过处方点评，在保证患者用药安全和有效的同时，还承担起保证社会医疗保险费用收支平衡的巨大责任，杜绝大处方及重复用药，控制医药费用过度支出，同时使患者的药物费用支出减少，为患者减轻负担。

7. 以 PIVAS 为依托，开展药学服务　PWAS 作为静脉用药集中配置供应的药学服务部门，不仅能避免在普通环境下配置药物所发生的细菌和不溶性微粒污染，更能促进临床合理用药，避免发生药物配伍禁忌。临床医师的医嘱必须先由药师审核，确保药物的相溶性和稳定性良好，无配伍禁忌后才能配制。PWAS 的建立，给临床药师提供了一个非常好的推广合理用药的平台，拉近了临床药师与临床医师之间的距离，使不合理的处方能在第一时间反馈给医师，及时得到纠正。一方面保证了患者的用药安全，另一方面加强了医药之间的联系。同时有利于药师开展不规范处方调查统计、抗菌药物应用分析评价、药物相互作用、药物安全性以及经济学评价等工作，促进医药结合，提高药物治疗水平。

（三）开展优质药学服务的途径

1. 协助医师合理用药　药师除了协助医师选药和指导患者进行合理用药以外，还要对处方进行审查和了解临床用药的具体情况，争取做到及时发现问题并解决问题。同时，对不合理配伍的药物实例进行全面的分析，得出结论以后，再反馈给医务人员，以便及时改进治疗措施。

（1）加强不良反应监控，减少药源性疾病发生：临床药师应定期深入临床收集不良反应报告，及时督促医护人员上报药物不良反应，并负责分析、整理上报。同时通过药讯形式反馈医务人员，以便在用药过程中引起重视。一些药物的不良反应很容易被医生忽略，特别是老年人、婴幼儿、长期用药的慢性患者以及特殊人群，临床药师应及时提醒医生。例如：医生给腹泻患儿开了诺氟沙星，因为这种药对未成年人的骨骼会有延缓的作用，小孩子服用会影响他们的发育，药师应向医师建议给儿童开其他的药物。

（2）注意物理化学反应的混合配伍问题：有些药物合用时，容易形成络合物或者沉淀物，导致其中的一种药物吸收量降低，药效作用也减少。如：葡萄糖酸钙、氢氧化铝以及硫酸亚铁等含高价金属的药物与四环素合用时，会形成络合物；头孢曲松与含钙的溶液合用会产生头孢曲松钙沉淀；茶碱不宜与西咪替丁、红霉素、四环素等合用，会引起血中茶碱浓度过高而发生心脏毒性。

（3）定期开展处方分析：处方用药水平直接反映了医生的医疗水平。由临床药师每月定期进行处方抽查分析，要求医生处方书写规范化，并注重药物的用法、用量和药物配伍应用。对抗菌药物的使用，严格按卫生部抗菌药物专项整治要求督查，每月公布医院抗菌药物的使用率、使用强度，对未达标的科室通报，督促整改到位。通过上述措施达到提高处方书写质量和合理用药水平的目的。临床药师参与处方分析，根据医师对疾病的正确诊断，分析药品选择是否适当、给药方案是否合理。对于不合理的用药处方，定期进行处方点评，通过药讯等方式反馈给临床医师，真正做好医师的用药参谋。

2. 做好发药时的药学服务工作

（1）说明服药的具体时间，如：催眠药类一般是在晚上睡前服用；抗酸药、利胆药一般在饭前半小时服用；对胃肠道刺激较强的药物最好在饭后服用。

（2）交代具体的服药剂量和方法，如：乳剂、混悬液服用时要摇匀；西瓜霜含片、华素片等咽喉用药应含服；而老年患者和幼儿用药剂量应准确无误，避免剂量不准而引起异常情况发生；服磺胺类药物时宜多饮水。

（3）使用叫号服务，使患者不用站着排长队，只需坐着等号拿药即可，减轻患者焦躁情绪，同时也降低药师调配错误的发生率。

（4）介绍常见的副作用和服药后会引起的变化，如：快克等一些感冒药含扑尔敏等催眠成分，及时向患者交代清楚可能会出现的困倦、嗜睡等现象，以防出现不必要的事故；利福平会引起尿液颜色变深，铁剂可引起黑色便等，及时告知，以防患者用药依从性变化或者产生不必要的恐慌情绪。

（5）说明饮食对药物吸收的影响。如：治疗贫血时，患者可以服用一些铁剂等，但不能和茶叶同时用，因为茶叶中含有鞣酸，对铁元素的吸收有很大的影响；服用磺胺类药物时，不能吃酸性的水果、果汁以及醋等，以避免尿液中形成结晶而损害肾脏。

3. 设立用药咨询服务 在门诊药房设立用药咨询服务窗口，患者直接接受药师提供的用药咨询服务，获取药物的作用、用法用量、注意事项、药品贮存等知识。这样既可以提高患者的药学知识水平，确保用药的安全性，也可以改善医患关系，增强医患之间的沟通与互信。有条件的医院还可以开设便民药房，患者可以根据病情通过药师的指导，选购合适的药品，并对慢性病、长期病号建立健康档案。

4. 定期开展药学讲座 通过邀请国内外知名药学专家、教授，到医院讲授合理用药知识，通过不同形式的讲座提高医师和药师的用药知识水平。在医院宣传栏内向广大群众介绍常见病用药知识、用药注意事项、药品信息、药学服务动态等，提高群众的用药常识。同时药剂科应组织业务骨干外出培训和科内培训，以提高药学人员整体业务水平。

二、药物临床应用管理

（一）药物临床应用管理概述

药物应用临床管理定义为对医疗机构临床诊断、预防和治疗疾病用药全过程实施监督管理，包括临床用药监测、评价和超常预警；指导临床合理使用药物；对医师处方、用药医嘱的适宜性进行审核；用药错误、药品不良反应和药物损害事件监测；开展临床药学和药学研究工作等一系列内容。医师和药学专业技术人员在药物临床应用时必须遵循安全、有效、经济的原则。

临床用药管理的基本出发点和归宿是合理用药。尚无一个公认明确的定义，绝对合理的用药也是难以达到的，一般所指的合理用药只是相对的。目前比较公认的合理用药是应包含安全、有效、经济和适当这4个基本要素。世界卫生组织1985年在内罗毕召开的合理用药专家会议上，把合理用药初步定义为："合理用药要求患者接受的药物适合他们的临床需要、药物的剂量符合他们个体需要、疗程足够、药价对患者及其社区最为低廉。"

国家卫计委等部门联合制定的合理用药十大核心信息包括：

（1）合理用药是指安全、有效、经济、适当地使用药物。优先使用基本药物是合理用药的重要措施。

（2）用药要遵循能不用就不用，能少用就不多用；能口服不肌注，能肌注不输液的原则。

（3）购买药品注意区分处方药和非处方药，处方药必须凭执业医师处方购买。

（4）阅读药品说明书是正确用药的前提，特别要注意药物的禁忌、慎用、注意事项、不良反应和药物间的相互作用等事项。

（5）处方药要严格遵循医嘱，切勿擅自使用，特别是抗菌药物和激素类药物，不能自行调整用量或停用。

（6）任何药物都有不良反应，非处方药长期、大量使用也会导致不良后果。

（7）孕期及哺乳期妇女用药要注意禁忌；儿童、老人和有肝脏、肾脏等方面疾病的患者，用药应当谨慎，用药后要注意观察；从事驾驶、高空作业等特殊职业者要注意药物对工作的影响。

（8）药品存放要科学、妥善，防止因存放不当导致药物变质或失效。

（9）接种疫苗是预防一些传染病最有效、最经济的措施，国家免费提供一类疫苗。

（10）保健食品不能替代药品。

（二）临床不合理用药现状

1. 不合理用药的表现　目前我国临床用药普遍存在的问题很多，归纳起来有以下几种表现：

（1）有病症未得到治疗：病人患有需要进行药物治疗的疾病或症状，但没有得到治疗，包括得不到药物和因误诊而未给予需要的药物。

（2）选用药物不当：指病人存在用药病症，但选用的药物不对症，对特殊病人有用药禁忌或者合并用药配伍失当等。

（3）无适应证用药：病人并不存在需要进行药物治疗的疾病或不适，医生安慰性开药，病人保险性用药。

（4）无必要地使用价格昂贵的药品：例如单纯为了提高医疗单位的经济收入而给病人开大处方，开价格昂贵的进口药。

（5）用药不足：包括剂量太小和疗程不足，多发生在因畏惧药物不良反应，预防用药，或以为病情减轻过早停药的情况下。

（6）用药过量或过度：给病人使用了对症的药物，但剂量过大或者时间过长；给轻症患者用重药，联合用药过多等。

（7）用法不当：给药时间、间隔、途径不适当。

（8）重复给药：包括多名医生给同一病人开相同的药物，并用含有相同活性成分的复方制剂和单方药物，或者提前续开药方。

（9）不适当的合并用药：未根据治疗需要和药物特性设计合理的给药方案，不必要或不适当的使用多种药物。

总之,凡属人为因素造成的非安全、有效、经济、适当的用药都是不合理用药。

2. 不合理用药的后果

(1) 延误疾病治疗:用药不对症、给药剂量不足、疗程偏短、合并使用药理作用相互拮抗的药物等不合理用药,直接影响到药物治疗的有效性,轻者降低疗效,重者加重病情,延误最佳治疗时机,或导致治疗失效。

(2) 浪费医药资源:不合理用药可造成药品乃至医药资源(物资、资金和人力)有形和无形的浪费。有形的浪费是显而易见的不合理消耗,如无病用药、多开不服、重复给药和无必要的合并使用多种药物。

(3) 产生药物不良反应甚至药源性疾病:包括药物正常用法用量情况下所产生的不良反应,也包括因超量、超时、误服、错用及不正常使用药物引起的疾病。

(4) 酿成药疗事故:因用药不当所造成的医疗事故,称为药疗事故。不合理用药所造成的不良后果被称为事故的,一方面是发生了严重的甚至是不可逆的损害,如致残、致死;另一方面是涉及人为的责任。

(三) 合理用药的基本要素

1. 安全性 作为诊断、预防、治疗疾病的药物,由于其特殊的药理、生理作用而具有双重性,即有效性和不安全性,后者包括毒副作用,不良反应等。安全性是合理用药的首要条件,强调让用药者承受最小的治疗风险获得最大的治疗效果。

2. 有效性 "药到病除"是药物的治疗目的,通过药物的作用达到预期的治疗目的。

3. 经济性 经济性是指获得单位用药效果所投入的成本(性能-价格)尽可能低,所获得的治疗效果应尽可能地满意。

4. 适当性 适当性是指适当的患者、适当的治疗目标、适当的药物、适当的途径、适当的剂量、适当的时间、适当的疗程。

(四) 药物临床应用管理实施

1. 《医疗机构药事管理规定》中药物临床应用管理相关内容

(1) 配备临床药师。

(2) 审核医师处方的适宜性。

(3) 建立临床治疗团队。

(4) 制定药物临床应用管理办法及相关制度。

2. 临床用药管理的具体措施

(1) 发挥药事管理与药物治疗学委员会的作用。

(2) 制定和完善医院处方集。

(3) 加强医德医风教育。

(4) 建立、健全临床药学工作和药学保健模式。

(5) 做好处方点评和用药调查统计工作。

三、药物临床应用中的医患用药行为

药物的临床应用涉及医师对疾病的诊断和选择开方、药师的药品调剂和药学服务、护士的医嘱执行和监护、患者及其家属的依从和使用等众多环节。每一环节中医方或患方的用药行为的选择都不可避免地受到国家医疗大环境、相关方针政策、用药有关各方面人员的学识认知、道德情操、行为动机等的影响。任一行为不当都会导致错误用药。美国药典委员会做过相应统计，在错误使用药物方面：开药程序为15%、记录程序为26%、分发程序为21%、管理以及用药程序为37%、监测程序为1%。如何消除用药程序中不良因素的影响，规范医患各方的用药行为，实现合理用药是当前药物临床应用研究的热点内容。

除药师药品调剂和药学服务（在本章其他节次已有论述，在此不作赘述）外，医患用药行为主要包括医师处方行为、护士医嘱执行、患者用药依从。

（一）医师处方行为

结合行为科学的定义，医师处方行为可以定义为在社会宏观环境、医疗方针政策、医疗机构规章制度等约束条件下，医师在对患者疾病进行诊断以后，从一定的目标出发，运用自身的综合知识考虑疾病治疗、药物经济性而作出药物选择的决策活动。处方行为是医师最重要的医疗行为和卫生服务质量的体现，不仅涉及医疗费用的控制，还对临床用药的安全性及患者的生命健康有着重要的影响。一般来说，人的行为、人的内部因素、环境因素三者会相互影响、相互决定，所以医师的处方行为也是一个动态、个体化的过程。影响医师处方行为的因素主要包括：药品因素、疾病因素、环境和政策因素、经济因素、患者因素、销售因素等外在相关因素和医师自身因素。

（二）护士医嘱执行

在药物的临床应用中，护士身居临床第一线，既是用药的实施者，又是用药的管理者，因此在合理用药中，护士的医嘱执行是一个非常重要的环节。随着新药更新周期的缩短，临床用药品种日渐繁多，新剂型、新疗法不断出现，给临床用药的护理增加了不少难度，护理人员是否正确执行用药医嘱，对患者的预后及病人的安全有着重要意义。影响用药医嘱执行的因素主要包括制度因素、知识因素、操作因素、态度因素等。

（三）患者用药依从

患者用药依从性，也称顺从性、顺应性，包括两层含义：即遵守和坚持。遵守可定义为患者对医师处方或医嘱的遵从程度，坚持是指患者对医嘱遵从时间。以此概念为依据，依从性可分为完全依从性（完全按照医嘱规定的方式和时间用药）、部分依从性（超过或不足剂量用药、增加或减少用药剂量、不能坚持按医嘱用药等）和完全不依从性（完全不按医嘱用药或拒绝用药等）三类。对于糖尿病、高血压、冠心病等慢性疾病，长期的药物治疗是主要治疗手段，并且由于医护人员无法监督患者用药，需要患者自主服药，因而更加强调患者用药依从性。若患者不遵从医嘱，不按规定用药，不仅不能达到预期治疗效果，导致病情反复，还有可能引起毒副作用，造成医疗资源的浪费和治疗失败。归纳影响患者用药依从性的因素，主要包括：药物因素、患者因素、医方因素等。

四、药物临床应用中的沟通交流

（一）沟通概述

1. 沟通的概念　何谓沟通？沟者，构筑管道也；通者，顺畅也。沟通是一种信息交流，是人们为了一个既定的目标，把信息、思想和情感，在个人或群体间传递，并且寻求反馈以达到理解的过程。沟通过程的基本要素包括：输出者、信息、通道、接收者、反馈、障碍和沟通背景。

2. 沟通的分类　按照信息载体的异同，沟通可分为语言沟通和非语言沟通。

（1）语言沟通：语言沟通包括口头沟通和书面沟通。口头沟通，顾名思义，是借助口头表达的方式进行信息的传递和交流，在临床实践中，患者病史的收集、医师告知患者病情、药师对患者的用药指导、医师与药师就患者病情的讨论等都属于口头沟通过程。书面沟通则是以文字为媒介的信息传递，一般比较正式、准确、具权威性。临床实践中，常见医患书面沟通形式有：诊断及检查报告、处方及医嘱、诊疗过程中的各种知情同意书、协议书以及需告知患者的有关健康教育资料等。

（2）非语言沟通：非语言沟通是指通过身体动作、体态、语气语调、空间距离等方式交流信息、进行沟通的过程，是准确解释语言信息的重要辅助手段，包括副语言和身体语言。副语言在口语中是指音高、重音、语调等变化，比如医师告知患者病情时，提及需要强调的内容，提高音调；在书面语中是通过字体变换、标点符号和印刷形式的特殊运用实现的，比如将知情同意书中重要信息加粗等。身体语言是指通过动态无声的目光、表情、手势语言等身体运动或静态无声的身体姿态等形式来传递沟通信息。在医疗机构这种特殊环境下，身体语言是患者和医师常用的沟通方式：比如患者流露出期盼、痛苦、无助的目光，因担心病情呈现痛苦、焦虑的表情；医师通过手势与失语患者交流，为呕吐病^轻轻拍背，为动作不便者轻轻翻身，竖拇指对儿童患者进行鼓励等。

（二）药物临床应用中沟通的分类

在药物的临床应用中，医、药、护之间加强沟通与合作，能够帮助患者制定出安全、有效、经济的个体化给药方案并能得到准确执行；医方与患方之间的有效沟通，有助建立良好的医患关系，加强相互信任以及患者的依从性，这些都是进一步促进临床合理用药，提高医疗质量必要保障。依据沟通主体不同，药学实践中的沟通交流主要分为以下两类：

1. 药师与患者的沟通交流

（1）药师与患者的沟通模式：用药指导、用药咨询、药学查房。

（2）药师与患者沟通的意义：有助于促进合理用药、有助于提高患者用药依从性、有助于药师积累药学服务经验、有助于提高药师专业技能。

（3）改善药师与患者沟通的策略：增强药师服务意识、拓宽沟通渠道、提高药师专业技术知识、加强沟通技巧和相关学科学习。

2. 药师与医师的沟通

（1）药师与医师的沟通模式：药品信息交流、处方及用药医嘱审查、药师参与医师用药决策。

（2）药师与医师沟通的意义：有利于减少用药差错、有利于改善医疗质量、有利于提高各自综合素质。

（3）改善药师与医师沟通的策略：提高医师对临床药学的认知度、发挥临床药师长处以取得医师信任。

第四节　医疗机构制剂管理

一、医疗机构制剂概述

医疗机构制剂，即"院内制剂"，是指医疗机构根据本单位临床需要经批准而配制、自用的固定处方制剂。医疗机构制剂的配制供应工作是在《中华人民共和国药品管理法》和《医疗机构制剂配制质量管理规范》框架下进行药品生产销售活动。不同于药品监管部门正式批准上市的药品，患者只能在本医疗机构内凭医师处方购得。医疗机构制剂不能以其他方式流通到本医疗机构以外的地方销售或使用，包括患者通过互联网订购药品。在特殊情况下，经药品监管部门批准，医疗机构制剂可以在指定的医疗机构之间调剂使用。医疗机构制剂的审批和监督管理工作由省、自治区、直辖市（食品）药品监督管理部门负责。经批准后获得《医疗机构制剂许可证》的医疗机构方可配制制剂，医疗机构制剂实行制剂批准文号管理。制剂的申报需按照《医疗机构制剂注册管理办法》进行申报与审批。由于医疗机构制剂具有成本较低、受众明确、密切结合临床、疗效确切、体现专科特色等特点，在医疗上发挥着积极的、不可取代的重要作用。

二、医疗机构制剂准入管理

严格的准入管理是从源头上保证药品质量、提高药品生产水平、加强药品监督管理的重要措施。2005 年 6 月，为进一步规范医疗机构制剂的申报与审批，国家食品药品监督管理局颁布实施了《医疗机构制剂注册管理办法》（试行）简称《办法》，该办法详细的规定了医疗机构制剂品种的申报准入条件。规定医疗机构制剂的申请人，应当是持有《医疗机构执业许可证》并取得《医疗机构制剂许可证》的医疗机构。对于未取得《医疗机构制剂许可证》或者《医疗机构制剂许可证》无相应制剂剂型的"医院"类别的医疗机构可以申请医疗机构中药制剂，但必须同时提出委托配制制剂的申请。接受委托配制的单位应当是取得《医疗机构制剂许可证》的医疗机构或者取得《药品生产质量管理规范》认证证书的药品生产企业。委托配制的制剂剂型应当与受托方持有的《医疗机构制剂许可证》或者《药品生产质量管理规范》认证证书所载明的范围一致。《办法》的规定主要内容如下：

（一）医疗机构制剂实行批准文号管理

省、自治区、直辖市（食品）药品监督管理部门负责注册审批。《办法》规定医疗机构制剂批准文号的格式为：X 药制字 H（Z）+4 位年号+4 位流水号；其中，X 表示省、自治区、直辖市简称，H 表示化学制剂，Z 表示中药制剂。

（二）临床研究审批制度

由省、自治区、直辖市（食品）药品监督管理部门对申报资料进行技术审评，对符合规定的，发给《医疗机构制剂临床研究批件》，并规定医疗机构制剂的临床研究，应当在本医疗机构按照临床研究方案进行，受试例数不得少于 60 例。

（三）医疗机构制剂申报范围

规定有下列情形之一的市场已有供应的品种，不得作为医疗机构制剂申报：

含有未经原国家食品药品监督管理局批准的活性成分的品种；除变态反应原外的生物制品；中药注射剂；中药、化学药组成的复方制剂；麻、精、毒、放射性药品及其他不符合国家有关规定的制剂。

（四）申请注册所需的资料及技术要求

申请医疗机构制剂，应当进行相应的临床前研究，包括处方筛选、配制工艺、质量指标、药理、毒理学研究等。申请医疗机构制剂注册所报送的资料应当真实、完整、规范。

（五）其他要求

医疗机构配制制剂使用的辅料、直接接触制剂的包装材料和容器、说明书和包装标签应符合原国家食品药品监督管理局的管理规定。医疗机构制剂的说明书和包装标签应标注"本制剂仅限本医疗机构使用"字样。

制剂名称应符合原国家食品药品监督管理局的药品命名原则，不得使用商品名。

制剂不得调剂使用，特殊情况下的调剂使用须经过有关部门批准。

（六）建立了再注册和补充申请制度

再注册的目的是定期对已批准的制剂品种进行再评价，淘汰那些疗效不确切或质量不稳定的品种。已批准的医疗机构制剂每三年注册一次。需要变更工艺、处方、配制地点和委托配制单位的，应当提出补充申请。

《医疗机构制剂配制质量管理规范》《医疗机构制剂配制监督管理办法》及《医疗机构制剂注册管理办法》的颁布实施为医疗机构制剂的准入管理提供了明确的法律法规依据，有利于加强对制剂质量的管理，有利于明确制剂的法律责任。为医疗机构制剂健康有序的发展奠定了基础。为更好地适应当前医疗行业发展，2015 年 1 月，CFDA 对《医疗机构制剂注册管理办法（征求意见稿）》进行公开征求意见，新的《办法》进一步细化和明确了相关要求，对于推动医疗机构制剂未来发展具有积极的意义。

三、医疗机构制剂质量管理与使用管理要求

（一）制剂质量管理

医疗机构制剂不同于临时配方，它属于药品生产的范畴。加上医院制剂存在小批量、多品种、配制环境及实施设备差、质量检验机构不健全、质检不严格等缺陷，由此引起许多质量问题。因此，必须加强医疗机构制剂质量管理。

1. 加强医疗机构制剂法制化管理　为了保证患者所用医疗机构制剂的安全性和有效性，1984 年卫生部根据《药品管理法》的规定，对配制医疗机构制剂实行制剂许可制度，对部分品种规定了审批程序，并组织编写出版了《医院制剂规范》《中国人民解放军药品制剂规范》，建立了对医院制剂的法制化管理制度，取得了一定效果。但因医院的性质和任务与药品生产企业不同，不可能大量投资新建、改建制剂室，以达到生产企业药品 GMP 要求。我国加入世贸组织后，在制药企业全面推进 GMP 制度，药品质量明显提高，品种、规格、数量得到很大丰富。同时，医疗卫生改革对药物治疗、合理用药等各方面提出更高要求，形式的发展对医院制剂配制质量及其管理提出更严格的要求。

2. 建立健全工作制度，提高人员素质　建立标准操作规程（standard operating procedure，SOP）是保证制剂质量的关键。SOP 是一种标准的作业程序，所谓标准，有最优化的概念，即不是随便写出来的操作程序都可以称为 SOP，而一定是经过不断实践总结出来的，在当前条件下可以实现的最优化的操作程序设计。建立健全医疗机构制剂配制 SOP 操作标准规程有利于医疗机构制剂的稳定性及生产效率的提升。

同时，制剂员工的素质是保障制剂工作规范化、制度化管理以及制剂质量的关键。因此必须加大药学专业技术人员的培养，积极选配相关人员学习进修，不断进行知识更新，提高专业技能。定期组织制剂人员及管理人员系统学习 GPP 规范，有计划、有组织地进行岗前培训、岗位培训、定期考核。增强制剂人员参与管理和接受管理的意识，不断提高管理人员和操作人员的业务技能，增强质量意识，牢记"规范是保证，质量是根本"这一制剂准则，养成良好的工作责任心和执行制度的自觉性。

3. 实行医院制剂的委托生产模式　《医疗机构制剂配制监督管理办法》《医疗机构制剂注册管理办法》均明确表明：属于"医院"类别的医疗机构的中药制剂，可以委托本省、自治区、直辖市内取得《医疗机构制剂许可证》的医疗机构或者取得《药品生产质量管理规范》认证证

书的药品生产企业配制制剂。医疗机构可对一些临床需求量大，疗效稳定的中药制剂委托具有GMP资质的药品生产企业进行批量生产，这不仅有利于提高医院制剂的质量，而且也可利用制药企业的软硬件优势降低生产成本。

4. 开展医院制剂的临床监测　开展临床监测及不良反应报告制度对于医疗机构制剂具有现实的积极意义。首先可以弥补药品上市前研究的不足为药品上市后研究提供支持，为遴选、整顿和淘汰医院制剂提供依据。其次可以确保及时发现重大药害事件，防止事件的蔓延和扩大，保障公众健康和安全。再次对促进临床安全用药、合理用药，解决医疗纠纷以及加强医疗机构内部医、药、护、检验各专业协作都具有促进作用。

（二）制剂使用管理

《药品管理法》及其《实施条例》规定：医疗机构配制的制剂必须按照规定进行质量检验；合格的，凭执业医师处方在本医疗机构使用；医疗机构配制的制剂，不得在市场销售或者变相销售，不得发布医疗机构制剂广告；经国务院或省、自治区、直辖市人民政府的药品监督管理部门批准，医疗机构配制的制剂可以在指定的医疗机构之间调剂使用；国务院药品监督管理部门规定的特殊制剂的调剂使用以及省、自治区、直辖市之间医疗机构制剂的调剂使用，必须经国务院药品监督管理部门批准。

因此有条件的医疗机构可考虑将部分市场认可度高、使用安全、疗效可靠的特色制剂通过备案，在医疗机构之间调剂使用，扩大市场份额；还可考虑建立制剂联合体发展医疗机构制剂，特别是以中药、民族药制剂为基础，走集约化发展的医疗机构制剂产业之路；医疗机构制剂应摆脱低层次的生产和低水平的管理，将医院制剂研发取得的一系列成果通过与企业合作，走企业化的经营管理模式，使医疗机构制剂能及时转化应用到制剂服务平台，符合医药产业的市场需求和规范管理要求；建立畅通便捷的制剂定价、调价机制，灵活对冲制剂生产供应管理成本的波动，这些都是医院制剂经营发展的新模式。

第九章　特殊管理药品

第一节　概　述

一、特殊管理药品的相关概念

（一）特殊管理药品的概念及其特殊性

《中华人民共和国药品管理法》第三十五条规定，国家对麻醉药品、精神药品、医疗用毒性药品、放射性药品，实行特殊管理（简称为"麻、精、毒、放"）。

特殊管理药品之所以被实施特殊的管制，源于这些药品虽然本身有着重要的医疗价值，在防病治病及维护公众健康方面有着积极的作用，但这类药品同时具有不易掌控的毒副作用．如果不加以管控，极易危害公众的身心健康甚至危害社会，国家因此出台一系列相应的管理办法和措施，对这些特殊管理的药品进行严格的管制。

我国《刑法》第三百五十七条规定，毒品指鸦片、海洛因、甲基苯丙胺（冰毒）、吗啡、大麻、司卡因以及国家规定管制的其他能够使人形成瘾癖的麻醉药品和精神药品。因此，当麻醉药品等被滥用时即为毒品，特殊药品的管理也与禁毒工作有着紧密的联系。

（二）其他相关术语

1. 药物滥用　广义的药物滥用是指不合理用药，而狭义的药物滥用是指以非医疗目的过度地使用具有依赖性特性或潜力的药物的行为。这种药物滥用行为的特征有三点：一是以非医疗目的反复、无节制地用药；二是对用药的个体造成精神和身体的危害大；三是引发严重的公共卫生问题和社会危害。

国际公约中确定的易滥用的药物主要有三类。①麻醉性药品：阿片类、可卡因类、大麻类；②精神药品：镇静催眠药、抗焦虑药、中枢兴奋药、致幻剂；③其他：挥发性有机溶剂、烟草、酒精。

2. 药物耐受性　药物耐受性是指人体在重复用药情况下形成的一种对药物的反应性逐渐减弱、药学效价降低的状态。

3. 药物依赖性　药物依赖性又称药物成瘾性，是指带有强制性的渴求、追求与不间断地使用某种或某些药物或物质，使机体形成一种特殊的精神状态和特殊的身体状态。

能引起依赖性的药物常兼有精神依赖性和身体依赖性，阿片类和催眠镇痛药在反复用药过程中，先产生精神依赖性，后产生身体依赖性。可卡因、苯丙胺类中枢兴奋药主要引起精神依赖性，但大剂量使用也会产生身体依赖性。少数药物如致幻剂只产生精神依赖性而无身体依赖性。

二、我国特殊管理药品的监督管理历程

(一) 新中国建立以前

我国特殊管理药品的监管历史可以追溯到 19 世纪中叶,西方殖民主义者强行向中国输入鸦片。晚清、民国禁毒历程的"三次禁毒运动"为新中国成立后的禁毒立法奠定了基础。1839年,在道光皇帝支持下,以林则徐"虎门销烟"为代表的第一次禁烟运动;第二次禁毒运动是1909 年上海万国禁烟会,标志着将中国禁毒纳入世界联合反毒体系的开端;第三次禁毒运动始于南京国民政府 1935 年推出"六年禁烟""两年禁毒"计划,包括抗战胜利后进行的"两年断禁"工作。虽然战争因素导致当时政府的禁毒工作做得并不到位,但其取得的效果仍值得肯定,烟毒泛滥的势头有所回落。

(二) 中华人民共和国成立后

中华人民共和国成立后,政府采取坚决措施,在全国范围内开展了禁毒运动,收缴毒品,禁种罂粟,封闭烟馆,严厉惩办制贩毒品活动,1953 年中国政府宣布已是一个无毒国.基本禁绝了为患百年的烟毒,创造了举世公认的奇迹。

到改革开放前,中央人民政府出台了一系列政策、通知、指示,主要有 1950 年 9 月 12 日内务部《关于贯彻严禁烟毒工作的指示》;1951 年 2 月 10 日卫生部公布《麻醉药品临时登记处理办法》《管理麻醉药品暂行条例》和《管理麻醉药品暂行条例实施细则》;1952 年 4 月 15 日中央批转公安部《关于开展全国规模的禁毒运动的报告》;1952 年 12 月 12 日政务院《关于推行戒烟、禁种鸦片和收缴农村存毒的工作指示》;1963 年 2 月 26 日中央批转原卫生部党组《关于加强去氧麻黄素等剧毒药品管理的报告》;1963 年 5 月 26 日中央《关于严禁鸦片、吗啡毒害的通知》;以及 1973 年 1 月 13 日国务院《关于严禁私种罂粟和贩卖、吸食鸦片等毒品的通知》。

改革开放后,严格管理、禁止滥用麻醉药品和精神药品。在立法方面,1984 年 9 月通过《中华人民共和国药品管理法》,其第三十五条规定,国家对麻醉药品、精神药品实行特殊的管理办法。在行政法规的建设上,国务院先后发布《麻醉药品管理条例》(1978 年 9 月 13 日)、《麻醉药品管理办法》(1987 年 11 月 28 日)和《精神药品管理办法》(1988 年 12 月 27 日),分别对麻醉药品和精神药品的生产、供应、运输、使用、进出口的管理作出了明确规定。

为加强对麻醉药品和精神药品的管理,保证麻醉药品和精神药品的合法、安全、合理使用,防止流入非法渠道,2005 年 8 月 3 日,国务院发布了新的《麻醉药品和精神药品管理条例》。同年,国家食品药品监督管理局依据《麻醉药品和精神药品管理条例》,颁布了《麻醉药品和精神药品生产管理办法(试行)》《麻醉药品和精神药品经营管理办法(试行)》《医疗机构麻醉药品、第一类精神药品管理规定》《麻醉药品和精神药品邮寄管理办法》等多个配套规范。此后,2013 年 12 月 7 日和 2016 年 2 月 6 日,国务院两次修订了《麻醉药品和精神药品管理条例》。

对其他特殊管理的药品,1980 年以来,政府对易制毒化学品和麻黄素也实行严格的管制,不断健全管制易制毒化学品的规定。例如,1988 年 10 月对醋酸酐、乙醚、三氯甲烷三类可供制造海洛因等毒品的化学品实行出口管制。1993 年 1 月,中国对《联合国禁止非法贩运麻醉药品和精神药物公约》所列举的 22 种易制毒化学品实行出口许可证管理。1996 年 6 月,又规定对上述 22 种易制毒化学品实行进口许可证管理。1997 年 4 月.外贸部门发布《易制毒化学品进出口管理暂行规定》,1999 年 12 月正式发布《易制毒化学品进出口管理规定》。1992 年至 1998 年,多次发布关于麻黄素管理方面的规定。1998 年 3 月,国务院发出《关于进一步加强麻黄素管理

的通知》，规定对麻黄素的生产、经营、运输、使用、出口实行专项管理。1998 年 12 月，有关部门联合下发《关于加强麻黄素类产品出口管理有关问题的通知》，对麻黄素各种盐类、粗品、衍生物和单方制剂等 12 个品种全部实行出口管制。2007 年 12 月，全国人大常委会通过了《中华人民共和国禁毒法》，规定了禁毒教育、毒品管制、戒毒和国际合作以及相关法律责任。2010 年 3 月，卫生部发布了《药品类易制毒化学品管理办法》，对药品类易制毒化学品的生产、经营、购买、运输和进出口管理进行了规定。

三、国际特殊管理药品的监督管理历程

（一）国际合作

中国政府积极参与国际麻醉药品与精神药品的管制事务。1985 年 6 月，中国批准加入经 1972 年议定书修正的联合国《1961 年麻醉品单一公约》《1971 年精神药物公约》。1989 年 9 月，中国批准加入《联合国禁止非法贩运麻醉药品和精神药物公约》。1992 年 6 月，中国、缅甸和联合国禁毒署在缅甸仰光签署《中国、缅甸和联合国禁毒署三方禁毒合作项目》。1993 年 10 月，中国、缅甸、泰国、老挝和联合国禁毒署签署《禁毒谅解备忘录》，确定在次区域禁毒合作中保持高级别接触。1995 年 5 月，中国、越南、老挝、泰国、缅甸、柬埔寨及联合国禁毒署在北京召开第一次次区域禁毒合作部长级会议，通过《北京宣言》，并签署《次区域禁毒行动计划》。中国与美国从 1985 年开始进行禁毒合作，1987 年，两国政府签署《中美禁毒合作备忘录》。1997 年，中美两国首脑签署包括禁毒合作内容的《中美联合声明》，随后两国政府互派了禁毒联络官。中国也开展与俄罗斯、哈萨克斯坦、吉尔吉斯斯坦、塔吉克斯坦等在禁毒领域的合作。1996 年 4 月，中俄两国签署《关于禁止非法贩运和滥用麻醉药品及精神药物的合作协议》。1998 年，中、哈、吉、俄、塔五国元首共同签署联合声明，把打击毒品犯罪和跨国犯罪作为五国合作的一条重要内容。此外，中国政府还与墨西哥、印度、巴基斯坦、哥伦比亚、塔吉克斯坦等国签署了双边禁毒合作协议。

（二）国际麻醉药品和精神药品管制机构

国际上专门组建了管制机构，对世界范围内的麻醉药品和精神药品等特殊管理的药品进行全面监管。它们包括了经济与社会理事会（EconomiC and SoeialCouneil，简称 ECOSOC）、麻醉药品委员会（Commissionon Narcotic Drugs，简称 CND）、麻醉药品司（Division of Narcotic Drugs，简称 DND）、国际麻醉品管制局（xnternational Narcotics Contml Board，简称 INCB）、联合国控制药物滥用基金（United Nation Fund for Dmg Abuse Control，简称 UNNFDAC）、联合国国际药物管制规划署（The United Nations International Drug Control Programme，简称 UNDCP）、世界卫生组织（World Health organization，简称 WHO）、国际刑警组织（Intemational Criminal Police Organaizalion-INTERPOL，简称 ICPO）等。

其中，联合国大会于 1990 年 12 月成立了联合国国际药物管制规划署（简称药管署），药管署统一了联合国药物滥用管制结构，使联合国能够加强其作为国际统一行动主要联络点的作用。药管署的任务包括了原国际麻醉品管制局秘书处、麻醉药品司以及联合国药物滥用管制基金的任务，是整个国际药物管制系统的一个组成部分。

第二节　麻醉药品和精神药品的管理

一、麻醉药品和精神药品的概念及分类

（一）麻醉药品的概念及分类

1. 麻醉药品的概念　麻醉药品，是指对中枢神经有麻醉作用，具有依赖性潜力，连续使用、滥用或者不合理使用，易产生身体依赖性和精神依赖性，能成瘾癖的药品、药用原植物或其他物质。

2. 麻醉药品的分类及品种　我国规定麻醉药品主要包括阿片类、可卡因类、大麻类、合成麻醉药类及国务院药品监督管理部门指定的其他易成瘾癖的药品、药用原植物及其制剂。

根据国家食品药品监督管理总局、中华人民共和国公安部、中华人民共和国国家卫生和计划生育委员会联合于 2013 年 11 月 11 日公布的《关于公布麻醉药品和精神药品品种目录的通知》中规定，《麻醉药品品种目录（2013 年版）》和《精神药品品种目录（2013 年版）》于2014 年 1 月 1 日起施行。

根据《麻醉药品品种目录（2013 年版）》，麻醉药品共 121 种。我国生产及使用的有 22 种：可卡因、罂粟浓缩物、二氢埃托啡、地芬诺酯、芬太尼、氢可酮、氢吗啡酮、美沙酮、吗啡、阿片、羟考酮、哌替啶、瑞芬太尼、舒芬太尼、蒂巴因、可待因、右丙氧芬、双氢可待因、乙基吗啡、福尔可定、布桂嗪、罂粟壳。

（二）精神药品的概念及分类

1. 精神药品的概念　精神药品是指直接作用中枢神经系统，使之兴奋或抑制，连续使用能产生药物依赖性的药品或其他物质。

2. 精神药品的分类及品种　精神药品根据对人体产生依赖性的程度不同，分为第一类精神药品和第二类精神药品。其中第一类精神药品比第二类精神药品更易产生依赖性．其毒性和成瘾性更强，因此对其管理更加严格。

根据《精神药品品种目录（2013 年版）》，精神药品共 149 种。我国生产和使用的第一类精神药品有 7 种：哌醋甲酯、司可巴比妥、丁丙诺啡、γ-羟丁酸、氯胺酮、马吲哚、三唑仑。

我国生产和使用的第二类精神药品有 27 种：异戊巴比妥、格鲁米特、喷他佐辛、戊巴比妥、阿普唑仑、巴比妥、氯硝西泮、地西泮、艾司唑仑、氟西泮、劳拉西泮、甲丙氨酯、咪达唑仑、硝西泮、奥沙西泮、匹莫林、苯巴比妥、唑吡坦、丁丙诺啡透皮贴剂、布托啡诺及其注射剂、咖啡因、安钠咖、地佐辛及其注射剂、麦角胺咖啡因片、氨酚氢可酮片、曲马多、扎来普隆。

二、麻醉药品和精神药品监督管理的部门职责

根据《麻醉药品和精神药品管理条例》，麻醉药品和精神药品的监督管理部门及其职责如表9-1 所列。

表 9-1　麻醉药品和精神药品监督管理部门及其职责

监管部门	职　责
国务院药品监督管理部门	负责全国麻醉药品和精神药品的监督管理工作，并会同国务院农业主管部门对麻醉药品药用原植物实施监督管理，根据麻醉药品和精神药品的需求总量制定年度生产计划，根据麻醉药品年度生产计划制定麻醉药品药用原植物年度种植计划
国务院农业主管部门	会同国务院药品监督管理部门对麻醉药品药用原植物实施监督管理
国务院公安部门	负责对造成麻醉药品药用原植物、麻醉药品和精神药品流入非法渠道的行为进行查处
国务院其他有关部门	在各自职责范围内负责与麻醉药品和精神药品有关的管理工作
省级药品监督管理部门	负责本行政区域内麻醉药品和精神药品的监督管理工作
县级以上地方公安机关	负责对本行政区域内造成麻醉药品和精神药品流入非法渠道的行为进行查处
县级以上地方人民政府其他有关主管部门	在各自职责范围内负责与麻醉药品和精神药品有关的管理工作

在各级管理机构严格履行监督管理的同时，麻醉药品和精神药品生产、经营企业和使用单位可以依法参加行业协会。行业协会应当加强行业自律管理。

三、麻醉药品和精神药品的种植、实验研究和生产管理

国家根据麻醉药品和精神药品的医疗、国家储备和企业生产所需原料的需要确定需求总量。对麻醉药品药用原植物的种植、麻醉药品和精神药品的生产实行总量控制。

（一）麻醉药品药用原植物的种植管理

国务院药品监督管理部门和农业主管部门根据麻醉药品年度生产计划，制定麻醉药品药用原植物年度种植计划。麻醉药品药用原植物种植企业应当向国务院药品监督管理部门和农业主管部门定期报告种植情况。麻醉药品药用原植物种植企业由国务院药品监督管理部门和农业主管部门共同确定，其他单位和个人不得种植麻醉药品药用原植物。

（二）麻醉药品和精神药品的实验研究管理

开展麻醉药品和精神药品实验研究活动应当具备下列条件，并经国务院药品监督管理部门批准。

（1）以医疗、科学研究或者教学为目的。

（2）有保证实验所需麻醉药品和精神药品安全的措施和管理制度。

（3）单位及其工作人员 2 年内没有违反有关禁毒的法律、行政法规规定的行为。

申请人开展麻醉药品和精神药品实验研究应当填写《麻醉药品和精神药品实验研究立项申请表》，连同相关资料报所在地省级药品监督管理部门。经省级药品监督管理部门初审后报国务院药品监督管理部门审查，必要时国务院药品监督管理部门可以要求申请人补充技术资料，并发给《麻醉药品和精神药品实验研究立项补充通知件》。符合规定的，由国务院药品监督管理部门发给《麻醉药品和精神药品实验研究立项批件》，该立项批件不得转让。

麻醉药品和第一类精神药品的临床试验，不得以健康人为受试对象。

药品研究单位在普通药品的实验研究过程中，若产生规定的管制品种，应当立即停止实验研究活动，并向国务院药品监督管理部门报告。国务院药品监督管理部门应当根据情况，及时作出是否同意其继续实验研究的决定。

（三）麻醉药品和精神药品的生产管理

国家对麻醉药品和精神药品实行定点生产制度。由国务院药品监督管理部门根据麻醉药品

和精神药品的需求总量，制定年度生产计划；按照合理布局、总量控制的原则，确定麻醉药品和精神药品定点生产企业的数量和布局，并进行调整、公布。定点生产企业应当严格按照麻醉药品和精神药品年度生产计划安排生产，并依照规定向所在地省、自治区、直辖市人民政府药品监督管理部门报告生产情况。

麻醉药品和精神药品的定点生产企业应当具备下列条件。

（1）有《药品生产许可证》。

（2）有麻醉药品和精神药品实验研究批准文件。

（3）有符合规定的麻醉药品和精神药品生产设施、储存条件和相应的安全管理设施。

（4）有通过网络实施企业安全生产管理和向药品监督管理部门报告生产信息的能力。

（5）有保证麻醉药品和精神药品安全生产的管理制度。

（6）有与麻醉药品和精神药品安全生产要求相适应的管理水平和经营规模。

（7）麻醉药品和精神药品生产管理、质量管理部门的人员应当熟悉麻醉药品和精神药品管理以及有关禁毒的法律、行政法规。

（8）没有生产、销售假药、劣药或者违反有关禁毒的法律、行政法规规定的行为。

（9）符合国务院药品监督管理部门公布的麻醉药品和精神药品定点生产企业数量和布局的要求。

麻醉药品和精神药品的生产包装中必须有专有标识。（特殊管理药品的专有标识详见附录：特殊药品的专有标识）

从事麻醉药品、精神药品生产的企业，应当经所在地省级药品监督管理部门批准。定点生产企业生产麻醉药品和精神药品，应当依照药品管理法的规定取得药品批准文号。未取得药品批准文号的，不得生产麻醉药品和精神药品。经批准定点生产的麻醉药品、第一类精神药品和第二类精神药品原料药不得委托加工。第二类精神药品制剂可以委托加工。具体按照药品委托加工有关规定办理。

四、麻醉药品和精神药品的经营管理

（一）经营制度

国家对麻醉药品和精神药品实行定点经营制度。

由国务院药品监督管理部门根据麻醉药品和第一类精神药品的需求总量，确定麻醉药品和第一类精神药品的定点批发企业布局，并根据年度需求总量对布局进行调整、公布。

药品经营企业不得经营麻醉药品原料药和第一类精神药品原料药。但是，供医疗、科学研究、教学使用的小包装的上述药品可以由国务院药品监督管理部门规定的药品批发企业经营。

麻醉药品和精神药品定点批发企业除应当具备《药品管理法》第十五条规定的药品经营企业的开办条件外，还应当具备下列条件。

（1）有符合本条例规定的麻醉药品和精神药品储存条件。

（2）有通过网络实施企业安全管理和向药品监督管理部门报告经营信息的能力。

（3）单位及其工作人员2年内没有违反有关禁毒的法律、行政法规规定的行为。

（4）符合国务院药品监督管理部门公布的定点批发企业布局。

麻醉药品和第一类精神药品的定点批发企业，还应当具有保证供应责任区域内医疗机构所需麻醉药品和第一类精神药品的能力，并具有保证麻醉药品和第一类精神药品安全经营的管理制度。

（二）企业审批

1. 批发企业审批　跨省、自治区、直辖市从事麻醉药品和第一类精神药品批发业务的企业（以下称全国性批发企业），应当经国务院药品监督管理部门批准；在本省、自治区、直辖市行政区域内从事麻醉药品和第一类精神药品批发业务的企业（以下称区域性批发企业），应当经所在地省级药品监督管理部门批准。专门从事第二类精神药品批发业务的企业，应当经所在地省级药品监督管理部门批准。

全国性批发企业和区域性批发企业可以从事第二类精神药品批发业务。

国务院药品监督管理部门在批准全国性批发企业以及省、自治区、直辖市药品监督管理部门在批准区域性批发企业时，应当综合各地区人口数量、交通、经济发展水平、医疗服务情况等因素，确定其所承担供药责任的区域。

2. 零售（连锁）企业审批　麻醉药品和第一类精神药品不得零售。申请零售第二类精神药品的药品零售连锁企业，应当向所在地设区的市级药品监督管理机构提出申请，经批准后．方可从事经营活动。经所在地设区的市级药品监督管理部门批准，实行统一进货、统一配送、统一管理的药品零售连锁企业可以从事第二类精神药品零售业务。除经批准的药品零售连锁企业外，其他药品经营企业不得从事第二类精神药品零售活动。

（三）购销管理

1. 麻醉药品和第一类精神药品的购销　全国性批发企业应当从定点生产企业购进麻醉药品和第一类精神药品。区域性批发企业可以从全国性批发企业购进麻醉药品和第一类精神药品；经所在地省级药品监督管理部门批准，也可以从定点生产企业购进麻醉药品和第一类精神药品。

全国性批发企业可以向区域性批发企业，或者经省级药品监督管理部门批准可以向取得麻醉药品和第一类精神药品使用资格的医疗机构以及经批准的其他单位销售麻醉药品和第一类精神药品。区域性批发企业可以向本省、自治区、直辖市行政区域内取得麻醉药品和第一类精神药品使用资格的医疗机构销售麻醉药品和第一类精神药品。

2. 第二类精神药品的购销　从事第二类精神药品批发业务的企业可以从第二类精神药品定点生产企业、全国性批发企业、区域性批发企业、其他专门从事第二类精神药品批发业务的企业购进第二类精神药品。

从事第二类精神药品批发业务的企业可以将第二类精神药品销售给定点生产企业、全国性批发企业、区域性批发企业、其他专门从事第二类精神药品批发业务的企业、医疗机构和从事第二类精神药品零售的药品零售连锁企业。

第二类精神药品零售企业应当凭执业医师出具的处方，按规定剂量销售第二类精神药品．并将处方保存2年备查；禁止超剂量或者无处方销售第二类精神药品；不得向未成年人销售第二类精神药品。

3. 麻醉药品和精神药品定价　麻醉药品和精神药品实行政府定价，在制定出厂和批发价格的基础上，逐步实行全国统一零售价格。具体办法由国务院价格主管部门制定。

五、麻醉药品和精神药品的使用管理

（一）购用管理

1. 药品生产企业　药品生产企业需要以麻醉药品和第一类精神药品为原料生产普通药品的，应当向所在地省、自治区、直辖市药品监督管理部门报送年度需求计划，由省级药品监督管理部门汇总报国务院药品监督管理部门批准后。向定点生产企业购买。

药品生产企业需要以第二类精神药品为原料生产普通药品的，应当将年度需求计划报所在地省级药品监督管理部门，并向定点批发企业或者定点生产企业购买。

2. 科研教学单位　科学研究、教学单位需要使用麻醉药品和精神药品开展实验、教学活动的，应当经所在地省级药品监督管理部门批准，向定点批发企业或者定点生产企业购买。需要使用麻醉药品和精神药品的标准品、对照品的，应当经所在地省级药品监督管理部门批准，向国务院药品监督管理部门批准的单位购买。

3. 医疗机构　医疗机构需要使用麻醉药品和第一类精神药品的，应当经所在地设区的市级人民政府卫生主管部门批准，取得麻醉药品、第一类精神药品购用印鉴卡（以下称印鉴卡）。医疗机构应当凭印鉴卡向本省、自治区、直辖市行政区域内的定点批发企业购买麻醉药品和第一类精神药品。

医疗机构取得印鉴卡应当具备下列条件。

（1）有专职的麻醉药品和第一类精神药品管理人员。

（2）有获得麻醉药品和第一类精神药品处方资格的执业医师。

（3）有保证麻醉药品和第一类精神药品安全储存的设施和管理制度。

省、自治区、直辖市人民政府卫生主管部门应当将取得印鉴卡的医疗机构名单向本行政区域内的定点批发企业通报。

（二）使用管理

1. 处方权管理　医疗机构对本单位执业医师进行有关麻醉药品和精神药品使用知识的培训、考核，经考核合格的，授予麻醉药品和第一类精神药品处方资格。执业医师取得麻醉药品和第一类精神药品的处方资格后，方可在本医疗机构开具麻醉药品和第一类精神药品处方，但不得为自己开具该种处方。具有麻醉药品和第一类精神药品处方资格的执业医师，根据临床应用指导原则，对确需使用麻醉药品或者第一类精神药品的患者，应当满足其合理用药需求。

2. 处方管理　开具麻醉药品、精神药品要使用专用处方，并对处方进行专册登记。麻醉药品和第一类精神药品处方的印刷用纸为淡红色，处方右上角分别标注"麻""精一"；第二类精神药品处方的印刷用纸为白色，处方右上角标注"精二"。

单张处方的最大用量，麻醉药品、第一类精神药品注射剂处方为1次用量，其他剂型处方不得超过3日用量，控缓释制剂处方不得超过7日用量；第二类精神药品处方一般不得超过7日用量。

医疗机构应当对麻醉药品和精神药品处方进行专册登记，麻醉药品处方至少保存3年，精神药品处方至少保存2年。

3. 制剂配制管理　对临床需要而市场无供应的麻醉药品和精神药品，持有医疗机构制剂许可证和印鉴卡的医疗机构需要配制制剂的，应当经所在地省级药品监督管理部门批准，且只能在本医疗机构使用，不得对外销售。

4. 其他管理　医疗机构、戒毒机构以开展戒毒治疗为目的，可以使用美沙酮或者国家确定的其他用于戒毒治疗的麻醉药品和精神药品。具体管理办法由国务院药品监督管理部门、国务院公安部门和国务院卫生主管部门制定。

六、麻醉药品和精神药品的储存、运输和邮寄管理

（一）储存管理

麻醉药品药用原植物种植企业、定点生产企业、全国性批发企业和区域性批发企业以及国

家设立的麻醉药品储存单位，以及麻醉药品和第一类精神药品的使用单位应设置专库或专柜储存麻醉药品和第一类精神药品。专库应当设有防火防盗监控设施并安装报警装置；专柜应当使用保险柜。专库和专柜应当实行双人双锁管理，并配备专人负责管理工作。并建立储存麻醉药品和第一类精神药品的专用账册。药品入库双人验收，出库双人复核．做到账物相符。专用账册的保存期限应当自药品有效期期满之日起不少于 5 年。

第二类精神药品经营企业应当在药品库房中设立独立的专库或者专柜储存第二类精神药品，并建立专用账册，实行专人管理。专用账册的保存期限应当白药品有效期期满之日起不少于 5 年。

（二）运输管理

托运人办理麻醉药品和第一类精神药品运输手续，应当向所在地设区的市级药品监督管理部门申请领取运输证明，并将运输证明副本交付承运人。承运人应当查验、收存运输证明副本。并检查货物包装。没有运输证明或者货物包装不符合规定的，承运人不得承运。承运人在运输过程中应当携带运输证明副本，以备查验。托运、承运和自行运输麻醉药品和精神药品的，应采取安全保障措施，防止麻醉药品和精神药品在运输过程中被盗、被抢和丢失。

通过铁路运输麻醉药品和第一类精神药品的，应当使用集装箱或者铁路行李车运输；没有铁路需要通过公路或者水路运输麻醉药品和第一类精神药品的，应当由专人负责押运。

运输证明有效期为 1 年，应当由专人保管，不得涂改、转让、转借。

定点生产企业、全国性批发企业和区域性批发企业之间运输麻醉药品、第一类精神药品，发货人在发货前应当向所在地设区的市级药品监督管理部门报送本次运输的相关信息。属于跨省、自治区、直辖市运输的，收到信息的药品监督管理部门应当向收货人所在地的同级药品监督管理部门通报；属于在本省、自治区、直辖市行政区域内运输的，收到信息的药品监督管理部门应当向收货人所在地设区的市级药品监督管理部门通报。

（三）邮寄管理

邮寄麻醉药品和精神药品，寄件人应当提交所在地设区的市级药品监督管理部门出具的准予邮寄证明。邮政营业机构应当查验、收存准予邮寄证明；没有准予邮寄证明的，邮政营业机构不得收寄。

七、法律责任

依据《麻醉药品和精神药品管理条例》，相关责任人应承担的法律责任见表 9-2。

表 9-2　违反《麻醉药品和精神药品管理条例》主要法律责任

违反本条例的情形	处罚规定
药品监督管理部门、卫生主管部门违反本条例的规定，有下列情形之一的：（一）对不符合条件的申请人准予行政许可或者超越法定职权作出准予行政许可决定的；（二）未到场监督销毁过期、损坏的麻醉药品和精神药品的；（三）未依法履行监督检查职责，应当发现而未发现违法行为、发现违法行为不及时查处，或者未依照本条例规定的程序实施监督检查的；（四）违反本条例规定的其他失职、渎职行为	由其上级行政机关或者监察机关责令改正；情节严重的，对直接负责的主管人员和其他直接责任人员依法给予行政处分；构成犯罪的，依法追究刑事责任

续表

违反本条例的情形	处罚规定
第二类精神药品零售企业违反本条例的规定储存、销售或者销毁第二类精神药品的	由药品监督管理部门责令限期改正，给予警告，并没收违法所得和违法销售的药品；逾期不改正的，责令停业，并处5000元以上2万元以下的罚款；情节严重的，取消其第二类精神药品零售资格
取得印鉴卡的医疗机构违反本条例的规定，有下列情形之一的：（一）未依照规定购买、储存麻醉药品和第一类精神药品的；（二）未依照规定保存麻醉药品和精神药品专用处方，或者未依照规定进行处方专册登记的；（三）未依照规定报告麻醉药品和精神药品的进货、库存、使用数量的；（四）紧急借用麻醉药品和第一类精神药品后未备案的；（五）未依照规定销毁麻醉药品和精神药品的	由设区的市级人民政府卫生主管部门责令限期改正，给予警告；逾期不改正的，处5000元以上1万元以下的罚款；情节严重的，吊销其印鉴卡；对直接负责的主管人员和其他直接责任人员，依法给予降级、撤职、开除的处分
提供虚假材料、隐瞒有关情况，或者采取其他欺骗手段取得麻醉药品和精神药品的实验研究、生产、经营、使用资格的	由原审批部门撤销其已取得的资格，5年内不得提出有关麻醉药品和精神药品的申请；情节严重的，处1万元以上3万元以下的罚款，有药品生产许可证、药品经营许可证、医疗机构执业许可证的，依法吊销其许可证明文件
定点生产企业、定点批发企业和其他单位使用现金进行麻醉药品和精神药品交易的	由药品监督管理部门责令改正，给予警告，没收违法交易的药品，并处5万元以上10万元以下的罚款
违反本条例的规定，致使麻醉药品和精神药品流入非法渠道造成危害	构成犯罪的，依法追究刑事责任；尚不构成犯罪的，由县级以上公安机关处5万元以上10万元以下的罚款；有违法所得的，没收违法所得；情节严重的，处违法所得2倍以上5倍以下的罚款；由原发证部门吊销其药品生产、经营和使用许可证明文件

第三节　医疗用毒性药品和放射性药品的管理

一、医疗用毒性药品的概念与分类

根据《药品管理法》，国务院于1988年颁布了《医疗用毒性药品管理办法》，对毒性药品的生产、供应、使用等做了明确规定，防止中毒或者死亡事故的发生。

（一）医疗用毒性药品的概念

医疗用毒性药品（medicinal toxic drug）（以下简称毒性药品），系指毒性剧烈、治疗剂量与中毒剂量相近，使用不当会致人中毒或死亡的药品。

（二）医疗用毒性药品的分类及品种

毒性药品分为毒性中药和毒性化学药两大类。

1. 毒性中药品种（包括原药材和饮片）共27种　砒石（红砒、白砒）、砒霜、水银、生马钱子、生川乌、生草乌、生白附子、生附子、生半夏、生南星、生巴豆、斑蝥、青娘虫、红娘虫、生甘遂、生狼毒、生藤黄、生千金子、生天仙子、闹羊花、雪上一枝蒿、白降丹、蟾酥、洋金花、红粉、轻粉、雄黄。

2. 毒性化学药品种共13种　去乙酰毛花苷丙、阿托品、洋地黄毒苷、氢溴酸后马托品、三氧化二砷、毛果芸香碱、升汞、水杨酸毒扁豆碱、亚砷酸钾、氢溴酸东莨菪碱、士的年、亚砷酸注射液、A型肉毒毒素及其制剂。（其中除亚砷酸注射液、A型肉毒毒素制剂外，其余品种仅指原料药，不包括制剂）

二、医疗用毒性药品的管理

毒性药品年度生产、收购、供应和配制计划，由所在地省级药品监督管理部门根据医疗需要制定．并下达给指定的毒性药品生产、收购、供应企业，并抄报国务院药品监督管理部门。

（一）生产管理

生产毒性药品及其制剂的生产企业不得擅自改变生产计划自行销售。

毒性药品生产企业必须由医药专业人员负责生产、配制和质量检验，并建立严格的管理制度，严防与其他药品混杂。每次配料，必须经2人以上复核无误，并详细记录每次生产所用原料和成品数，经手人要签字备查。生产毒性药品及其制剂的，必须严格执行生产工艺操作规程，在本单位药品检验人员的监督下准确投料，并建立完整的生产记录，保存5年备查。

所有工具、容器要处理干净，以防污染其他药品。标示量要准确无误，包装容器要有毒药标志。生产毒性药品过程中产生的废弃物，必须妥善处理，不得污染环境。医疗用毒性药品的包装必须印有专用标识（详见附录）。

凡加工炮制毒性中药，必须按照《中国药典》或者省级药品监督管理部门制定的炮制规范进行。药材符合药用要求的，方可供应、配方和用于中成药生产。

（二）经营管理

毒性药品的收购、经营，由各级药品管理部门指定的药品经营单位负责；配方用药由国营药店、医疗单位负责。其他任何单位或者个人均不得从事毒性药品的收购、经营和配方业务。

收购、经营、加工、使用毒性药品的单位必须建立健全保管、验收、领发、核对等制度：严防收假、发错，严禁与其他药品混杂，做到划定仓间或仓位，专柜加锁并由专人保管。

毒性药品的包装容器上必须印有毒药标志，在运输毒性药品的过程中，应当采取有效措施，防止发生事故。

（三）使用管理

医疗单位供应和调配毒性药品，必须凭医生签名的正式处方。药品经营企业供应和调配毒性药品，应凭盖有医生所在的医疗单位公章的正式处方。每次处方剂量不得超过2日极量。调配处方时必须认真负责，计量准确，按医嘱注明要求，并由配方人员及具有药师以上技术职称的复核人员签名盖章后方可发出。对处方未注明"生用"的毒性中药，应当附炮制品。如发现处方有疑问时，须经原处方医生重新审定后再行调配。处方一次有效，取药后处方保存2年备查。

科研和教学单位所需的毒性药品，必须持本单位的证明信，经单位所在地县以上卫生行政部门批准后，供应部门方能发售。

群众自配民间单方、秘方、验方需用毒性中药，购买时要持有本单位或者城市街道办事处、乡（镇）人民政府的证明信，供应部门方可发售。每次购用量不得超过2日极量。

三、放射性药品的概念与品种

我国临床核医学使用放射性药品进行诊断和治疗始于50年代后期，60年代初期我国开始研制放射性药品。放射性药品是一类特殊药品，它释放出的射线具有穿透性，当其通过人体时可与组织发生电离作用，因此更需严加监管。为了加强放射性药品的管理，根据《药品管理法》的有关规定，国务院于 1989 年 1 月发布了《放射性药品管理办法》，对放射性药品的研制、生产、经营、使用及运输等问题做了具体规定。

（一）放射性药品概念

放射性药品是指用于临床诊断或者治疗的放射性核素制剂或者其标记药物。包括裂变制品、加速器制品、放射性同位素发生器及其配套药盒、放射免疫分析药盒等。

（二）放射性药品品种

《中国药典》（2015 年版）共收载了 24 种放射性药品标准以及 6 种注射用冻干无菌粉末，具体如下。

含锝［^{99m}Tc］放射性药品 10 种：高锝［^{99m}Tc］酸钠注射液，锝［^{99m}Tc］亚甲基二膦酸盐注射液，锝［^{99m}Tc］依替菲宁注射液，锝［^{99m}Tc］焦磷酸盐注射液，锝［^{99m}Tc］喷替酸盐注射液，锝［^{99m}Tc］植酸盐注射液，锝［^{99m}Tc］聚合白蛋白注射液，锝［^{99m}Tc］双半胱乙酯注射液，锝［^{99m}Tc］双半胱氨酸注射液，锝［^{99m}Tc］甲氧异腈注射液。

含碘［^{131}I］放射性药品 3 种：邻碘［^{131}I］马尿酸钠注射液，碘［^{131}I］化钠口服溶液，碘［^{131}I］化钠胶囊。

含磷［^{32}P］放射性药品 3 种：磷［^{32}P］酸钠盐口服溶液，磷［^{32}P］酸钠盐注射液，胶体磷［^{32}P］酸铬注射液。

氙［^{113}Xe］注射液，枸橼酸镓［^{67}Ga］注射液，铬［^{51}Cr］酸钠注射液，氯化亚铊［^{201}Tl］注射液，来昔决南钐［^{153}Sm］注射液，氟［^{18}F］脱氧葡糖注射液，氯化锶［^{89}Sr］注射液，碘［^{125}I］密封籽源。

6 种注射用冻干无菌粉末有：注射用亚锡亚甲基二膦酸盐，注射用亚锡依替菲宁，注射用亚锡植酸盐，注射用亚锡喷替酸和注射用亚锡聚合白蛋白，注射用亚锡焦磷酸钠。

四、放射性药品管理

凡在中华人民共和国领域内进行放射性药品的研究、生产、经营、运输、使用、检验、监督管理的单位和个人都必须遵守《放射性药品管理办法》。

（一）放射性药品研制、临床试验和审批管理

放射性新药是指我国首次生产的放射性药品。药品研制单位的放射性新药年度研制计划须报送国家核工业主管部门备案，并报所在地的省级药品监督管理部门汇总后，报国务院药品监督管理部门备案。

放射性新药的研制内容，包括工艺路线、质量标准、临床前药理及临床研究。研制单位在制订新药工艺路线的同时，必须研究该药的理化性能、纯度（包括核素纯度）及检验方法、药理、毒理、动物药代动力学、放射性比活度、剂量、剂型、稳定性等。研制单位对放射免疫分析药盒必须进行可测限度、范围、特异性、准确度、精密度、稳定性等方法学的研究。

放射性新药进行临床试验或者验证前，应当向国务院药品监督管理部门提出申请。按新药审批办法的规定报送资料及样品，经国务院药品监督管理部门审批同意后，在国务院药品监督管理部门指定的药物临床试验机构进行临床研究。临床研究结束后，向国务院药品监督管理部门提出申请，经审核批准，发给新药证书。

（二）放射性药品生产和经营管理

国家对放射性药品实行合理布局定点生产。

开办放射性药品生产、经营企业，必须具备《药品管理法》规定的生产、经营条件，符合国家的放射卫生防护基本标准，并履行环境影响报告的审批手续，经国务院国防科技工业主管部门审查同意，药监部门审核批准后，由所在地省级药品监督管理部门发给《放射性药品生产企业许可证》《放射性药品经营企业许可证》。无许可证的生产、经营企业，一律不准生产、销售放射性药品。

放射性药品生产、经营企业，必须配备与生产、经营放射性药品相适应的专业技术人员，具有安全、防护和废气、废物、废水处理等设施，并建立严格的质量管理制度：建立质量检验机构，严格实行生产全过程的质量控制和检验。产品出厂前，须经质量检验。符合国家药品标准的产品方可出厂，不符合标准的产品一律不准出厂。

（三）放射性药品的包装和运输管理

放射性药品的包装必须安全、实用，符合放射性药品质量要求，具有与放射性药品剂量相适应的防护装置。包装必须分内包装和外包装两部分，外包装必须贴有商标、标签、说明书和放射性药品标志（详见附录），内包装必须贴有标签。

标签必须注明药品品名、放射性比活度、装量。

说明书除注明前款内容外，还需注明生产单位、标准文号、批号、主要成分、出厂日期、放射性核素半衰期、适应证、用法、禁忌症、有效期和注意事项等。

放射性药品的运输，按国家运输、邮政等部门制定的有关规定执行。

严禁任何单位和个人随身携带放射性药品乘坐公共交通运输工具。

（四）放射性药品的使用管理

医疗单位设置医学科、室（同位素室），必须配备与其医疗任务相适应的并经核医学技术培训的技术人员。非核医学专业技术人员未经培训，不得从事放射性药品使用工作。

医疗单位使用放射性药品，必须符合国家放射性同位素卫生防护管理的有关规定。所在地的省、自治区、直辖市药品监督管理部门，应当根据医疗单位核医疗技术人员的水平、设备条件，核发相应等级的《放射性药品使用许可证》，无许可证的医疗单位不得临床使用放射性药品。《放射性药品使用许可证》有效期为 5 年，期满前 6 个月，医疗单位应当向原发证的行政部门重新提出申请，经审核批准后，换发新证。

持有《放射性药品使用许可证》的医疗单位，在研究配制放射性制剂并运行临床验证前，应当根据放射性药品的特点，提出该制剂的药理、毒性等资料，由省、自治区、直辖市药品监督管理部门批准，并报国务院卫生行政部门备案，该制剂只限本单位内使用。

持有《放射性药品使用许可证》的医疗单位，必须负责对使用的放射性药品进行临床质量检验，收集药品不良反应等项工作，并定期报告。放射性药品使用后的废物（包括患者排出物），必须按国家有关规定妥善处置。

第四节　其他特殊管理的药品

一、疫苗的管理

为了加强对疫苗流通和预防接种的管理，预防、控制传染病的发生、流行，保障人体健康和公共卫生，根据《中华人民共和国药品管理法》和《中华人民共和国传染病防治法》，2005

年3月24日，国务院公布《疫苗流通和预防接种管理条例》，对疫苗的流通、监督管理等方面进行详细的规定，建立了疫苗产品的注册管理、生产质量管理规范、疫苗批签发、不良反应报告和监测等一系列制度，形成了一整套从疫苗研制、生产、流通到使用的安全和质量保障体系。2016年4月23日，国务院发布了新修订的《疫苗流通和预防接种管理条例》，对上述内容进行了全面完善。

（一）概述

1. 疫苗的概述　根据《疫苗流通和预防接种管理条例》第二条的规定，疫苗是指为了预防、控制传染病的发生、流行，用于人体预防接种的疫苗类预防性生物制品。

疫苗其实是将病原微生物（如细菌、立克次氏体、病毒等）及其代谢产物，经过人工减毒、灭活或利用基因工程等方法制成的用于预防传染病的自动免疫制剂。疫苗保留了病原菌刺激机体免疫系统的特性。当机体接触到这种不具伤害力的病原菌后，免疫系统便会产生一定的保护物质，如免疫激素、活性生理物质、特殊抗体等；当机体再次接触到这种病原菌时，机体的免疫系统便会依循其原有的记忆，制造更多的保护物质来阻止病原菌的伤害。目前用于人类疾病防治的疫苗有几十种，根据技术特点分为传统疫苗和新型疫苗。传统疫苗主要包括减毒活疫苗和灭活疫苗，新型疫苗则以基因疫苗为主。

接种疫苗是预防和控制传染病的手段之一，通过接种疫苗可以使人群免疫力提高．筑起一道天然的防病屏障，使传染病不易发生，从而降低发病率、减少死亡，以达到控制传染病的流行，最终达到消除或消灭的目的。

2. 疫苗的分类　根据《疫苗流通和预防接种管理条例》的规定，疫苗可分为第一类疫苗和第二类疫苗。

第一类疫苗是指政府免费向公民提供，公民应当依照政府的规定受种的疫苗。包括：①国家免疫规划规定的疫苗，省、自治区、直辖市人民政府在执行国家免疫规划时增加的疫苗；②县级以上人民政府或者其卫生主管部门组织的应急接种所使用的疫苗；③县级以上人民政府或者其卫生主管部门组织的群体性预防接种所使用的疫苗。主要有：乙肝疫苗、卡介苗、脊髓灰质炎疫苗、百白破疫苗、麻风腮疫苗、白破疫苗、甲肝疫苗、流脑疫苗、乙脑疫苗，以及在重点地区对重点人群接种的出血热疫苗、炭疽疫苗和钩端螺旋体疫苗。

第二类疫苗是指由公民自费并且自愿受种的其他疫苗。目前常用的第二类疫苗有流感疫苗、水痘疫苗、B型流感嗜血杆菌疫苗、口服轮状病毒疫苗、肺炎疫苗、狂犬病疫苗等。

第一类疫苗与第二类疫苗是相对的，不是绝对不变。由于国家的经济承受能力、疫苗的供应等多种原因，第二类疫苗暂时实行自费接种，随着条件的成熟，许多第二类疫苗也将纳入国家免疫规划。

3. 疫苗接种制度　国家实行有计划的预防接种制度，推行扩大免疫规划。

需要接种第一类疫苗的受种者应当依照本条例规定受种；受种者为未成年人的，其监护人应当配合有关的疾病预防控制机构和医疗机构等医疗卫生机构，保证受种者及时受种。

4. 疫苗接种监管的主体　国务院卫生主管部门负责全国预防接种的监督管理工作。县级以上地方人民政府卫生主管部门负责本行政区域内预防接种的监督管理工作。

国务院药品监督管理部门负责全国疫苗的质量和流通的监督管理工作。省、自治区、直辖市人民政府药品监督管理部门负责本行政区域内疫苗的质量和流通的监督管理工作。

5. 疫苗接种的承担单位　根据《疫苗流通和预防接种管理条例》的规定，经县级人民政府卫生主管部门依照本条例规定指定的医疗卫生机构，承担预防接种工作。

县级人民政府卫生主管部门指定接种单位时，应当明确其责任区域。

接种单位应当具备下列条件：①具有医疗机构执业许可证件；②具有经过县级人民政府卫生主管部门组织的预防接种专业培训并考核合格的执业医师、执业助理医师、护士或者乡村医生；③具有符合疫苗储存、运输管理规范的冷藏设施、设备和冷藏保管制度。

承担预防接种工作的城镇医疗卫生机构，应当设立预防接种门诊。

（二）疫苗的流通管理

1. 疫苗的采购　依照《疫苗流通和预防接种管理条例》的规定：采购疫苗，应当通过省级公共资源交易平台进行。

这里的公共资源交易平台是指实施统一的制度和标准、具备开放共享的公共资源交易电子服务系统和规范透明的运行机制，为市场主体、社会公众、行政监督管理部门等提供公共资源交易综合服务的体系。

2. 第一类疫苗的供应和限制

（1）第一类疫苗的供应　省级疾病预防控制机构应当根据国家免疫规划和本地区预防、控制传染病的发生、流行的需要，制定本地区第一类疫苗的使用计划（以下称使用计划），并向依照国家有关规定负责采购第一类疫苗的部门报告，同时报同级人民政府卫生主管部门备案。使用计划应当包括疫苗的品种、数量、供应渠道与供应方式等内容。

依照国家有关规定负责采购第一类疫苗的部门应当依法与疫苗生产企业签订政府采购合同，约定疫苗的品种、数量、价格等内容。

疫苗生产企业应当按照政府采购合同的约定，向省级疾病预防控制机构或者其指定的其他疾病预防控制机构供应第一类疫苗，不得向其他单位或者个人供应。

（2）第一类疫苗的限制规定　省级疾病预防控制机构应当做好分发第一类疫苗的组织工作，并按照使用计划将第一类疫苗组织分发到设区的市级疾病预防控制机构或者县级疾病预防控制机构。县级疾病预防控制机构应当按照使用计划将第一类疫苗分发到接种单位和乡级医疗卫生机构。乡级医疗卫生机构应当将第一类疫苗分发到承担预防接种工作的村医疗卫生机构。

医疗卫生机构不得向其他单位或者个人分发第一类疫苗；分发第一类疫苗，不得收取任何费用。

传染病暴发、流行时，县级以上地方人民政府或者其卫生主管部门需要采取应急接种措施的，设区的市级以上疾病预防控制机构可以直接向接种单位分发第一类疫苗。

3. 第二类疫苗的供应和限制

（1）第二类疫苗的供应　第二类疫苗由省级疾病预防控制机构组织在省级公共资源交易平台集中采购，由县级疾病预防控制机构向疫苗生产企业采购后供应给本行政区域的接种单位。

（2）第二类疫苗的限制规定　疫苗生产企业应当直接向县级疾病预防控制机构配送第二类疫苗，或者委托具备冷链储存、运输条件的企业配送。接受委托配送第二类疫苗的企业不得委托配送。

县级疾病预防控制机构向接种单位供应第二类疫苗可以收取疫苗费用以及储存、运输费用。疫苗费用按照采购价格收取，储存、运输费用按照省、自治区、直辖市的规定收取。收费情况应当向社会公开。

4. 疫苗包装的规定　自2006年1月1日起上市的纳入国家免疫规划的疫苗。其包装必须标注"免费"字样以及"免疫规划"专用标识。

疫苗生产企业应当在其供应的纳入国家免疫规划疫苗的最小外包装的显著位置。标明"免费"字样以及国务院卫生主管部门规定的"免疫规划"专用标识（见附录）。

"免费"字样应当标注在疫苗最小外包装的显著位置，字样颜色为红色，宋体字，大小可与疫苗通用名称相同。

"免疫规划"专用标识应当印刷在疫苗最小外包装的顶面的正中处，标识颜色为宝石蓝色。

5. 购进、销售疫苗的规定

（1）储运要求　疾病预防控制机构、接种单位、疫苗生产企业、接受委托配送疫苗的企业应当遵守疫苗储存、运输管理规范，保证疫苗质量。疫苗储存、运输的全过程应当始终处于规定的温度环境，不得脱离冷链，并定时监测、记录温度。对于冷链运输时间长、需要配送至偏远地区的疫苗，省级疾病预防控制机构应当提出加贴温度控制标签的要求。

疫苗储存、运输管理的相关规范由国务院卫生主管部门、药品监督管理部门制定。

（2）销售规定　疫苗生产企业在销售疫苗时，应当提供由药品检验机构依法签发的生物制品每批检验合格或者审核批准证明复印件，并加盖企业印章；销售进口疫苗的。还应当提供进口药品通关单复印件，并加盖企业印章。

疾病预防控制机构、接种单位在接收或者购进疫苗时，应当向疫苗生产企业索取前款规定的证明文件，并保存至超过疫苗有效期2年备查。

疫苗生产企业应当依照《药品管理法》和国务院药品监督管理部门的规定，建立真实、完整的销售记录，并保存至超过疫苗有效期2年备查。

疾病预防控制机构应当依照国务院卫生主管部门的规定，建立真实、完整的购进、储存、分发、供应记录，做到票、账、货、款一致，并保存至超过疫苗有效期2年备查。疾病预防控制机构接收或者购进疫苗时应当索要疫苗储存、运输全过程的温度监测记录：对不能提供全过程温度监测记录或者温度控制不符合要求的，不得接收或者购进，并应当立即向药品监督管理部门、卫生主管部门报告。

（三）疫苗的监督管理

1. 接种实施者的相关规定

（1）医疗卫生人员在实施接种前，应当告知受种者或者其监护人所接种疫苗的品种、作用、禁忌、不良反应以及注意事项，询问受种者的健康状况以及是否有接种禁忌等情况，并如实记录告知和询问情况。受种者或者其监护人应当了解预防接种的相关知识，并如实提供受种者的健康状况和接种禁忌等情况。

（2）医疗卫生人员应当对符合接种条件的受种者实施接种，并依照国务院卫生主管部门的规定。记录疫苗的品种、生产企业、最小包装单位的识别信息、有效期、接种时间、实施接种的医疗卫生人员、受种者等内容。接种记录保存时间不得少于5年。

（3）对于因有接种禁忌而不能接种的受种者，医疗卫生人员应当对受种者或者其监护人提出医学建议。

（4）任何单位或者个人不得擅自进行群体性预防接种。

2. 第二类疫苗的相关规定　国务院卫生主管部门或者省、自治区、直辖市人民政府卫生主管部门可以根据传染病监测和预警信息发布接种第二类疫苗的建议信息，其他任何单位和个人不得发布。

接种第二类疫苗的建议信息应当包含所针对传染病的防治知识、相关的接种方案等内容，但不得涉及具体的疫苗生产企业。

3. 其他保障措施

（1）县级以上人民政府负责疫苗和有关物资的储备，以备调用。

（2）各级财政安排用于预防接种的经费应当专款专用，任何单位和个人不得挪用、挤占。有关单位和个人使用用于预防接种的经费应当依法接受审计机关的审计监督。

（四）法律责任

1. 预防接种异常　预防接种异常反应是指合格的疫苗在实施规范接种过程中或者实施规范接种后造成受种者机体组织器官、功能损害，相关各方均无过错的药品不良反应。

下列情形不属于预防接种异常反应：①因疫苗本身特性引起的接种后一般反应；②因疫苗质量不合格给受种者造成的损害；③因接种单位违反预防接种工作规范、免疫程序、疫苗使用指导原则、接种方案给受种者造成的损害；④受种者在接种时正处于某种疾病的潜伏期或者前驱期，接种后偶合发病；⑤受种者有疫苗说明书规定的接种禁忌，在接种前受种者或者其监护人未如实提供受种者的健康状况和接种禁忌等情况．接种后受种者原有疾病急性复发或者病情加重；⑥因心理因素发生的个体或者群体的心因性反应。

疾病预防控制机构和接种单位及其医疗卫生人员发现预防接种异常反应、疑似预防接种异常反应或者接到相关报告的，应当依照预防接种工作规范及时处理，并立即报告所在地的县级人民政府卫生主管部门、药品监督管理部门。接到报告的卫生主管部门、药品监督管理部门应当立即组织调查处理。县级以上地方人民政府卫生主管部门、药品监督管理部门应当将在本行政区域内发生的预防接种异常反应及其处理的情况，分别逐级上报至国务院卫生主管部门和药品监督管理部门。

预防接种异常反应的鉴定参照《医疗事故处理条例》执行，具体办法由国务院卫生主管部门会同国务院药品监督管理部门制定。因预防接种异常反应造成受种者死亡、严重残疾或者器官组织损伤的，应当给予一次性补偿。

因接种第一类疫苗引起预防接种异常反应需要对受种者予以补偿的，补偿费用由省、自治区、直辖市人民政府财政部门在预防接种工作经费中安排。因接种第二类疫苗引起预防接种异常反应需要对受种者予以补偿的，补偿费用由相关的疫苗生产企业承担。国家鼓励建立通过商业保险等形式对预防接种异常反应受种者予以补偿的机制。预防接种异常反应具体补偿办法由省、自治区、直辖市人民政府制定。

2. 疫苗质量不合格　因疫苗质量不合格给受种者造成损害的，依照《药品管理法》的有关规定处理；因接种单位违反预防接种工作规范、免疫程序、疫苗使用指导原则、接种方案给受种者造成损害的，依照《医疗事故处理条例》的有关规定处理。

药品监督管理部门在监督检查中，对有证据证明可能危害人体健康的疫苗及其有关材料可以采取查封、扣押的措施，并在7日内作出处理决定；疫苗需要检验的，应当自检验报告书发出之日起15日内作出处理决定。

疾病预防控制机构、接种单位、疫苗生产企业发现假劣或者质量可疑的疫苗，应当立即停止接种、分发、供应、销售，并立即向所在地的县级人民政府卫生主管部门和药品监督管理部门报告，不得自行处理。接到报告的卫生主管部门应当立即组织疾病预防控制机构和接种单位采取必要的应急处置措施，同时向上级卫生主管部门报告；接到报告的药品监督管理部门应当对假劣或者质量可疑的疫苗依法采取查封、扣押等措施。

3. 法律责任

表 9-3 违反《疫苗流通和预防接种管理条例》的主要法律责任

违反本条例的情形	处罚规定
县级以上人民政府卫生主管部门、药品监督管理部门违反本条例规定：①未依照本条例规定履行监督检查职责，或者发现违法行为不及时查处的；②未及时核实、处理对下级卫生主管部门、药品监督管理部门不履行监督管理职责的举报的；③接到发现预防接种异常反应或者疑似预防接种异常反应的相关报告，未立即组织调查处理的；④擅自进行群体性预防接种的；⑤违反本条例的其他失职、渎职行为	由本级人民政府、上级人民政府卫生主管部门或者药品监督管理部门责令改正，通报批评；造成接种者人身损害，传染病传播、流行或者其他严重后果的，对直接负责的主管人员和其他直接责任人员依法给予处分；造成特别严重后果的，其主要负责人还应当引咎辞职；构成犯罪的，依法追究刑事责任
县级以上人民政府未依照本条例规定履行预防接种保障职责的	由上级人民政府责令改正，通报批评；造成传染病传播、流行或者其他严重后果的，对直接负责的主管人员和其他直接责任人员依法给予处分；发生特别严重的疫苗质量安全事件或者连续发生严重的疫苗质量安全事件的地区，其人民政府主要负责人还应当引咎辞职；构成犯罪的，依法追究刑事责任
疾病预防控制机构有下列情形之一的：①未按照使用计划将第一类疫苗分发到下级疾病预防控制机构、接种单位、乡级医疗卫生机构的；②未依照规定建立并保存疫苗购进、储存、分发、供应记录的；③接收或者购进疫苗时未依照规定索要温度监测记录，接收、购进不符合要求的疫苗，或者未依照规定报告的	由县级以上人民政府卫生主管部门责令改正，通报批评，给予警告；有违法所得的，没收违法所得；拒不改正的，对主要负责人、直接负责的主管人员和其他直接责任人员依法给予警告至降级的处分。乡级医疗卫生机构未依照本条例规定将第一类疫苗分发到承担预防接种工作的村医疗卫生机构的，依照前款的规定给予处罚
接种单位有下列情形之一的：①接收或者购进疫苗时未依照规定索要温度监测记录，接收、购进不符合要求的疫苗，或者未依照规定报告的；②未依照规定建立并保存真实、完整的疫苗接收或者购进记录的；③未在其接种场所的显著位置公示第一类疫苗的品种和接种方法的；④医疗卫生人员在接种前，未依照本条例规定告知、询问受种者或者其监护人有关情况的；⑤实施预防接种的医疗卫生人员未依照规定填写并保存接种记录的；⑥未依照规定对接种疫苗的情况进行登记并报告的	由所在地的县级人民政府卫生主管部门责令改正，给予警告；拒不改正的，对主要负责人、直接负责的主管人员依法给予警告至降级的处分，对负有责任的医疗卫生人员责令暂停 3 个月以上 6 个月以下的执业活动
疾病预防控制机构、接种单位有下列情形之一的：①违反本条例规定，未通过省级公共资源交易平台采购疫苗的；②违反本条例规定，从疫苗生产企业、县级疾病预防控制机构以外的单位或者个人购进第二类疫苗的；③接种疫苗未遵守预防接种工作规范、免疫程序、疫苗使用指导原则、接种方案的；④发现预防接种异常反应或者疑似预防接种异常反应，未依照规定及时处理或者报告的；⑤擅自进行群体性预防接种的；⑥未依照规定对包装无法识别、超过有效期、脱离冷链、经检验不符合标准、来源不明的疫苗进行登记、报告，或者未依照规定记录销毁情况的	由县级以上地方人民政府卫生主管部门责令改正，给予警告；有违法所得的，没收违法所得；拒不改正的，对主要负责人、直接负责的主管人员和其他直接责任人员依法给予警告至撤职的处分；造成受种者人身损害或者其他严重后果的，对主要负责人、直接负责的主管人员依法给予开除的处分，并由原发证部门吊销负有责任的医疗卫生人员的执业证书；构成犯罪的，依法追究刑事责任
疾病预防控制机构、接种单位在疫苗分发、供应和接种过程中违反本条例规定收取费用的	由所在地的县级人民政府卫生主管部门监督其将违法收取的费用退还给原缴费的单位或者个人，并由县级以上人民政府价格主管部门依法给予处罚
药品检验机构出具虚假的疫苗检验报告的	依照《药品管理法》第八十六条的规定处罚

续表

违反本条例的情形	处罚规定
疫苗生产企业未依照规定建立并保存疫苗销售记录的	依照《药品管理法》第七十八条的规定处罚
疫苗生产企业未依照规定在纳入国家免疫规划疫苗的最小外包装上标明"免费"字样以及"免疫规划"专用标识的	由药品监督管理部门责令改正,给予警告;拒不改正的,处5000元以上2万元以下的罚款,并封存相关的疫苗
疫苗生产企业向县级疾病预防控制机构以外的单位或者个人销售第二类疫苗的	由药品监督管理部门没收违法销售的疫苗,并处违法销售的疫苗货值金额2倍以上5倍以下的罚款;有违法所得的,没收违法所得;其直接负责的主管人员和其他直接责任人员5年内不得从事药品生产经营活动;情节严重的,依法吊销疫苗生产资格或者撤销疫苗进口批准证明文件,其直接负责的主管人员和其他直接责任人员10年内不得从事药品生产经营活动;构成犯罪的,依法追究刑事责任
疾病预防控制机构、接种单位、疫苗生产企业、接受委托配送疫苗的企业未在规定的冷藏条件下储存、运输疫苗的	由药品监督管理部门责令改正,给予警告,对所储存、运输的疫苗予以销毁;由卫生主管部门对疾病预防控制机构、接种单位的主要负责人、直接负责的主管人员和其他直接责任人员依法给予警告至撤职的处分,造成严重后果的,依法给予开除的处分,并吊销接种单位的接种资格;由药品监督管理部门依法责令疫苗生产企业、接受委托配送疫苗的企业停产、停业整顿,并处违反规定储存、运输的疫苗货值金额2倍以上5倍以下的罚款,造成严重后果的,依法吊销疫苗生产资格或者撤销疫苗进口批准证明文件,其直接负责的主管人员和其他直接责任人员10年内不得从事药品生产经营活动;构成犯罪的,依法追究刑事责任
违反本条例规定发布接种第二类疫苗的建议信息的	由所在地或者行为发生地的县级人民政府卫生主管部门责令通过大众媒体消除影响,给予警告;有违法所得的,没收违法所得,并处违法所得1倍以上3倍以下的罚款;构成犯罪的,依法追究刑事责任
未经卫生主管部门依法指定擅自从事接种工作的	由所在地或者行为发生地的县级人民政府卫生主管部门责令改正,给予警告;有违法持有疫苗的,没收违法持有的疫苗;有违法所得的,没收违法所得;拒不改正的,对主要负责人、直接负责的主管人员和其他直接责任人员依法给予警告、降级的处分
儿童入托、入学时,托幼机构、学校未依照规定查验预防接种证,或者发现未依照规定受种的儿童后未向疾病预防控制机构或者接种单位报告的	由县级以上地方人民政府教育主管部门责令改正,给予警告;拒不改正的,对主要负责人、直接负责的主管人员和其他直接责任人员依法给予处分
违反本条例规定,疫苗生产企业、县级疾病预防控制机构以外的单位或者个人经营疫苗的	由药品监督管理部门依照《药品管理法》第七十二条的规定处罚
卫生主管部门、疾病预防控制机构、接种单位以外的单位或者个人违反本条例规定进行群体性预防接种的	由县级以上人民政府卫生主管部门责令立即改正,没收违法持有的疫苗,并处违法持有的疫苗货值金额2倍以上5倍以下的罚款;有违法所得的,没收违法所得
单位和个人违反本条例规定,给受种者人身、财产造成损害的	依法承担民事责任
以发生预防接种异常反应为由,寻衅滋事,扰乱接种单位的正常医疗秩序和预防接种异常反应鉴定工作的	依法给予治安管理处罚;构成犯罪的,依法追究刑事责任

二、兴奋剂的管理

我国自 2004 年 3 月 1 日起施行《反兴奋剂条例》（国务院令第 398 号），防止在体育运动中使用兴奋剂，保护体育运动参加者的身心健康，维护体育竞赛的公平竞争。

（一）兴奋剂的概念、目录和分类

1. 兴奋剂的概念及目录　在国际上，兴奋剂实际是对禁用药物约定俗成的一种统称。兴奋剂最初定义为"供赛马使用的一种鸦片麻醉混合剂"，早期的运动员为提高成绩服用的药物大多属于兴奋剂药物中的刺激剂类，尽管后来被禁用的其他类型药物并不都具有兴奋性（如利尿剂），甚至有的还具有抑制性（如 β-阻断剂），但对这部分禁用药物仍习惯沿用"兴奋剂"的称谓，因此凡能提高运动成绩并对人体有害的物质统称为兴奋剂。

按照我国法规所称的兴奋剂，是指兴奋剂目录所列的禁用物质等。最新一版的兴奋剂目录是 2017 年 1 月 20 日，由国家体育总局、中华人民共和国商务部、中华人民共和国国家卫生和计划生育委员会、中华人民共和国海关总署和国家食品药品监督管理总局联合按照联合国教科文组织《反对在体育运动中使用兴奋剂国际公约》和国务院《反兴奋剂条例》的有关规定，公布了 2017 版兴奋剂目录，其中 286 个品种中含有 801 个蛋白同化剂品种、44 个肽类激素品种、14 个麻醉药品品种、71 个刺激剂（含精神药品）品种、3 个药品类易制毒化学品品种、1 个医疗用毒性药品品种和 73 个其他品种。

2. 兴奋剂的分类　根据国际奥委会相关规定，目前禁用的药物有七大类：刺激剂、麻醉止痛剂、糖皮质激素、合成代谢类固醇、$β_2$ 受体激动剂、β 受体阻滞剂、利尿剂和掩蔽剂、内源性肽类激素、血液兴奋剂以及其他具有相似化学结构和相似生物作用的物质等。

（二）兴奋剂的危害

兴奋剂之所以要严格管理，源于其危害性。

首先。国际奥委会严禁运动员使用兴奋剂。因为使用兴奋剂是不道德的行为，是欺骗行为。使用非法药物与方法让使用者在比赛中获得优势，这种违法行为不符合诚实和公平竞争的体育道德。

其次，使用不同种类和不同剂量的禁用药物，对人体的健康会产生不同程度的损害，例如生理危害、出现严重的性格变化、产生药物依赖性、导致细胞和器官功能异常、产生过敏反应、损害免疫力而引起各种感染等。尤其一些禁用药物的危害是服用后数年才突显出后遗反应或者伴随个体终身的。

（三）兴奋剂的管理

1. 兴奋剂的管理主体　国务院体育主管部门负责并组织全国的反兴奋剂工作。

县级以上人民政府药品监督管理、卫生、教育等有关部门，在各自职责范围内依照本条例和有关法律、行政法规的规定负责反兴奋剂工作。

2. 分品种管理　第一，属于麻醉药品、精神药品、医疗用毒性药品和易制毒化学品品种的，其生产、销售、进口、运输和使用，依照《中华人民共和国药品管理法》和有关行政法规的规定实施特殊管理。

第二，属于蛋白同化制剂和肽类激素品种的，依照《中华人民共和国药品管理法》的规定，根据《反兴奋剂条例》和《关于进一步加强兴奋剂管理的通知》（国食药监办［2008］712号）、《关于进一步加强含麻黄碱类复方制剂管理的通知》（国食药监办［2008］613 号）有关规定，对其生产、销售、进口和使用环节实施严格管理。

第三，兴奋剂目录所列的其他禁用物质品种的，实行处方药管理。

3. 其他主要管理规定

（1）凡含有目录所列物质的药品必须在药品包装、标签或说明书中标注"运动员慎用"字样；医疗机构配制含有目录所列物质的医疗机构制剂品种，参照药品生产企业相关要求执行。

（2）任何单位和个人不得向体育运动参加者提供或者变相提供兴奋剂。

（3）国家对兴奋剂目录所列禁用物质实行严格管理，任何单位和个人不得非法生产、销售、进出口。

（4）除胰岛素外，药品零售企业不得经营蛋白同化制剂或者其他肽类激素。

（5）境内企业接受境外企业委托生产的蛋白同化制剂、肽类激素不得在境内销售。

（6）医疗机构只能凭依法享有处方权的执业医师开具的处方向患者提供蛋白同化制剂、肽类激素。

三、易制毒化学品的管理

我国为加强易制毒化学品管理，规范易制毒化学品的生产、经营、购买、运输和进口、出口等行为，防止易制毒化学品被用于制造毒品，维护经济和社会秩序，国务院于2005年8月26日颁布了《易制毒化学品管理条例》，并先后于2014年7月29日、2016年2月6日进行了两次修订。

（一）易制毒化学品的概念和分类

1. 易制毒化学品的概念　易制毒化学品是指可用于非法生产、制造或者合成海洛因、甲基苯丙胺（冰毒）、可卡因等多种毒品以及国家规定管制的其他麻醉药品和精神药品的化学品。包括用于生产和制造各种毒品及国家规定管制的麻醉药品和精神药品的化学原料、化学试剂、溶剂及稀释剂、添加剂等。

易制毒化学品自身是化学品并不是毒品，但其特点是具有合法与非法的双重性质．因为易制毒化学品既是生产、生活中必不可少的工业原料和试剂，也是毒品生产中必不少的制毒物品。易制毒化学品一旦流入非法渠道，将对社会产生巨大危害。

2. 易制毒化学品的分类　易制毒化学品分为三类。

第一类是可以用于制毒的主要原料：1-苯基-2-丙酮、3，4-亚甲基二氧苯基-2-丙酮、胡椒醛、黄樟素、黄樟油、异黄樟素、N-乙酰邻氨基苯酸、邻氨基苯甲酸、麦角酸*、麦角胺*、麦角新碱*、麻黄素、伪麻黄素、消旋麻黄素、去甲麻黄素、甲基麻黄素、麻黄浸膏、麻黄浸膏粉等麻黄素类物质*（其中带有*标记的品种为药品类易制毒化学品，包括原料药及其单方制剂）。2008年4月23日，国务院批准将羟亚胺增加列为第一类易制毒化学品进行管制。

第二类、第三类是可以用于制毒的化学配剂。第二类包括：苯乙酸、醋酸酐、三氯甲烷、乙醚、哌啶。第三类包括：甲苯、丙酮、甲基乙基酮、高锰酸钾、硫酸、盐酸。

其中第一类、第二类所列物质可能存在的盐类也纳入管制范围。

（二）易制毒化学品管理的相关规定

易制毒化学品的管理是依据国家法律对易制毒化学品的生产、经营、运输、使用等环节实施许可、备案的过程。除2005年8月26日颁布的《易制毒化学品管理条例》外，2006年4月21日公安部部长办公会议通过的《易制毒化学品购销和运输管理办法》、2006年5月17日商务部部务会议审议通过的《易制毒化学品进出口管理规定》和2009年6月26日国际禁毒日，最高人民法院、最高人民检察院、公安部联合公布了《关于办理制毒物品犯罪案件适用法律若干问题的意见》等一系列法律法规，都为防止和打击违法犯罪活动，将易制毒化学品进行特殊的管理。

1. 国家对易制毒化学品的生产、经营、购买、运输和进口、出口实行分类管理和许可制度。

2. 易制毒化学品的管理主体

国务院公安部门、药品监督管理部门、安全生产监督管理部门、商务主管部门、卫生主管部门、海关总署、价格主管部门、铁路主管部门、交通主管部门、工商行政管理部门、环境保护主管部门在各自的职责范围内，负责全国的易制毒化学品有关管理工作。

县级以上地方各级人民政府有关行政主管部门在各自的职责范围内，负责本行政区域内的易制毒化学品有关管理工作。

3. 易制毒化学品的禁止性规定

（1）禁止走私或者非法生产、经营、购买、转让、运输易制毒化学品。

（2）禁止使用现金或者实物进行易制毒化学品交易。但是，个人合法购买第一类中的药品类易制毒化学品药品制剂和第三类易制毒化学品的除外（个人不得购买第一类、第二类易制毒化学品）。

4. 药品类易制毒化学品的相关管理规定　为防止药品类易制毒化学品流入非法渠道，国务院卫生部于 2010 年 2 月 23 日审议通过《药品类易制毒化学品管理办法》，用以加强药品类易制毒化学品的管理。其中主要特殊管理规定有：

（1）药品类易制毒化学品以及含有药品类易制毒化学品的制剂不得委托生产。药品生产企业不得接受境外厂商委托加工药品类易制毒化学品以及含有药品类易制毒化学品的产品；特殊情况需要委托加工的，须经国务院药品监督管理部门批准。

（2）药品类易制毒化学品单方制剂和小包装麻黄素（指国务院药品监督管理部门指定生产的供教学、科研和医疗机构配制制剂使用的特定包装的麻黄素原料药），纳入麻醉药品销售渠道经营，仅能由麻醉药品全国性批发企业和区域性批发企业经销，不得零售。

（3）药品类易制毒化学品经营企业之间不得购销药品类易制毒化学品原料药。

（4）麻醉药品区域性批发企业之间不得购销药品类易制毒化学品单方制剂和小包装麻黄素。

（5）药品类易制毒化学品禁止使用现金或者实物进行交易。

（6）药品类易制毒化学品生产企业、经营企业和使用药品类易制毒化学品的药品生产企业，应当建立药品类易制毒化学品专用账册。专用账册保存期限应当自药品类易制毒化学品有效期期满之日起不少于 2 年。

药品类易制毒化学品入库应当双人验收，出库应当双人复核，做到账物相符。

第十章 中药管理

第一节 中药管理概述

一、中药的概念及分类

（一）中药的概念

中药是按中医药学理论体系的术语表述药物的性能、功效和使用规律，并在该理论指导下用于防治疾病和医疗保健的药物。民族药在管理上参照中药管理的相关规定执行，因此，在本书中将民族药归为中药的范畴。

中医药理论体系是我国劳动人民在几千年与疾病作斗争中逐步形成并不断丰富发展的智慧结晶，中药的功能主治与使用规律具有独特的术语表达形式。药性的表达有四气五味、升降浮沉、归经；药效表述有解表、凉血、平肝、清热解毒、软坚散结，活血化瘀等；药物使用有君臣佐使、七情配伍、十八反十九畏等。

（二）中药的分类

中药可以按药物功能分类如解毒药、清热药、理气药、活血化瘀药等；也可按药用部分分类如根类、叶类、花类、皮类等；也可按有效成分分类如含生物碱中药、含挥发油中药、含甙类中药等；还可按监管分为中药材、中药饮片、中成药和民族药。

1. 中药材　指药用植物、动物、矿物等的药用部分采收后经产地初加工炮制形成的、符合药品标准的、用于制作中药饮片的原料药材。未按炮制要求进行处理的药用植物、动物、矿物等原药材，不能称为药品概念下的中药材。

2. 中药饮片　指中药材经过炮制后可直接用于中医临床或制剂生产使用的处方药品。即中药材通过净制、切制或炮制，制成一定规格、直接供配方、制剂使用的加工药材。

3. 中成药　以中医处方为依据，以中药材或中药饮片为原料，由药品生产企业按照规定的生产工艺和质量标准批量生产的，具有一定规格、剂型、用法用量的药品。

原药材、中药材和中药饮片虽有各自的界定范围，但并没有绝对的界限，存在互相交叉情况。有些原药材如蒲黄、菊花、枸杞、全蝎，它们只要经原产地净制后即可直接用于调配、制剂，既符合中药材和中药饮片的定义，也符合原药材的特征。界定原药材、中药材、中药饮片的关键在于药品流通领域环节，凡是作为药品用途进入药品流通领域，都应作为中药进行管理。既是原药材又是中药材的按中药材监管，既是中药材又是中药饮片的按中药饮片监管，既是原药材又是中药材、中药饮片的按中药饮片管理。对于最终作为药品用途，但未达到药品标准，未进入药品流通环节的，应按原药材即农副产品进行管理。

4. 民族药　以本民族传统医药理论和实践为指导，用于防病治病和医疗保健的植物、动物及矿物类药物，还包括少数民族习用天然药物。民族医药传统理论如藏药的"六味"、"八性"、"十七效"，蒙药的"五元"、"六味"、"八性"、"十七效"，傣药的"人塔"等理论。民族药主要代表藏药，蒙药，维药，傣药，壮药等，具有鲜明的地域性和民族特色。

我国西部地区包括四川、重庆、云南、贵州、西藏、广西、陕西、青海、甘肃、宁夏、新疆、内蒙古12省、市、自治区，是我国少数民族人口分布最多的地区，全国55个少数民族人口（1.06亿1人）中，有50个集中分布在西部地区，少数民族人口占全国少数民族人口的72%，包括蒙古族、回族、藏族、维吾尔族、苗族、彝族、壮族等。民族药是我国少数民族在长期历史变迁中孕育的灿烂的医药文化，具有民族性、地域性、多元性和原生态性，是我国医药体系的重要组成部分。

（三）中药的品种

《中药大辞典》收载品种为5767种，而1984~1995年全国药材资源普查，有药用价值的原药材品种为12807种，其中药用植物11146种，药用动物1581种，药用矿物80种。全国用于饮片和中成药的中药材有1000~1200余种，其中野生中药材种类占80%左右，栽培药材种类占20%左右；植物类药材有800~900种，占90%，动物类药材100多种，矿物类药材70~80种。另据国家卫生行政部门统计，目前中药剂型已达40多种，市售中成药8500多种。

《中国民族药辞典》共收载各民族使用传统药物的总数为7734种，其中植物类占7020种，动物类占551种，矿物类占163种，有657种民族药与《中药大辞典》收载的品种基源相同。收载藏药3105种左右，蒙药1234种，维药600余种，傣药1200种，壮药共有709种，瑶药1230种。目前，国家药品标准共收载民族药1220种（单味药和成方制剂），其中《卫生部药品标准》（藏、蒙、维药分册）共收载民族药740种；地方标准上升为国家标准民族药共435种。

二、中药管理现状

中药管理是我国药事管理的重要组成部分，其核心内容是保证和提高药品质量，维护人民身体健康。由于中药与西药所运用的医药理论是两套独立的体系，中药管理具有独特性。中医药事业一直得到党和国家的高度重视，制定出台一系列扶持、保护和促进中医药事业发展的方针政策，如《中华人民共和国中医药条例》《中医药健康服务发展规划（2015—2020年）》，《中药材保护和发展规划（2015—2020年）》，中医药发展战略规划纲要（2016—2030年），为中药管理提供法律法规政策保障。发布或修订《药品管理法》《中药品种保护条例》《药品注册管理办法》等与中药管理相关的法律规范约50部（件），已建立涉及政、产、学、研、用的中药监管体系及配套法律法规体系。

（一）中药注册管理

中药注册管理依据的是《药品注册管理办法》（2007年版），由于其适用于所有药品，对中药注册具体规定尚没完全明确，难以充分体现中药注册管理特点，需要进一步解释和说明具体条款的内涵和技术要求。为此一个体现中医药特色的《中药注册管理补充规定》于2008年1月8日起正式实施。《中药注册管理补充规定》进一步明确了中药研制必须以中医药理论为指导，质量方面强调药材基原、产地、关键工艺等的重要性，突出中药复方制剂在中医治病中的整体观及辨证施治的特点，鼓励创新和扶持民族医药等。国外植物药注册也有相类似的法令，如欧盟《传统植物药注册程序指令》和美国《植物药产品工业指南》的实施。我国中药的注册管理从初始的学习与借鉴逐渐发展到现在的吸收与融合，已形成比较完善的中药注册管理体系。

（二）中药标准管理

《中国药典》是国家保证药品质量、维护公众利益的重要法典，是药品生产、经营、使用、检验和监督管理部门共同遵循的法定依据，是国家药品标准体系的核心。我国 1953～2015 年共编印发布了 10 版药典。2015 年版《中国药典》共收载中药品种共计 2598 种，其中中药材和饮片 618 种、植物油脂和提取物 47 种、成方制剂和单味制剂等 1930 种，除药典标准外，还有原国家食品药品监督管理局颁布的《国家中成药标准汇编》的"局标"；原卫生部颁布的《卫生部药品标准》中药材第一册、《卫生部药品标准》中药成方制剂、《全国中药炮制规范》等"部标"；原卫生部发布的单篇标准、原国家食品药品监督管理局颁布的未收录成册的单篇标准，包括"试行"标准、"转正"标准、药典业发函及修订批件等"单篇"标准；以及《西藏自治区藏药材标准》《四川省中药材标准》《云南省中药材标准》《贵州省中药、民族药饮片标准》等"地方标准"，这些标准为中药管理提供科学的尺度与依据。

由中国专家担任项目负责人主持制定的《中医药—中草药重金属限量》国际标准，于 2015 年 8 月 1 日在国际标准化组织（：ISO）网站上公布出版。该标准是继《中医药—人参种子种苗—第一部分：亚洲人参》后，由我国主导制定的第二个中药相关国际标准，也是国际标准化组织/中医药技术委员会（ISO/TC249）发布的第三个中医药国际标准。标准的发布将有助于提高中药材质量、促进中药产业规范化、打破中药材重金属含量国际贸易壁垒，促进中药走向国际市场。

（三）中药生产管理

中药生产管理包括中药材种植、中药饮片生产、中成药生产；医疗机构中药生产、配制等方面的管理。中药材 GAP（Good Agricultural Practice）是《中药材生产质量管理规范》的简称，由原国家药品监督管理局于 2002 年 4 月 17 日颁布，同年 6 月 1 日实施，是规范中药材生产，保证中药材质量，促进中药材标准化、现代化的基本准则。虽然 2016 年 2 月 3 日，国务院印发《关于取消 13 项国务院部门行政许可事项的决定》，规定取消中药材生产质量管理规范（GAP）认证，但中药材 GAP 制度仍将积极实施推进，对于中药材生产的种子来源、农药化肥使用及粗加工等方面的监管会更加严格。

《药品生产质量管理规范（2010 年修订）》中药饮片附录（简称：中药饮片 GMP 附录），于 2014 年 7 月 1 日正式实施，填补了我国 GMP 关于中药饮片生产管理的空白。在体例上与已制定的其他附录相同，分为范围、原则、人员、厂房与设施、设备、物料和产品、确认与验证、文件管理、生产管理、质量管理、术语等 11 章共 56 条，共计约 4000 字，使中药饮片生产管理和质量控制有规可依，有助于整体提升中药饮片生产质量管理水平。

（四）中药流通使用管理

2007 年 3 月，国家中医药管理局会同卫生部制定下发了《医院中药饮片管理规范》，对各级各类医院中药饮片的采购、验收、保管、调剂、临方炮制、煎煮及人员管理作了详细的规定。这是提高中药饮片质量，促进合理用药和用药安全的有力保障。1999 年 6 月发布的《处方药与非处方药分类管理办法》（试行），提出药品分类管理工作的指导思想即是以保障公众用药安全、有效为目的，严格处方药管理，规范非处方药管理。目前有 OTC 药品 4727 个，中成药 3718 个，占 78.7%；化学药 1009 种，占 21.3%。在所有的 OTC 产品中双跨产品（既是 OTC 又是处方药）2300 多个，其中中成药双跨品种为 2000 多个。

2015 年 10 月 29 日，国家标准化管理委员会和国家中医药管理局联合发布了《中药方剂编码规则及编码》《中药编码规则及编码》和《中药在供应链管理中的编码与表示》3 项中医药国家标准，标志着全国将实施统一的中药、中药方剂、中药供应链编码体系。这 3 项标准于 2015 年 12 月 1 日起实施，将推动全国实现中药方剂、中药名称、品种及其规格"一名、一方、一物、一码"，"以方统药"，可以有效避免"同方异名"、"异方同名"、"同物异名"、"异物同名"混淆的现象，防止中药材、中药饮片以假充真、以劣充优，使鱼目混珠的中医药市场得到净化。

（五）其他关于中药的相关规定

《药品管理法》《药品管理法实施办法》《药品经营管理办法》以及一些部门规章对中药的管理提出了相应的要求。

1. 中药材方面　新发现和从国外引种的药材必须经国家药品监督管理部门审核批准后，方可销售。城乡集市贸易市场可以出售除国家另行规定外的中药材，限制销售的中药材包括罂粟壳、27 种毒性中药材和 42 种国家重点保护的野生动植物药材品种。发运中药材必须有包装。每件包装上，必须注明品名、产地、日期、调出单位，并附有质量合格的标志。

2. 中药饮片方面　中药饮片的炮制，必须按照国家药品标准炮制，国家药品标准没有规定的，必须按照省、自治区、直辖市药品监督管理部门制定的炮制规范炮制。生产中药饮片，应当选用与药品质量相适应的包装材料和容器；包装不符合规定的中药饮片，不得销售。自 2008 年 1 月 1 日起，未获得《药品 GMP 证书》的中药饮片生产企业一律不得从事中药饮片的生产经营活动。中药饮片经营企业、使用单位（药品生产企业、医疗机构）必须从具有《药品 GMP 证书》的中药饮片生产企业或具有中药饮片经营资质（批发）的药品经营企业购进饮片。中药饮片包装必须印有或贴有标签。中药饮片的标签必须注明品名、规格、产地、生产企业、产品批号，生产日期，实施批准文号管理的中药饮片还必须注明药品批准文号。国家药品监督管理部门对毒性中药材的饮片，实行统一规划，合理布局，定点生产。

第二节　中药材生产质量管理

我国中药材生产长期存在种质不清；种植、加工技术不规范；农药残留量严重超标；中药材质量问题可溯性不强，质量责任不明确；中药材质量低劣，抽查不合格率居高不下；野生资源破坏严重等许多问题。现代中药工业的规模化发展，要求原料药材的生产必须规范化、集约化、现代化，以保证原料药材数量、质量的稳定可靠。现代药材流通的不断发展也要求必须有规范、稳定的药材生产作为企业商贸发展的基础。中药农业、中药材生产要逐步改变落后、分散的药材种植、采集形式，必须走符合社会主义市场经济规律的中药材产业化发展的道路。只有这样才能得到质量稳定、均一、可控的药材，确保中药材、中药饮片、中成药的质量，为发展中医药健康服务提供强有力支撑。

一、中药材 GAP 概述

《中药材生产质量管理规范（试行）》于 2002 年 3 月 18 日由国家药品监督管理局发布，2002 年 6 月 1 日正式实施。中药材 GAP 的实施，标志着我国中药材管理进入一个标准化、规范化的崭新时代。

（一）中药材 GAP 的概念

中药材生产质量管理规范（Good Agricultural Practice for Chinese Crude Drugs，中药材 GAP）是从保证中药材质量出发，控制影响药材生产质量的各种因子，规范药材生产各环节乃至全过程，以保证中药材的真实、安全、有效和质量稳定。GAP 是中药材生产和质量管理的基本准则，制订的目的是规范中药材生产、保护中药材质量，促进中药标准化、现代化，适用于中药材生产企业生产中药材（含植物、动物药）的全过程。所谓中药材生产的全过程，以植物药来说，就是从播种，经过植物不同的生长、发育阶段到收获，及至形成商品药材（经初加工）为止。一般不包括饮片炮制。但根据中药材生产企业发展的趋势和就地加工饮片的有利因素，国家鼓励中药材生产企业按相关法规要求，在产地发展加工中药饮片。

中药材 GAP 的制定虽然是针对中药材生产质量管理，但由于药材来源于药用动、植物，因此 GAP 的一大部分内容是针对生活的药用植物、药用动物及其赖以生存的环境而制订的，其中包括人类的干预如引种、驯化、栽培、饲养、野生药用植动物的抚育等。中药材 GAP 既适用于栽培、饲养的物种，也包括野生种和外来物种。

（二）中药材 GAP 制订的原则

1. 以质量为核心 GAP 内容广泛、复杂，涉及中药学、生物学、农学及管理科学，是一个复杂的系统工程，但 GAP 的核心是"规范生产过程以保证药材质量的稳定、可控"，因此各条款均是紧紧围绕药材质量及可能影响药材质量的内在因素（如种质资源）和外在因素（如环境、生产技术等）的调控而制定。

2. 经验与实践相统一 GAP 的制定既要认真汲取国外先进经验，尽量与国际接轨，又必须与中国实际情况相结合。如欧盟 GAP 禁用人的排泄物作肥料，我国允许使用农家肥，但强调"应充分腐熟，达到无害化卫生标准"；欧盟 GAP 仅包括药用植物和芳香植物，我国 GAP 概念涵盖的不仅是栽培的药用植物，还包括药用动物以及野生的药用植物和动物。

3. 继承与发扬相结合 既要保持中国传统医药特色，如强调道地药材和传统的栽培技术和加工方法等，又提出继承不拘泥于传统，在保证质量的前提下，学习世界先进生产技术和管理经验。

4. 以安全有效为前提 药材是防病治病的重要物质基础，选用新技术、新工艺，吸取新品种一定要符合安全、有效的原则。生物技术、转基因品种的应用要经过认真鉴定和安全性评价。

（三）实施中药材 GAP 的意义

1. 是实现中药现代化的必由之路 实施和推进 GAP 有助于保证中药质量，提高中药的地位与声誉，创立品牌，是我国实现中药现代化的必由之路。

2. 是推进中药现代化产业的战略出发点 实施中药材 GAP 抓住了中药产业的源头，把 GAP 基地建成中药饮片、中成药工业企业的"第一车间"和中药材经营公司的"第一分公司"，通过企业实施 GAP 赋予传统药材的现代内涵。从而保证中药材质量达到"安全、有效、稳定、可控"的要求。

3. 是中药国际化的迫切需要 医药行业中，有希望取得竞争优势的产品是中药，特别是中成药和中药保健品。但是由于中药生产没有实现规范化，难以被国际社会所接受，只有实施中药材 GAP，才能被国际社会与国际市场所接受。

4. 是中药产业可持续发展的客观要求 通过科学的建设 GAP 基地，改变落后、分散的药材生产（采集）方式，充分利用不同地区的地理、气候和资源条件，合理发展药材生产，从而保护野生植物药材资源和生态环境，促进中药产业的可持续发展。

二、中药材 GAP 主要内容

（一）产地生态环境

要求中药材生产企业按照中药材产地适宜性优化原则，因地制宜，合理布局。中药材产地的环境如空气、土壤、灌溉水、动物饮用水应符合国家相应标准。药用动物养殖企业应满足动物种群对生态因子的需求及与生活、繁殖相适应的条件。

（二）种质和繁殖材料

对生产中药材采用的物种的种名、亚种、变种或品种应准确鉴定和审核。对种子、菌种和繁殖材料在生产、储运过程中应实行检验和检疫制度，对动物应按习性进行药用动物的引种及驯化。加强中药材良种选育、配种工作，建立良种繁殖基地，保护药用动植物种质资源。

（三）药用植物栽培

根据药用植物生产发育要求确定栽培区域，制定种植规程。根据其营养特点及土壤的供肥能力，确定施肥种类、时间和数量，施用肥料的种类以有机肥为主，允许施用经充分腐熟达到无害化卫生标准的农家肥；根据药用植物不同生长发育时期的需水规律及气候条件、土壤水分状况，适时、合理灌溉和排水，根据其生长发育特 I 生和不同的药用部位，加强田间管理，及时打顶、摘蕾、整枝、修剪、覆盖遮阴，调控植株生长发育。药用植物病虫害的防治采取综合措施，必须施用农药时，采用最小有效剂量并选用高效、低毒、低残留农药，以降低其残留和重金属污染。

（四）药用动物养殖管理

根据其生存环境、食性、行为特点及对环境的适应能力，确定养殖方式和方法。应科学配制饲料，定时定量投喂，适时适量地补充精料、维生素、矿物质及必需的添加剂，不得添加激素、类激素等添加剂；应确定适宜的给水时间及次数；养殖环境应保持清洁卫生，建立消毒制度；对药用动物的疫病防治，应以预防为主，定期接种疫苗。禁止将中毒、感染疫病的药用动物加工成中药材。

（五）采收与初加工

1. 采集应坚持"最大持续产量"原则 最大持续产量即不危害生态环境，可持续生产（采收）的最大产量。

2. 确定适宜的采收时间和方法 根据产品质量及植物单位面积产量或动物养殖数量，并参考传统采收经验等因素确定适宜的采收时间，包括采收期、采收年限，以及采取方法。

3. 对采收机械、器具、加工场地的要求 采收机械、器具应保护清洁、无污染，存放在无虫鼠和禽畜的干燥场所。加工场地应清洁、通风，具有遮阳、防雨和防鼠、虫及禽畜的设施。

4. 对药用部分采收后的要求 药用部分采收后，经过拣选、清洗、切制或修整等适宜的加工，需干燥的应采用适宜的方法和技术迅速干燥，并控制温度和湿度，使中药材不受污染，有效成分不被破坏。

5. 道地药材的加工 道地药材应按传统方法进行加工。如有改动，应提供充分试验数据，不得影响药材质量。

（六）对包装、运输与储藏和规定

1. 包装 包装材料应清洁、干燥、无污染、无破损，并符合药材质量要求。

2. 运输 药材批量运输时，不应与其他有毒、有害、易串味物质混装。运输容器应具有较好的通气性，以保持干燥，并应有防潮措施。

3. 储藏 药材仓库应通风、干燥、避光，必要时安装空调及除湿设备，并具有防鼠、虫、禽畜的措施。地面应整洁、无缝隙、易清洁。

（七）质量管理

1. 设置质量管理部门 生产企业应设质量管理部门，负责中药材生产全过程的监督管理和质量监控，并应配备与药材生产规模、品种检验要求相适应的人员、场所、仪器和设备。

2. 药材包装前应对每批药材进行检验 药材包装前，质量检验部门应对每批药材按中药材国家标准或经审核批准的中药材标准进行检验。检验项目应至少包括药材性状与鉴别、杂质、水分、灰分与酸不溶性灰分、浸出物、指标性成分或有效成分含量。农药残留量、重金属及微生物限度均应符合国家标准和有关规定。不合格的中药材不得出厂和销售。

（八）人员和设备

对生产企业的技术负责人，质量管理部门负责人应有相关专业的大专以上学历和药材生产实践经验。对从事中药材生产的人员和田间工作的人员也提出了具体要求，并规定从事加工、包装、检验的人员应定期进行健康检查，患有传染病、皮肤病或外伤性疾病等不得从事直接接触药材的工作。对从事中药材生产的有关人员应定期培训与考核。

（九）文件管理

生产企业应有生产管理、质量管理等标准操作规程。对每种中药材的生产全过程均应详细记录，必要时可附图片、图像。对记录的内容做了具体规定。要求原始记录、生产计划及执行情况、合同及协议书均应存档，至少保存 5 年。

（十）对本规范用语的解释

对本规范所用术语中药材、中药材生产企业、最大持续产量、道地药材、种子、菌种和繁殖材料、病虫害综合防治、半野生药用动植物进行了解释。

三、中药材 GAP 认证

自 2003 年 11 月 1 日至 2016 年 2 月 3 日，国家药品监督管理部门负责受理中药材 GAP 的认证申请，国家药品监督管理部门药品认证管理中心（现为审核查验中心）承担中药材 GAP 认证的具体工作，省级食品药品监督管理局负责本行政区域内中药材生产企业的 GAP 认证申报资料初审和通过中药材 GAP 认证企业的日常监督管理工作。我国自启动中药材 GAP 认证以来，约有 146 家公司近 80 个品种 195 个中药材种植基地通过中药材 GAP 认证。GAP 认证取消并不等于取消 GAP 本身，国家相关管理部门将酝酿起草 GAP 备案制的细则，实施备案制，这对药企而言则是加大了 GAP 实施的难度和风险。实施中药材 GAP 备案制是落实国家医药产业创新升级，提高质量标准的具体办法，也是为了更好实现中药材 GAP 的力举措。

第三节　野生药材资源管理

野生药材资源是指在一定区域或范围内分布的非人工种植、圈养或养殖的各种药用植物、动物和矿物及其蕴藏量的总和。我国现有野生药材资源12807 种，其中药用植物 11146 种，药用动物 1581 种，药用矿物 80 种。西部地区由于独特而多样的自然条件，具有丰富的药材资源，约有野生药材资源 9400 多种，占全国药材资源的 80% 左右，其中西南片区（包括贵州省、四川省、云南省的大部分、湖北及湖南省西部、甘肃省东南部、陕西省南部、广西壮族自治区北部及西藏自治区东部）的野生药材资源近 5000 种，占全国品种近一半左右。西部许多著名的道地药材在全国占有重要而特殊的地位，如宁夏的枸杞，甘肃的白条党参、西党、岷当归，青海的大黄、青贝，新疆的紫草、阿魏，陕西的独活、附子、山茱萸，四川的川芎、麦冬、附子、黄连、川牛膝，云南的三七、云苓（茯苓）、云木香，贵州的杜仲、天麻以及西藏的贝母、冬虫夏草、麝香、红花等。

由于过去很长一段时间对中药材资源保护认识不足，有些野生中药材品种遭到滥采滥挖、过度采收。同时，医药工业的高速发展和人们对卫生保健需求提高，中药材过度消耗，野生药材资源逐年减少。由于生态环境与中药材资源正向影响，如西部荒漠地区盛产的甘草、麻黄、防风等固沙中药，形成环境恶化导致中药资源破坏，中药资源破坏进一步使环境恶化的恶性循环，约100种贵重中药材已变成珍稀濒危物种、2000余种中药材处于资源衰竭状态，现实情况要求我们必须对野生中药材进行合理利用与保护。为此《药品管理法》第三条规定"国家发展现代药和传统药，充分发挥其在预防、医疗和保健中的作用。国家保护野生药材资源，鼓励培育中药材"。国务院于1987年10月30日发布《野生药材资源保护管理条例》（以下简称《条例》），自1987年12月1日起施行。

一、野生药材资源保护的目的及其原则

保护目的：为了保护和合理利用野生药材资源，适应人民医疗保健事业的需要。

适用范围：在我国境内采猎、经营野生药材的任何单位或个人，除国家另有规定外，都必须遵守本条例。

保护原则：国家对野生药材资源实行保护、采猎相结合的原则，并创造条件开展人工种养。

《条例》颁布后，各省、自治区、直辖市结合当地需要制定了相应的地方法规，如《新疆维吾尔自治区甘草资源保护管理暂行规定》《宁夏回族自治区甘草资源保护管理办法》《湖南省野生植物资源保护条例》《吉林省野生植物保护管理暂行条例》等，对我国野生中药材资源开发、利用和保护起到积极作用。

二、野生药材物种的分级及其品种名录

（一）重点保护的野生药材物种分级

国家重点保护的野生药材物种分为三级：

一级：濒临灭绝状态的稀有珍贵野生药材物种（以下简称一级保护野生药材物种）；

二级：分布区域缩小、资源处于衰竭状态的重要野生药材物种（以下简称二级保护野生药材物种）；

三级：资源严重减少的主要常用野生药材物种（以下简称三级保护野生药材物种）。

（二）国家重点保护的野生药材名录

国家重点保护野生药材物种的名录，由国务院药品监督管理部门会同野生动物、植物管理部门制定。除国家重点保护野生药材物种名录内的物种，需要增加的野生药材保护物种，由省级人民政府制定并抄送国务院药品监督管理部门备案。国家重点保护的野生药材物种实行分级保护，一、二、三级保护野生药材物种分别为4种、27种、45种共76种，中药材分别为4种、17种、21中，共42种。

一级保护药材名称：虎骨（已被禁止贸易）、豹骨（已禁止使用）、羚羊角、鹿茸（梅花鹿）。

二级保护药材名称：鹿茸（马鹿）、麝香（3个品种）、熊胆（2个品种）、穿山甲、蟾酥（2个品种）、蛤蟆油、金钱白花蛇、乌梢蛇、蕲蛇、蛤蚧、甘草（3个品种）、黄连、人参、杜仲（2个品种）、厚朴、黄柏（2个品种）、血竭。

三级保护药材名称：川贝母（4个品种）、伊贝母（2个品种）、刺五加、黄芩、天冬、猪苓、龙胆（4个品种）、防风、远志（2个品种）、胡黄连、肉苁蓉、秦艽（4个品种）、细辛（3个品种）、紫草、五味子（2个品种）、蔓荆子（2个品种）、诃子（2个品种）、山茱萸、石斛（5个品种）、阿魏（2个品种）、连翘、羌活（2个品种）。

三、野生药材资源保护管理规定

（一）对一级保护野生药材物种的管理

禁止采猎一级保护野生药材物种。一级保护野生药材物种属于自然淘汰的，其药用部分由各级药材公司负责经营管理，但不得出口。

（二）对二、三级保护野生药材物种的管理

采猎、收购二、三级保护野生药材物种必须按照批准的计划执行。采猎者必须持有采药证，需要进行采伐或狩猎的，必须申请采伐证或狩猎证。不得在禁止采猎区、禁止采猎期采猎二、三级保护野生药材物种，并不得使用禁用工具进行采猎。二、三级保护野生药材物种属于国家计划管理的品种，由中国药材公司统一经营管理，其余品种由产地县药材公司或其委托单位按照计划收购。二、三级保护野生药材物种的药用部分，除国家另有规定外，实行限量出口。

（三）对违反管理条例的处罚

违反采猎、收购、保护野生药材物种规定的单位或个人，由当地县以上医药管理部门会同同级有关部门没收其非法采猎的野生药材及使用工具，并处以罚款。

违反规定，未经野生药材资源保护管理部门批准进入野生药材资源保护区从事科研、教学、旅游等活动者，当地县以上医药管理部门和自然保护区主管部门有权制止，造成损失的，必须承担赔偿责任。

违反保护野生药材物种管理规定进行收购、经营、出口的单位或个人，由工商行政管理部门或有关部门没收其野生药材和全部违法所得，并处以罚款。

保护野生药材资源管理部门工作人员徇私舞弊的，由所在单位或上级管理部门给予行政处分；造成野生药材资源损失的，必须承担赔偿责任。

破坏野生药材资源情节严重，构成犯罪的，由司法机关依法追究刑事责任。

第四节　中药品种保护条例

为了提高中药品种的质量，保护中药生产企业的合法权益，促进中药事业的发展，国务院于1992年颁布了《中药品种保护条例》。条例明确指出："国家鼓励研制开发临床有效的中药品种，对质量稳定、疗效确切的中药品种实行分级保护。"

一、中药品种保护的目的意义

（一）制定中药保护条例的背景

1985年7月1日至2001年11月30日期间，我国药品标准实行两级制即国家和地方标准，各地审批的中成药存在同名异方和同方异名，以及审批标准不统一等问题。1986年国家卫生部出台《关于全面开展中成药品种整顿的通知》（［86］卫药字第84号），经整顿由地方标准上升为国家药品标准的品种有4022个，全部收载入卫生部中药成方制剂部颁药品标准第1~20册中，随着1991年中药成方制剂部颁药品标准陆续发布实施，出现了众多的移植仿制生产者，一些移植仿制厂商采用劣质药材投料生产，导致中成药质量和疗效的下降，一些热销中成药出现了严重的市场混乱局面。为此，很多中成药原研企业开始通过各种途径，呼吁政府出台对名优中成药的保护措施，并引起国家领导人的重视。于是，原国家卫生部起草了《中药保密、保护品种管理办法》，在此基础上由国务院法制局牵头主持修改审定，形成了我国新中国成立以来第一部

关于保护中药品种的行政法规《中药品种保护条例》（以下简称《条例》）。1992 年 10 月 14 日，国务院以第 106 号令予以发布，自 1993 年 1 月 1 日起施行。随着形势的发展，中药企业的生产条件、经营管理方式和经济运行模式等情况与十几年前相比已发生了巨大变化，有关的中药监管法律、法规环境等也已发生了较大改变。原国家食品药品监督管理局会同中药品种保护审评委员会，在总结《条例》执行过程中积累的经验与存在问题的基础上，于 2009 年 2 月 3 日发布了《中药品种保护指导原则》，目的是使中药品种保护审评工作更具有可操作性。

（二）中药品种保护的目的意义

国家鼓励研制开发临床有效的中药品种，对质量稳定、疗效确切的中药品种实行分级保护制度，其目的是为了提高中药品种的质量，保护中药生产企业的合法权益，促进中药事业的发展。中药品种保护法规的颁布实施，标志着我国对中药的研制生产、管理工作走上了法制化轨道；对保护中药名优产品，保护中药研制生产的知识产权，提高中药质量和信誉，推动中药制药企业的科技进步，开发临床安全有效的新药和促进中药走向国际医药市场均具有重要的意义。截至 2015 年 11 月底，共有中药保护品种证书 317 个，其中初次申报品种 114 个，同品种 17 个，延长保护期 186 个。

二、中药品种保护条例的适用范围及管理部门

（一）《条例》适用范围

本条例属国务院颁发的行政法规。适用于中国境内生产制造的中药品种，包括中成药、天然药物的提取物及其制剂和中药人工制品。申请专利的中药品种，依照专利法的规定办理，不适用本条例。

（二）监督管理部门

国家药品监督管理部门负责全国中药品种保护的监督管理工作。国家中医药管理部门协同管理全国中药品种的保护工作。国家药品监督管理部门组织成立国家中药品种保护审评委员会，该委员会是审批中药保护品种的专业技术审查和咨询机构。委员会下设办公室，在国家食品药品监督管理总局领导下负责日常管理和协调工作。

三、中药保护品种的范围和等级划分

（一）中药保护品种的范围

受保护的中药品种必须是列入国家药品标准的品种。

（二）中药保护品种的等级划分

受保护的中药品种分为一、二级。

1. 申请中药一级保护品种应具备的条件　符合下列条件之一的中药品种，可以申请一级保护。①对特定疾病有特殊疗效的；②相当于国家一级保护野生药材物种的人工制成品；③用于预防和治疗特殊疾病的。

对特定疾病有特殊疗效，是指对某一疾病在治疗效果上能取得重大突破性进展。例如，对常见病、多发病等疾病有特殊疗效；对既往无有效治疗方法的疾病能取得明显疗效；或者对改善重大疑难疾病、危急重症或罕见疾病的终点结局（病死率、致残率等）取得重大进展。

相当于国家一级保护野生药材物种的人工制成品是指列为国家一级保护物种药材的人工制成品；或目前虽属于二级保护物种，但其野生资源已处于濒危状态物种药材的人工制成品。

用于预防和治疗特殊疾病中的特殊疾病，是指严重危害人民群众身体健康和正常社会生活

经济秩序的重大疑难疾病、危急重症、烈性传染病和罕见病。如恶性肿瘤、终末期肾病、脑卒中、急性心肌梗死、艾滋病、传染性非典型肺炎、人禽流感、苯酮尿症、地中海贫血等疾病。

用于预防和治疗重大疑难疾病、危急重症、烈性传染病的中药品种，其疗效应明显优于现有治疗方法。

2. 申请中药二级保护品种应具备的条件　符合下列条件之一的中药品种，可以申请二级保护。①符合上述一级保护的品种或者已经解除一级保护的品种；②对特定疾病有显著疗效的；③从天然药物中提取的有效物质及特殊制剂。

对特定疾病有显著疗效，是指能突出中医辨证用药理法特色，具有显著临床应用优势，或对主治的疾病、证候或症状的疗效优于同类品种。

从天然药物中提取的有效物质及特殊制剂，是指从中药、天然药物中提取的有效成分、有效部位制成的制剂，且具有临床应用优势。

四、中药品种保护的申请

（一）申请中药品种保护类别

1. 初次保护申请　是指首次提出的中药品种保护申请；其他同一品种生产企业在该品种保护公告前提出的保护申请，按初次保护申请管理。

2. 同品种保护申请　是指初次保护申请品种公告后，其他同品种生产企业按规定提出的保护申请。同品种，是指药品名称、剂型、处方都相同的品种。

3. 延长保护期申请　是指中药保护品种生产企业在该品种保护期届满前按规定提出延长保护期的申请。

4. 补充申请　是指中药保护品种生产企业变更保护审批件及证书中有关事项，按规定向局受理中心提出中药保护品种补充申请。

（二）申请中药品种保护的程序

按《关于印发中药品种保护指导原则的通知》（国食药监注〔2009〕57号）要求，申请办理中药品种保护的程序，见图10-1。

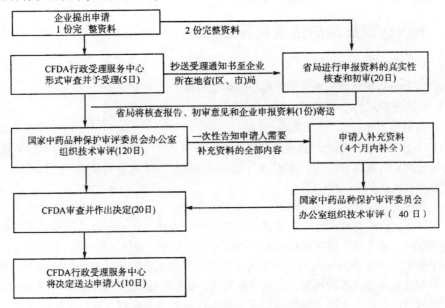

图10-1　中药品种保护申报审批流程

（1）申请中药品种保护的企业，向国家食品药品监督管理总局行政受理服务中心（以下简称局受理中心）报送 1 份完整资料，并将 2 份相同的完整资料报送申请企业所在地省（区、市）食品药品监管部门。

（2）局受理中心在收到企业的申报资料后，在 5 日内完成形式审查，对同意受理的品种出具中药品种保护申请受理通知书，同时抄送申请企业所在地省（区、市）食品药品监管部门，并将申报资料转送国家中药品种保护审评委员会。

（3）对已受理的中药品种保护申请，将在国家局政府网站予以公示。自公示之日起至作出行政决定期间，各地一律暂停受理该品种的仿制申请。

（4）各省（区、市）食品药品监管部门在收到企业的申报资料及局受理中心受理通知书后，在 20 日内完成申报资料的真实性核查和初审工作，并将核查报告、初审意见和企业申报资料（1 份）一并寄至国家中药品种保护审评委员会。国家中药品种保护审评委员会在收到上述资料后，开始进行审评工作。

（5）国家中药品种保护审评委员会办公室组织委员按照有关的技术审评原则，在 120 日内完成技术审评。对于需要补充资料再审的，发给补充资料通知，申请人在 4 个月内补充资料；国家中药品种保护审评委员会办公室收到补充资料后，组织委员在 40 日内完成对补充资料的审评。未能在规定的时限补充资料的，对该申请予以退审。

（6）在收到国家中药品种保护审评委员会办公室的资料后，国家食品药品监督管理总局在 20 日内作出许可决定。20 日内不能作出决定的，经主管局领导批准，可以延长 10 日。自行政许可决定做出之日起 10 日内，局受理服务中心将行政许可决定送达申请人。对批准保护的品种，国家局将在政府网站和《中国医药报》上予以公告。

生产该品种的其他生产企业应自公告发布之日起 6 个月内向局受理中心提出同品种保护申请并提交完整资料；对逾期提出申请的，局受理中心将不予受理。申请延长保护期的生产企业，应当在该品种保护期届满 6 个月前向局受理中心提出申请并提交完整资料。

五、中药保护品种的保护措施

（一）中药一级保护品种的保护措施

（1）该品种的处方组成、工艺制法在保护期内由获得《中药保护品种证书》的生产企业和有关的药品监督管理部门、单位和个人负责保密，不得公开。负有保密责任的有关部门、企业和单位应按照国家有关规定，建立必要的保密制度。

（2）向国外转让中药一级保护品种的处方组成、工艺制法，应当按照国家有关保密的规定办理。

（3）中药一级保护品种的保护期限分别为 30 年、20 年、10 年，因特殊情况需要延长保护期的，由生产企业在该品种保护期满前 6 个月，依照中药品种保护的申请办理程序申报。由国家药品监督管理部门确定延长的保护期限，不得超过第一次批准的保护期限。

（二）中药二级保护品种的保护措施

中药二级保护品种的保护期限为 7 年，在保护期满后可以申请延长保护期限，由生产企业在该品种保护期满前 6 个月依据规定的程序申报。

（三）其他保护措施

（1）除临床用药紧张的中药保护品种另有规定外，被批准保护的中药品种在保护期内仅限于已获得《中药保护品种证书》的企业生产。

（2）对已批准保护的中药品种，如果在批准前是由多家企业生产的，其中未申请《中药保护品种证书》的企业应当自公告发布之日起 6 个月内向国家药品监督管理部门申报，按规定提交完整的资料，经指定的药品检验机构对申报品种进行质量检验，达到国家药品标准的，经国家药品监督管理部门审批后，补发批准文件和《中药保护品种证书》，对未达到国家药品标准的，国家药品监督管理部门依照药品管理的法律、行政法规的规定，撤销该中药品种的批准文号。

（3）生产中药保护品种的企业及有关主管部门应当重视生产条件的改进，提高品种的质量。

（4）中药保护品种在保护期内向国外申请注册时，必须经过国家药品监督管理部门批准同意。否则，不得办理。

（四）终止保护情况

在保护期内的品种，有下列情形之一的，国家局将提前终止保护，收回其保护审批件及证书：

（1）保护品种生产企业的《药品生产许可证》被撤销、吊销或注销的。

（2）保护品种的药品批准文号被撤销或注销的。

（3）申请企业提供虚假的证明文件、资料、样品或者采取其他欺骗手段取得保护审批件及证书的。

（4）保护品种生产企业主动提出终止保护的。

（5）累计 2 年不缴纳保护品种年费的。

（6）未按照规定完成改进提高工作的。

（7）其他不符合法律、法规规定的。

已被终止保护的品种的生产企业，不得再次申请该品种的中药品种保护。

（五）违反《条例》规定的处罚

（1）对中药一级保护品种的处方组成、工艺制法造成泄密的责任人员，由其所在单位或者上级机关给予行政处分；构成犯罪的，依法追究刑事责任。

（2）擅自仿制中药保护品种的单位或个人，由县级以上药品监督管理部门以生产假药依法论处。

（3）伪造《中药品种保护证书》及有关证明文件进行生产、销售的，由县级以上药品监督部门没收其全部有关药品及违法所得，并可以处以有关药品正品价格三倍以下罚款。

（4）对违反《条例》规定、构成犯罪的，由司法机关依法追究刑事责任。

第十一章　药品信息管理

药品信息管理的含义很广泛，本教材从药事管理的角度，主要对药品标识物的管理；药品广告的管理；互联网药品信息服务的管理；药品不良反应监测的管理；药学信息载体等内容做以介绍。

第一节　药品标识物管理

药品的包装、标签、说明书，又称药品标识物。药品标识物是作为整体商品的药品的重要组成部分，是药品外在质量的主要体现，也是医师和药师决定用药和指导消费者购买选择的重要药品信息来源之一。对药品标识物的管理，是各国药事管理部门对药品监督管理的重要内容之一。

一、药品包装管理

药品包装是指药品在使用、保管、运输和销售过程中，为保持其价值和保护其安全而用包装材料经技术处理的一种状态。药品的包装分为内包装和外包装。内包装是指直接与药品接触的包装，如安瓿、大输液瓶、片剂或胶囊剂的泡罩铝箔等，是保证药品在生产、运输、贮藏及使用过程中的质量，并便于医疗使用的重要因素之一。内包装以外的包装称为外包装，按由里向外可分为中包装和大包装。外包装根据药品特性选用不易破损的包装，以保证药品在运输、贮藏、使用过程中的质量。

（一）药品包装的功能

1. 保护药品功能

在物流系统中，包装的主要作用是保护商品，避免在运输和储存过程中发生货损货差。药品的高质量性要求和生命关联性使药品包装的保护功能更加突出。一方面，药品在生产、运输、储存和使用过程中，易受外界自然环境，如温度、湿度、空气、光线等影响，必须借由相应包装材料和容器提供防潮、密封、避光、控温等措施，以防止药品质量发生变化；药品外包装在药品储运过程中，发挥防破损、防冻、防潮、防虫鼠的作用。另一方面，完整的药品包装，能够有效防止掺杂、掺假，以及被儿童误用等情况的发生，保护人们用药的安全。

2. 提高效率功能

在药品生产和流通过程中，按药品形态和标准订单数量包装药品，有助于提高物流作业的效率，合理的包装能够保证药品流通迅速便利，方便药品，尤其是原料药和中药材的运输和储存，降低物流费用。不同的药物及其剂型选用适当的剂量包装，能够方便医疗使用。

3. 信息传递功能

药品包装的另一个重要功能就是信息传递。药品包装本身及其所附的标签和说明书上，往往简略或详细地列出药品名称、作用用途、用法用量、毒副作用、禁忌证、注意事项、规格含量、贮藏、有效期、批准文号等内容，这是药品生产、流通部门向医药卫生专业人员和消费者宣传介绍药品特性、指导合理用药和普及医药知识的重要媒介。

（二）药包材和容器的质量管理

直接接触药品的包装材料和容器，简称药包材，是药品不可分割的一部分，它伴随着药品生产、流通、使用的全过程。很多药品制剂，如胶囊剂、气雾剂、水针剂等本身就是依附包装而存在的。目前，世界上大多数国家均将药包材的质量监督管理作为药品质量监督管理的重要组成部分。

2000 年 4 月，原国家药品监督管理局制定了《药品包装用材料、容器管理办法》（暂行），并于同年 10 月下发"关于实施《药品包装用材料、容器管理办法》（暂行）加强药品包装材料监督管理工作的通知"。2001 年修订颁布的《药品管理法》中，进一步明确了对药包材的质量要求与监督管理。同年 11 月，原国家药品监督管理局发布了"实施《药品管理法》加强药品包装材料监督管理有关问题的通知"。

药包材的质量管理相关内容如下。

1. 药包材的质量要求

《药品管理法》规定，直接接触药品的包装容器和材料，必须符合药用要求，符合保障人体健康、安全的标准，并由药品监督管理部门在审批药品时一并审批。

药包材、容器在使用过程中，有的成分可能会被所接触的药品溶出，或与药品发生相互作用，或被药品浸泡腐蚀脱片，结果会直接影响药品质量，或对药品质量及人体健康造成隐患。因此药包材的组成配方、原辅料及生产工艺必须与所包装的药品相适应。具体要求包括：药包材必须按法定标准生产，不符合法定标准的药包材不得生产、销售、使用；药包材必须无毒，与药品不发生化学作用，不发生成分脱落或迁移至药品当中，必须保证和方便患者安全用药；药包材必须按照国家对保障人体健康、安全的强制性标准的要求进行使用，不符合强制性国家标准的不得使用等。

2. 药包材生产企业许可证制度

原国家药品监督管理局制定的《药品包装材料生产企业许可证管理产品目录》（以下简称《目录》），列入《目录》的产品原则为：药品生产企业不需要加工处理或不宜处理即可使用的直接接触药品的包装材料。对纳入《目录》的药包材生产企业，实施《药品包装材料生产企业许可证》管理，由国家食品药品监督管理部门安全监管司统一组织实施。《许可证》由国家食品药品监督管理部门统一印制，有效期 5 年。

3. 药包材注册制度

为保证药包材生产、经营、使用质量，我国对药包材实施注册制度。主要内容如下。

1）药包材须经药品监督管理部门注册并获得《药品包装材料注册证书》后方可生产。未经注册的药包材不得生产、销售、经营和使用。《药品包装材料注册证书》有效期为 5 年，期满前六个月按规定申请换发。

2）首次进口的药包材（国外企业、中外合资境外企业生产），须取得国家食品药品监督管理部门核发的《进口药品包装材料注册证书》，并经国家食品药品监督管理部门授权的药包材检验机构检验合格后，方可在中国境内销售、使用。《进口药品包装材料注册证书》有效期为 2 年，期满前六个月按规定申请换发。

3)《药品包装材料注册证书》不得伪造、变造、出租、出借。药包材注册证书所列内容发生变化的，持证单位应自发生变化 30 日之内向原发证机关申请办理变更手续或重新注册。

4. 药包材的审批制度

药品生产企业作为药包材的使用单位，在确定药品包装用材料和容器时，必须依法经过审批。《药品管理法》第 52 条规定："直接接触药品的包装容器和材料，由药品监督管理部门在审批药品时一并审批。药品生产企业不得使用未经批准的直接接触药品的包装材料和容器。对不合格的药包材和容器，由药品监督管理部门责令停止使用。" 2001 年 11 月，原国家药品监督管理局发布的 "实施《药品管理法》加强药包材监督管理有关问题的通知" 中，进一步明确，从 2001 年 12 月 1 日起，申请新药、仿制药注册时，申报单位应按规定提供选用药包材的《药品包装材料注册证》或《进口药品包装材料注册证》的复印件，质量标准及稳定性研究资料，在申报药品时一并审批。

二、药品包装、标签、说明书的法制化管理

（一）我国药品包装、标签、说明书的法制化管理

为了规范药品市场秩序，维护广大消费者的合法权益，保证人民群众用药安全，2000 年 4 月，原国家食品药品监督管理局颁布了《药品包装、标签和说明书管理规定》（暂行）（23 号局令），规定了药品包装、标签和说明书由国家统一管理，并制定了药品说明书的标准格式。2001 年新修订颁布的《药品管理法》第六章 "药品包装的管理" 中，将药品包装、标签和说明书的内容纳入法律的强制性规定范围内。2001 年 4 月原国家食品药品监督管理局发布 "关于贯彻实施 23 号局令，统一药品批准文号工作的通知"，2001 年 12 月原国家食品药品监督管理局发布 "关于做好统一换发药品批准文号工作的通知"，明确提出，我国上市药品将分阶段逐步统一药品说明书和药品批准文号，清理、整顿药品包装、标签。2001 年 6 月和 11 月原国家药品监督管理局相继颁布了《药品说明书规范细则》（暂行）和《药品包装、标签规范细则》（暂行），进一步明确了药品包装、标签和说明书审核规范。从 2000 年 10 月至 2001 年底，开展了统一换发药品批准文号与规范药品包装、标签、说明书的清理整顿工作，使药品包装、标签、说明书混乱的情况得到规范而有了根本改观。

我国《药品管理法》第 52 条至第 54 条对药包材质量管理和药品包装标签、说明书管理作出了原则性规定。其中对药包材的质量管理规定本节不再赘述。

1) 药品包装必须适合药品质量的要求，方便储存、运输和医疗使用。无论是药品的内包装还是外包装，都要从药品的质量要求出发，保证药品质量不受到损害。在此前提下，要充分考虑到储存、运输和使用的方便。

2) 发运中药材必须有包装。在每件包装上，必须注明品名、产地、日期、调出单位，并附有质量合格的标志。由于我国的传统习俗，中药材的发运往往不进行包装。但是，我国中药材种植广泛，品种繁多；有些中药材外形近似而功效千差万别；不同地区生产的同一种中药材，有效成分的含量也有较大差异。因此，不对中药材进行包装，不标明品名、产地、日期、调出单位等质量保障要素，会造成对中药材辨认困难及产生质量问题时无法追究。

3)《药品管理法》第 54 条规定："药品包装必须按照规定印有或者贴有标签并附有说明书，标签或者说明书上必须注明药品的通用名称、成分、规格、生产企业、批准文号、产品批号、生产日期、有效期、适应证或者功能、主治、用法、用量、禁忌、不良反应和注意事项。"

这一规定明确了药品标签和说明书的粘贴和内容不再是厂家行为，而是法律的强制性规定。

4)《药品管理法》第54条规定："麻醉药品、精神药品、医疗用毒性药品、放射性药品、外用药品和非处方药的标签，必须印有规定的标志。"

（二）药品包装、标签、说明书的其他管理规定

（1）药品包装、标签、说明书必须按照国家食品药品监督管理部门规定的要求印制，其文字及图案不得加入任何未经审批同意的内容。药品包装、标签内容不得超出国家食品药品监督管理部门批准的药品说明书所限定的内容。

药品的包装、标签及说明书在申请该药品注册时依药品的不同类别按照相应的管理规定办理审批手续。已注册上市的药品，凡修订或更改包装、标签或说明书的，均须按照原申报程序履行报批手续。

（2）药品包装内不得夹带任何未经批准的介绍或宣传产品、企业的文字、音像及其他资料。药品包装、标签上印刷的内容对产品的表述要准确无误，除表述安全、合理用药的用词外，不得印有各种不适当宣传产品的文字和标识。

（3）药品的每个最小销售单元的包装（即直接供上市药品的最小包装）必须按照规定印有或贴有标签并附有说明书。药品标签及说明书的文字表述应当科学、规范、准确。非处方药说明书还应使用容易理解的文字表述，以使患者自行判断、选择和使用。药品标签及说明书的文字应当清晰易辨，标识应当清楚醒目，不得有印字脱落或粘贴不牢等现象，不得以粘贴、剪切、涂改等方式进行修改或补充。所用文字使甩国家语言文字工作委员会公布的规范化汉字，增加其他文字对照的，应当以汉字表述为准。出于保护公众健康和指导正确合理用药的目的，可以在药品说明书和标签上加注警示语。

（4）药品说明书内容要求

1）药品说明书的编写依据。药品说明书应当包含药品安全性、有效性的重要科学数据、结论和信息，用以指导安全、合理使用药品。药品说明书对疾病名称、药学专业名词、药品名称、临床检验名称和结果的表述，应当采用国家统一颁布或规范的专用词汇，度量衡单位应当符合国家标准的规定。

2）列出全部活性成分、中药药味、辅料。药品说明书应当列出全部活性成分或组方中的全部中药药味。注射剂和非处方药应列出所用的全部辅料名称。处方中含有可能引起严重不良反应成分或者辅料的，应当予以说明。

3）药品说明书修改注意事项。根据药品不良反应监测和药品再评价，药品生产企业应主动提出修改药品说明书，国家食品药品监督管理部门也可要求企业修改。修改的药品说明书应经国家食品药品监督管理部门审核批准后方有效。修改获准的药品说明书内容、药品生产企业应立即通知相关的药品经营企业、使用单位及其他部门，各单位应及时使用。药品说明书核准日期和修改日期应在说明书中醒目标示。

4）详细注明药品不良反应。药品说明书应充分包含药品不良反应信息，并详细注明。药品生产企业未将药品不良反应在说明书中充分说明的，或者未根据药品上市后的安全性、有效性情况及时修改说明书并充分说明不良反应的，由此引起的不良后果由该生产企业承担。

5）药品名称和标识。药品说明书使用的药品名称，必须符合国家食品药品监督管理部门公布的药品通用名称和商品名称的命名原则，并与药品批准证明文件的相应内容一致。禁止使用未经国家食品药品监督管理部门批准的药品名称和未经注册的商标。特殊管理的药品、外用药和非处方药等必须印有专用标识。

（5）药品包装标签的管理规定。药品标签是指药品包装上印有或者贴有的内容，分为内标签和外标签。药品内标签指直接接触药品包装的标签，外标签是指内标签以外的其他包装的标签。

与药品说明书相同，药品标签也是药品信息的重要来源之一，不仅是广大医护人员和患者治疗用药的依据，也是药品生产、经营部门向群众介绍药品特性、指导合理用药和普及医药知识的主要媒介。

（6）药品包装标签的内容及要求。药品包装标签分为内标签、外标签、运输和储藏标签、原料药的标签等4类。各类标签的内容有相同，也有不同项目。其全部内容包括药品通用名称、成分、性状、适应证、规格、用法用量、不良反应、禁忌、注意事项、贮藏、包装、生产日期、产品批号、有效期、批准文号、生产企业、执行标准、包装数量、运输注意事项等。

1）药品名称。药品标签中标注的药品名称必须符合国家食品药品监督管理部门公布的药品通用名称和商品名称的命名原则，并与药品批准证明文件的相应内容一致。禁止使用未经国家食品药品监督管理部门批准的药品名称。

药品通用名称应当显著、突出，其字体、字号和颜色必须一致，并符合以下要求：

①对于横版标签，必须在上三分之一范围内显著位置标出；对于竖版标签，必须在右三分之一范围内显著位置标出；

②不得选用草书、篆书等不易识别的字体，不得使用斜体、中空、阴影等形式对字体进行修饰；

③字体颜色应当使用黑色或者白色，与相应的浅色或者深色背景形成强烈反差；

④除因包装尺寸的限制而无法同行书写的，不得分行书写。

药品商品名称不得与通用名称同行书写，其字体和颜色不得比通用名称更突出和显著，其字体以单字面积计不得大于通用名称所用字体的二分之一。

2）注册商标。药品标签使用注册商标的，应当印刷在药品标签的边角，含有文字的，其字体以单字面积计不得大于通用名称所用字体的四分之一。禁止使用未经注册的商标。

3）专用标识。麻醉药品、精神药品、医疗用毒性药品、放射性药品、外用药品和非处方药品等国家规定有专用标识的，在药品标签上必须印有。

4）贮藏。对贮藏有特殊要求的药品，应当在标签的醒目位置注明。

5）有效期。药品标签中的有效期应当按照年、月、日的顺序标注。年份用四位数字表示，月、日用两位数表示。预防用生物制品有效期的标注按照国家食品药品监督管理部门批准的注册标准执行，治疗用生物制品有效期的标注自分装日期计算，其他药品有效期的标注自生产日期计算。有效期若标注到日，应当为起算日期对应年月日的前一天，若标注到月，应当为起算月份对应年月的前一月。

6）一致与区别。同一药品生产企业生产的同一药品，药品规格和包装规格均相同的，其标签的内容、格式及颜色必须一致；药品规格或者包装规格不同的，其标签应当明显区别或者规格项明显标注。同一药品生产企业生产的同一药品，分别按处方药与非处方药管理的，两者的包装颜色应当明显区别。

第二节 药品广告管理

一、药品广告的定义与作用

凡利用各种媒介或者形式发布的广告含有药品名称、药品适应证（功能主治）或者与药品有关的其他内容的，为药品广告。药品广告（advertisement of drug）属于广告的一种，是药品生产企业或者药品经营企业承担费用，通过一定的媒介和形式介绍具体药品品种，直接或间接地进行以药品销售为目的的商业广告。凡是利用各种媒介和形式发布药品广告，包括药品生产、经营企业的产品宣传材料，均属于药品广告。

药品广告的作用 广告在商品经济中，具有不可忽视的沟通产销的媒介作用。在现代药品市场营销中，广告已成为药品促销的必要手段。药品广告的作用主要体现在以下几点。

1. 传递药品信息

广告是传递商品信息的一种经济、迅速和有效的方式。药品广告能使医师、药师、病人了解有关药品的性能、成分、用途和特点，以及适应证、作用机制、注意事项等，有助于医师或病人根据广告信息进行用药选择。同时，广告信息的传播，特别是非处方药信息的传播，对增强人们自我保健意识、培养新的保健需求有一定的作用，对扩大销售量和开发新产品具有重要意义。

2. 促进销售

广告的最终目的在于促进销售。药品广告的目的，就是诱导消费者兴趣，激发购买欲望，促使医师处方或病人购买广告药品。对于产品的潜在顾客，以及新产品的推广，广告具有刺激、鼓励人们作第一次购买的作用，通过试用则可能成为合理选用该药品的顾客。

3. 树立或加深企业形象，增强企业竞争力

同品种同规格的药品很多，药品商标和商品名是药品生产企业的重要标志。因此，药品商标和商品名是否赢得顾客的信赖，直接影响着企业产品的销售量。广告是树立或加深药品商标或商品名印象，进而提升企业信誉的重要途径。另外，由于广告能广泛、经常地接近顾客，使顾客经常感觉和认识该药品的存在，因此也是医药产品进行市场渗透，保护和扩大市场占有率的有力武器。

二、药品广告的范围和内容

（一）药品广告的范围

（1）不得发布广告的药品 麻醉药品、精神药品、医疗用毒性药品、放射性药品；医疗机构配制的制剂；军队特需药品；国家食品药品监督管理部门依法明令停止或者禁止生产、销售和使用的药品；批准试生产的药品。

（2）处方药可以在国家卫生行政部门和国家食品药品监督管理部门共同指定的医学、药学专业刊物上发布广告，但不得在大众传播媒介发布广告或者以其他方式进行以公众为对象的广告宣传。不得以赠送医学、'药学专业刊物等形式向公众发布处方药广告。处方药名称与该药品的商标、生产企业字号相同的，不得使用该商标、企业字号在医学、药学专业刊物以外的媒介

变相发布广告。不得以处方药名称或者以处方药名称注册的商标以及企业字号为各种活动冠名。

（二）药品广告的内容要求

1）药品广告内容涉及药品适应证或者功能主治、药理作用等内容的宣传，应当以国家食品药品监督管理部门批准的说明书为准，不得进行扩大或者恶意隐瞒的宣传，不得含有说明书以外的理论、观点等内容。

2）药品广告中必须标明药品的通用名称、忠告语、药品广告批准文号、药品生产批准文号；以非处方药商品名称为各种活动冠名的，可以只发布药品商品名称。

3）药品广告必须标明药品生产企业或者药品经营企业名称，不得单独出现"咨询热线"、"咨询电话"等内容。非处方药广告必须同时标明非处方药专用标识（OTC）。药品广告中不得以产品注册商标代替药品名称进行宣传，但经批准作为药品商品名称使用的文字型注册商标除外。已经审查批准的药品广告在广播电台发布时，可不播出药品广告批准文号。

4）处方药广告的忠告语是："本广告仅供医学药学专业人士阅读。"非处方药广告的忠告语是："请按药品说明书或在药师指导下购买和使用。"药品广告中涉及改善和增强性功能内容的，必须与经批准的药品说明书中的适应证或者功能主治完全一致。

对广告内容禁止范围的规定如下。

1）药品广告中有关药品功能疗效的宣传应当科学准确，不得出现下列情形：含有不科学地表示功效的断言或者保证的；说明治愈率或者有效率的；与其他药品的功效和安全性进行比较的；违反科学规律，明示或者暗示包治百病、适应所有症状的；含有"安全无毒副作用"、"毒副作用小"等内容的；含有明示或者暗示中成药为"天然"药品，因而安全性有保证等内容的；含有明示或者暗示该药品为正常生活和治疗病症所必需等内容的；含有明示或暗示服用该药能应付现代紧张生活和升学、考试等需要，能够帮助提高成绩、使精力旺盛、增强竞争力、增高、益智等内容的；其他不科学的用语或者表示，如"最新技术"、"最高科学"、"最先进制法"等。

2）非处方药广告不得利用公众对于医药学知识的缺乏，使用公众难以理解和容易引起混淆的医学、药学术语，造成公众对药品功效与安全性的误解。

3）药品广告应当宣传和引导合理用药，不得直接或者间接怂恿任意、过量地购买和使用药品，不得有以下内容。

①含有不科学的表述或者使用不恰当的表现形式，引起公众对所处健康状况和所患疾病产生不必要的担忧和恐惧，或者使公众误解不使用该药品会患某种疾病或加重病情的。

②含有免费治疗、免费赠送、有奖销售、以药品作为礼品或者奖品等促销药品内容的。

③含有"家庭必备"或者类似内容的。

④含有"无效退款"、"保险公司保险"等保证内容的。

⑤含有评比、排序、推荐、指定、选用、获奖等综合性评价内容的。

⑥药品广告不得含有利用医药科研单位、学术机构、医疗机构或者专家、医生、患者的名义和形象作证明的内容。

4）药品广告不得使用国家机关和国家机关工作人员的名义；不得含有军队单位或者军队人员的名义、形象；不得利用军队装备、设施从事药品广告宣传；不得含有涉及公共信息、公共事件或其他与公共利益相关联的内容，如各类疾病信息、经济社会发展成果或医药科学以外的科技成果。

5）药品广告不得在未成年人出版物和广播电视频道、节目、栏目上发布；不得以儿童为诉求对象，不得以儿童名义介绍药品；不得含有医疗机构的名称、地址、联系办法、诊疗项目、诊疗方法以及有关义诊、医疗（热线）咨询、开设特约门诊等医疗服务的内容。

按照规定必须在药品广告中出现的内容，其字体和颜色必须清晰可见、易于辨认。上述内容在电视、电影、互联网、显示屏等媒体发布时，出现时间不得少于5秒。

三、药品广告的审批

省、自治区、直辖市药品监督管理部门是药品广告的审查机关，负责本行政区域内药品广告的审查工作。县级以上工商行政管理部门是药品广告的监督管理机关。国家食品药品监督管理部门对药品广告审查机关的药品广告审查工作进行指导和监督，对药品广告审查机关违反《药品广告审查办法》的行为，依法予以处理。

（一）药品广告的申请

1）药品广告批准文号的申请人必须是具有合法资格的药品生产企业或者药品经营企业。药品经营企业作为申请人的，必须征得药品生产企业的同意。申请人可以委托代办人代办药品广告批准文号的申办事宜。

2）申请药品广告批准文号，应当向药品生产企业所在地的药品广告审查机关提出。申请进口药品广告批准文号，应当向进口药品代理机构所在地的药品广告审查机关提出。申请药品广告批准文号，应当提交《药品广告审查表》，并附与发布内容相一致的样稿（样片、样带）和药品广告申请的电子文件，同时提交以下真实、合法、有效的证明文件：①申请人的《营业执照》复印件；申请人的《药品生产许可证》或者《药品经营许可证》复印件；②申请人是药品经营企业的，应当提交药品生产企业同意其作为申请人的证明文件原件；③代办人代为申办药品广告批准文号的，应当提交申请人的委托书原件和代办人的营业执照复印件等主体资格证明文件；④药品批准证明文件（含《进口药品注册证》《医药产品注册证》）复印件、批准的说明书复印件和实际使用的标签及说明书；⑤非处方药品广告需提交非处方药审核登记证书复印件或相关证明文件的复印件；⑥申请进口药品广告批准文号的，应当提供进口药品代理机构的相关资格证明文件的复印件；⑦广告中涉及药品商品名称、注册商标、专利等内容的，应当提交相关有效证明文件的复印件以及其他确认广告内容真实性的证明文件；⑧提供所规定的证明文件的复印件，需加盖证件持有单位的印章。

（二）药品广告的审查

1）有下列情形之一的，药品广告审查机关不予受理该企业该品种药品广告的申请：①药品广告的范围和内容不符合规定的；②撤销药品广告批准文号行政程序正在执行中的。

2）药品广告审查机关收到药品广告批准文号申请后，对申请人提交的证明文件的真实性、合法性、有效性进行审查，并依法对广告内容进行审查。对审查合格的药品广告，发给药品广告批准文号。药品广告批准文号为"X药广审（视）第0000000000号"、"X药广审（声）第0000000000号"、"X药广审（文）第0000000000号"。其中"X"为各省、自治区、直辖市的简称。数字部分由10位数字组成，前6位代表审查年月，后4位代表广告批准序号。"视"、"声"、"文"代表用于广告媒介形式的分类代号。药品广告批准文号有效期为1年，到期作废。对批准的药品广告，药品监督管理部门应当及时向社会予以公布。

3）在药品生产企业所在地和进口药品代理机构所在地以外的异地发布药品广告，在发布前应当到发布地药品广告审查机关办理备案。

4）经批准的药品广告，在发布时不得更改广告内容。药品广告内容需要改动的，应当重新申请药品广告批准文号。

5）已经批准的药品广告有下列情形之一的，原审批的药品广告审查机关应当向申请人发出《药品广告复审通知书》进行复审。复审期间，该药品广告可以继续发布。①国家食品药品监督管理部门认为药品广告审查机关批准的药品广告内容不符合规定的；②省级以上广告监督管理机关提出复审建议的；③药品广告审查机关认为应当复审的其他情形。经复审，认为与法定条件不符的，收回《药品广告审查表》，原药品广告批准文号作废。

6）有下列情形之一的，药品广告审查机关应当注销药品广告批准文号：①《药品生产许可证》《药品经营许可证》被吊销的；②药品批准证明文件被撤销、注销的；③国家食品药品监督管理部门或者省、自治区、直辖市药品监督管理部门责令停止生产、销售和使用的药品。

（三）药品广告的监督处理

1）篡改经批准的药品广告内容进行虚假宣传的，由药品监督管理部门责令立即停止该药品广告的发布，撤销该品种药品的广告批准文号，1年内不受理该品种的广告审批申请。

2）对任意扩大产品适应证（功能主治）范围、绝对化夸大药品疗效、严重欺骗和误导消费者的违法广告，省以上药品监督管理部门一经发现，应当采取行政强制措施，暂停该药品在辖区内的销售，同时责令违法发布药品广告的企业在当地相应的媒体发布更正启事。违法发布药品广告的企业按要求发布更正启事后，省以上药品监督管理部门应当在15个工作日内做出解除行政强制措施的决定；需要进行药品检验的，药品监督管理部门应当自检验报

第三节　互联网药品信息服务的管理

为强化药品监督管理，规范互联网信息服务活动，保证互联网药品信息的真实、准确，国家食品药品监督管理局于2004年7月8日发布《互联网药品信息服务管理办法》。2017年11月17日进行了修正。

一、互联网药品信息服务的概念

（一）互联网药品信息服务的定义

互联网药品信息服务，是指通过互联网向上网用户提供药品（含医疗器械）信息的服务活动。

（二）互联网药品信息服务的分类

互联网药品信息服务分为经营性和非经营性两类，经营性互联网药品信息服务是指通过互联网向上网用户有偿提供药品信息等服务的活动；非经营性互联网药品信息服务是指通过互联网向上网用户无偿提供公开的、共享的药品信息服务的活动。

二、互联网药品信息服务管理机构与基市要求

（一）互联网药品信息服务网站的管理机构

国家药品监督管理部门对全国提供互联网药品信息服务的网站实施监督管理。省级药品监

督管理部门对本行政区域内提供互联网药品信息服务活动的网站实施监督管理。

（二）互联网药品信息服务的基本要求

提供互联网药品信息服务网站所登载的药品信息必须科学、准确，必须符合国家的法律、法规和国家有关药品、医疗器械管理的相关规定。

提供互联网药品信息服务的网站不得发布麻醉药品、精神药品、医疗用毒性药品、放射性药品、戒毒药品和医疗机构制剂的产品信息。

提供互联网药品信息服务的网站发布的药品（含医疗器械）广告，必须经过药品监督管理部门审查批准，并注明广告审查批准文号。

三、互联网药品信息服务资格申报审批的条件和程序

（一）申请提供互联网信息服务的条件

申请提供互联网药品信息服务，除应当符合《互联网信息服务管理办法》规定的要求外，还应当具备下列条件。

（1）互联网药品信息服务的提供者应当为依法设立的企事业单位或者其他组织。

（2）具有开展互联网药品信息服务活动相适应的专业人员、设施及相关制度。

（3）有两名以上熟悉药品、医疗器械管理法律、法规和专业知识，或者依法经过资格认定的药学、医疗器械的技术人员。

（二）申请提供互联网信息服务应提交的材料

申请提供互联网药品信息服务，应当填写国家药品监督管理部门统一印发的《互联网药品信息服务申请表》，向网站主办单位所在地省级药品监督管理部门提出申请，同时提交以下材料。

（1）企业营业执照复印件。

（2）网站域名注册的相关证书或者证明文件。从事互联网药品信息服务网站的中文名称，除与主办单位名称相同的以外，不得以"中国""中华""全国"等冠名；除取得药品招标代理机构资格证书的单位开发的互联网站外，其他提供互联网药品信息服务的网站名称中不得出现"电子商务""药品招商""药品招标"等内容。

（3）网站栏目设置说明（申请经营性互联网药品信息服务的网站需提供收费栏目及收费方式的说明）。

（4）网站对历史发布信息进行备份和查阅的相关管理制度及执行情况说明。

（5）药品监督管理部门在线浏览网站上所有栏目、内容的方法及操作说明。

（6）药品及医疗器械相关专业技术人员学历证明或者其专业技术资格证书复印件、网站负责人身份证复印件及简历。

（7）健全的网络与信息安全保障措施，包括网站安全保障措施，信息安全保密管理制度、用户信息安全管理制度。

（8）保证药品信息来源合法、真实、安全的管理措施、情况说明及相关证明。

（三）互联网药品信息服务资格的审批程序

拟提供互联网药品信息服务的网站按照属地监督管理的原则，向该网站主办单位所在地省级药品监督管理部门提出申请，提交《互联网药品信息服务申请表》及相关材料。

省级药品监督管理部门在收到申请者的《互联网药品信息服务申请表》和申请材料之日起

5 日内做出是否受理的决定，受理的，发给受理通知书；不受理的，书面通知申请人并说明理由，同时告知申请人享有依法申请行政复议或者提起行政诉讼的权利。

对于申请材料不规范、不完整的，省级药品监督管理部门自申请之日起 5 日内一次告知申请人需要补正的全部内容；逾期不告知的，自收到材料之日起即为受理。

省级药品监督管理部门自受理之日起 20 日内对申请提供互联网药品信息服务的材料进行审核，并作出同意或不同意的决定。同意的，由省级药品监督管理部门核发《互联网药品信息服务资格证书》，同时报国家药品监督管理部门备案并发布公告；不同意的，应当书面通知申请人并说明理由，同时告知申请人享有依法申请行政复议或者提起行政诉讼的权利。

申请提供互联网药品信息服务者，在获得核发的《互联网药品信息服务资格证书》后，可持此证向国务院信息产业主管部门或者省级电信管理机构按规定程序申请经营许可证或办理备案手续。

提供互联网药品信息服务的网站，应当在其网站主页显著位置标注《互联网药品信息服务资格证书》的证书编号，省级药品监督管理部门应对提供互联网药品信息服务的网站进行监督检查，并将检查情况向社会公告。

（四）资格证书的换发、收回和项目变更

1. 换发证书 《互联网药品信息服务资格证书》有效期为 5 年。有效期届满，需要继续提供互联网药品信息服务的，持证单位应当在有效期届满前 6 个月内，向原发证机关申请换发《互联网药品信息服务资格证书》。原发证机关进行审核后，认为符合条件的，予以换发新证；认为不符合条件的，发给不予换发新证的通知并说明理由，原《互联网药品信息服务资格证书》由原发证机关收回并公告注销。

省级药品监督管理部门根据申请人的申请。应当在证书有效期届满前做出是否准予其换证的决定。逾期未做出决定，视为准予换证。

2. 收回证书 《互联网药品信息服务资格证书》可以根据互联网药品信息服务提供者的书面申请，由原发证机关收回，原发证机关应当报国家药品监督管理部门备案并发布公告。被收回证书的网站不得继续从事互联网药品信息服务。

3. 证书项目变更 互联网药品信息服务提供者变更下列事项之一的，应当向原发证机关申请办理变更手续，填写《互联网药品信息服务项目变更申请表》，同时提供以下相关证明文件。

（1）《互联网药品信息服务资格证书》中审核批准的项目（互联网药品信息服务提供者单位名称、网站名称、IP 地址等）。

（2）互联网药品信息服务提供者的基本项目（地址、法定代表人、企业负责人等）。

（3）网站提供互联网药品信息服务的基本情况（服务方式、服务项目等）。

省级药品监督管理部门自受理变更申请之日起 20 个工作日内作出是否同意变更的审核决定。同意变更的，将变更结果予以公告并报国家药品监督管理部门备案；不同意变更的，以书面形式通知申请人并说明理由。

省级药品监督管理部门对申请人的申请进行审查时，应当公示审批过程和审批结果。申请人和利害关系人可以对直接关系其重大利益的事项提交书面意见进行陈述和申辩。依法应当听证的．按照法定程序举行听证。

四、违反《互联网药品信息服务管理办法》的处罚

（1）未取得或超出有效期使用证书从事互联网药品信息服务的，由国家或省级药品监督管

理部门给予警告并责令停止服务，情节严重的移送有关部门依法处罚。

（2）网站未在主页显著位置标注证书编号的，由国家或省级药品监督管理部门给予警告、责令限期改正，在限期拒不改正的，对非经营性网站罚款 500 元以下，对经营性网站罚款 5000 元至 1 万元。

（3）省级药品监督管理部门违法审批发证书，原发证机关应撤销原批准的证书，对由此给申请人合法权益造成损害的，原发证机关按赔偿法给予赔偿。对直接负责的主管人员和直接责任人，由所在单位或上级给予行政处分。

（4）互联网药品信息服务提供者违法使用证书的，由国家或省级药品监督管理部门依法处罚。

（5）已获得《互联网药品信息服务资格证书》，有以下违反药品信息服务管理规定的，由国家或省级药品监督管理部门给予警告，责令限期改正。情节严重的，对非经营性网站罚款 1000 元以下，对经营性网站罚款 1 万元至 3 万元；构成犯罪的移交司法部门追究刑事责任：①提供的药品信息直接撮合药品网上交易的；②超审核同意范围提供互联网药品信息服务的；③提供不真实信息造成不良社会影响的；④擅自变更信息服务项目的。

第十二章 药品知识产权保护

第一节 药品知识产权概述

随着全球知识经济时代的到来，我国也已步入依靠科技创新推动经济社会发展的历史新阶段。医药产业作为知识经济的标志性产业，其新药研发过程具有投资大，风险高，周期长，易复制的特点，亟须通过知识产权保护来从源头提升医药产业技术创新能力，推动医药产业健康发展。

一、药品知识产权概念及种类

（一）知识产权概念

知识产权（intellectual property），也称其为"知识财产权"，指自然人、法人和其他组织对其科学技术、文化艺术、工商经贸等领域里创造的精神财富所依法享有的专有权。简要地说，是人们对通过脑力劳动创造出来的智力成果和知识财产所依法享有的权利。知识产权目前被归为无形资产范畴，与动产、不动产并称为人类财产的三大形态。我国目前狭义的或传统的知识产权，主要包含两类：一类是文学产权，包括著作权及与著作权有关的邻接权，它是关于文学、艺术、科学作品的创作者和传播者所享有的权利；另一类是工业产权，包括专利权和商标权，是工业、商业和其他产业中具有实用经济意义的一种无形财产权。广义的知识产权，即《建立世界知识产权组织公约》和《与贸易有关的知识产权协议》（TRIPS）所规定的范围，可概括为一切来自工业、科学及文学艺术领域的智力创作活动所产生的权利，具体可包括著作权及其邻接权、发明和实用新型专利权、商标权、工业品外观设计权、商业秘密权、地理标志权、商号权、集成电路布图设计权、反不正当竞争权和科学发现权等。

（二）药品知识产权

1. 药品知识产权的定义　药品知识产权是指一切与药品有关的发明创造和智力劳动成果的财产权。

2. 药品知识产权的种类　药品知识产权也包括著作权和工业产权两大类。工业产权又包括药品专利权、药品商标权和医药商业秘密等。

（1）著作权类：药品著作权类知识产权包括：①由医药企业或人员创作或提供资金、资料等创作条件或承担责任的医药类百科全书、年鉴、辞书、教材、文献、期刊、摄影、录像等作品的著作权和邻接权；②涉及医药计算机软件或多媒体软件，如药物信息咨询系统、药品生产厂家的 GMP 管理系统等；③药物临床前研究与药物临床研究的试验数据的著作权。

（2）药品专利权类：药品专利权是指药品专利权人对其发明创造依法享有的专有权。药品专利权类知识产权主要包括：申请专利的医药新物质、新配方、新用途、新的加工处理方法及新动物、新矿物、新微生物的生产方法等。

（3）药品商标权类：药品商标权类知识产权主要包括已注册或已依法取得认定的药品商标、服务商标等内容。

（4）医药商业秘密类：医药商业秘密类知识产权主要包括了医药技术秘密和医药经营秘密。

3. 药品知识产权的特征　作为一种财产权，药品知识产权属于民事权利范畴，与其他民事权利如物权、债权、继承权相比，具有以下不同特征：

（1）无形性：药品知识产权的客体是医药领域的智力创造活动成果，所有权人对其的占有，主要以合同、登记、数据库等形式为依据，具有研发成本高、复制成本低、潜在利润高等特点，并可以被许多主体使用或反复多次使用而不降低其质量。其在性质上属于无形财产权，当药品知识产权公开后，所有权人的权利被侵犯的可能性要明显高于有形财产的权利人，因此，需通过专门的法律来区分药品知识产权的归属，如申请专利、注册商标、登记版权等。

（2）专有性：药品知识产权的专有性也称为独占性，具有两层含义：①一项知识产权不允许存在两个或两个以上同一属性的知识产权并存。例如甲和乙分别独立研发了相同的发明创造，视申请情况，依据法律程序只可能有一方获得专利权；②知识产权权利人具有独占并垄断使用的专有权利，并受法律严格保护。若未经权利人许可，任何人不得侵犯权利人的知识产权。

（3）时间性：知识产权的所有人对其智力成果或知识产品的专有权不是无限期存在，知识产权仅在法律规定的期限内受到保护，若超过这一期限，专有权利就自行消失，相关智力成果或知识产品即成为人类社会共同财富，任何人均可自由利用，这就是药品知识产权的时间性。知识产权时间性特征是针对所有权而言，并非所有知识产权都具备，如商业秘密权、著作权中的署名权、修改权与保护作品完整权则不受时间限制；商标权保护期形式上有限，实质上无限期。

（4）地域性：知识产权作为一种专有权在空间上效力并不是无限的，要受到地域的约束，其效力一般仅限于本国（本地区）境内，具有明显的国家界限。在某国获得法律保护的知识产权，在其他国家则不受法律保护。若一项知识产权需在除本国外的他国受法律保护，须按照该国法律另行提出保护申请。通常除签有国际公约或双边互惠条约、协定的以外，知识产权没有域外效力。

二、药品知识产权保护法律体系

我国药品知识产权保护 20 世纪 80 年代以前主要是通过行政法规来执行。其后，我国相继加入了如世界知识产权组织等与知识产权保护相关的国际组织，签订了一系列与知识产权保护相关的国际公约，见表 12-1。国内，也同时加强了与知识产权相关的立法工作，根据我国实际国情，颁布了多部医药知识产权保护相关的法律、行政规范和部门规章，见表 12-2。

表 12-1　我国已加入的与药品知识产权保护相关的国际公约

国际公约名称	公约生效时间	我国加入时间
保护工业产权巴黎公约	1884	1985. 03. 09
保护文学艺术作品伯尔尼公约	1887	1992. 10. 15
商标国际注册马德里协定	1892	1989. 10. 04
世界版权公约	1955	1992. 10. 30
商标注册用商品与服务国际分类尼斯协定	1961	1994. 08. 09
国际植物新品种保护公约	1968	1999. 04. 23
世界知识产权组织公约	1970	1980. 06. 03

续表

国际公约名称	公约生效时间	我国加入时间
建立工业品外观设计国际分类洛迦诺协定	1971	1996.09.19
国际专利分类斯特拉斯堡协定	1975	1997.06.19
国际承认用于专利程序的微生物保存布达佩斯条约	1980	1995.07.01
与贸易有关的知识产权协议（TRIPS）	1995	2001.12.11
商标国际注册马德里协定的议定书	1996	1995.12.01
世界知识产权组织版权公约	2002	2007.06.09

表 12-2　我国与药品知识产权保护相关的法律法规

法律	行政法规	部门规章
《中华人民共和国宪法》 《中华人民共和国民法通则》 《中华人民共和国反不正当竞争法》 《中华人民共和国合同法》 《中华人民共和国商标法》 《中华人民共和国著作权法》 《中华人民共和国专利法》 《中华人民共和国药品管理法》 《中华人民共和国刑法》 《中华人民共和国公司法》 《中华人民共和国科学进步法》	《野生药材资源保护管理条例》 《专利代理条例》 《中药品种保护条例》 《药品行政保护条例》 《中华人民共和国植物新品种保护条例》 《计算机软件保护条例》 《中华人民共和国著作权法实施条例》 《中华人民共和国商标法实施条例》 《中华人民共和国专利法实施细则》 《著作权集体管理条例》 《中华人民共和国药品管理办法实施条例》 《中华人民共和国中医药条例》 《知识产权保护条例》 《药品行政保护条例实施细则》 《信息网络传播权保护条例》 《海关关于知识产权保护的实施办法》 《特殊标志管理条例》	《医疗行业关于反不正当竞争的若干规定》 《关于中国实施〈专利合作条约〉的若干规定》 《关于禁止侵犯商业秘密行为的若干规定》 《植物新品种保护条例施行细则》（林业部分） 《中医药专利管理办法（试行）》 《专利行政执法办法》 《国家知识产权局行政复议规程》 《专利实施强制许可办法》 《专利代理管理办法》 《商标评审规则》 《药物临床试验质量管理规范》 《药品进口管理办法》 《中国人民解放军实施〈药品管理法〉办法》 《生物制品批签发管理办法》 《互联网药品信息服务管理办法》 《涉及公共健康问题的专利实施强制许可办法》 《药品注册管理办法》 《用于专利程序的生物材料保藏方法》 《植物新品种保护条例实施细则》（农业部分）

第二节　药品专利保护

　　作为目前医药领域知识产权保护类型中最高级别、最为全面的保护形式，药品专利保护是国际上对药品发明创造进行知识产权保护的主要手段，是对创新者给予鼓励的国际通行的知识产权保护制度，在我国以法律的形式予以保护。专利权是专利制度的核心内容，是专利主管部门依据专利法授予某个单位或个人对某项发明创造在一定时期内享有的一种专有权，其包含两层意义，一是以法律手段实现对技术独占；二是以书面方式实现对技术信息及技术权利状态的公开。其本质是专利所有者以公开发明创造的技术方案为代价，换取国家赋予的、以法律确认的形式在一定时期内享有的对该技术使用的垄断权。专利是药品研发不可或缺的保障机制和激励因素，通过实施药品专利保护能够从法律层面对创新技术产权归属进行确认，鼓励医药技术创新，促进医药产业发展，同时也可提高药品研究开发的起点，避免大量低水平重复研究造成资源浪费。

一、药品专利的概念、分类

（一）药品专利的概念

药品专利是指源于药品领域的发明创造，转化为一种具有独占权的形态，是被各国所普遍采用的以独占市场为主要特征的谋求市场竞争有利地位的一种手段。

（二）药品专利的分类

按照《专利法》规定，专利包括发明专利、实用新型专利和外观设计专利三类。药品专利也分为药品发明专利、实用新型专利和外观设计专利三类。

1. 药品发明专利　发明是指对产品、方法或者其改进所提出的新的技术方案。医药领域的发明专利主要包括药品产品发明、药品方法发明与药物新用途发明三大类。

（1）药品产品发明

1）新物质（新化合物）：具有一定化学结构式或物理、化学性能的单一物质，包括有一定医疗用途的新化合物；新基因工程产品；新生物制品；用于制药的新原料、新辅料、新中间体、新代谢物和新药物前体；新异构体；新的有效晶型；新分离或者提取得到的天然物质等。

2）药物组合物：两种或两种以上元素或化合物按照一定比例组成具有一定性质和用途的混合物。包括中药新复方制剂、中药的有效部位、药物的新剂型等。

3）生物制品、微生物及其代谢物：可授予专利权的微生物及其代谢物必须是经过分离成为纯培养物，并且具有特定工业用途。

（2）药品方法发明：主要包括药品新制备和生产方法，如化合物的制备方法、组合物的制备方法、天然药物的提取分离方法、纯化方法、炮制方法、新动物、新矿物、新微生物的生产方法等。

（3）药品新用途发明：包括首次发现其医疗价值，或发现其有第二医药用途、新的适应证。

2. 实用新型专利　实用新型专利是指对产品的形状、构造或者其结合所提出的适于实用的新的技术方案。药品相关实用新型专利一般包括：

（1）某些与功能相关的药物剂型、形状、结构的改变，如通过改变药品的外层结构达到药物缓释的技术方案。

（2）诊断用药的试剂盒与功能相关的形状、结构的创新。

（3）生产药品的专用设备的改进。

（4）某些与药品功能相关的包装容器的形状、结构和开关技巧等。

（5）某种医疗器具，即用于人体疾病诊断、治疗、预防、调节人体生理功能或代替人体器官的设备、装置、用具、置入物及其相关物品等。

3. 外观设计专利　外观设计专利是指对产品的形状、图案、色彩或其结合所做出的富有美感并适用于工业应用的新设计。药品外观设计专利主要包括：

（1）药品外观和包装容器外观等，如药品的新造型或其与图案、色彩的搭配与组合。

（2）新的药品盛放容器，如药瓶、药袋。

（3）富有美感和特色的说明书、容器和包装盒等。

二、药品专利的申请

专利权不能自动获得，要获得专利保护，申请人必须履行专利法所规定的专利申请手续，向专利行政部门提交必需的申请文件，并经专利行政管理部门依照法律程序进行审查和批准后授予。

（一）专利申请原则

1. 书面申请原则　申请专利文件和办理专利申请的各种法定手续，都必须依法以书面形式办理，并按规定格式包括表格和要求撰写和填写。

2. 先申请原则　在两个以上申请人分别就同样的发明创造申请专利的情况下，对先提出申请的申请人授予专利权。

3. 优先权（日）原则　将专利申请人首次提出专利申请的日期，视为后来一定期限内专利申请人就相同主题在他国或本国提出专利申请的日期。专利申请人依法享有的这种权利成为优先权，享有优先权的首次申请日期称为优先权日。根据《巴黎公约》规定，在申请专利或者商标等工业产权时，各缔约国要相互承认对方国家国民的优先权。

4. 单一性原则　《专利法》规定，一件发明或者实用新型专利申请应当限于一项发明或者实用新型。也就是指一份专利申请文件只能就一项发明创造提出专利申请。

（二）专利申请的流程

1. 申请文件准备与提交　为了能成功申请专利和获得完整的专利保护，在专利申请过程中，撰写完整准确的专利申请文件至关重要。一份完整的专利申请文件应包括以下内容：

（1）申请发明专利的，申请文件应当包括：发明专利请求书、摘要、摘要附图（适用时）、说明书、权利要求书、说明书附图（适用时），各一式两份。

（2）申请实用新型专利的，申请文件应当包括：实用新型专利请求书、摘要、摘要附图（适用时）、说明书、权利要求书、说明书附图，各一式两份。

（3）申请外观设计专利的，申请文件应当包括：外观设计专利请求书、图片或者照片（要求保护色彩的，应当提交彩色图片或者照片）以及对该外观设计的简要说明，各一式两份；提交图片的，两份均应为图片，提交照片的，两份均应为照片，不得将图片或照片混用。

2. 审批程序　按照《专利法》规定，药品发明专利申请的审批程序主要分为受理、初审、公布、实质审查及授权 5 个阶段；实用新型和外观设计专利只进行其中的受理、初审和授权 3 个阶段，详见图 12-1。

3. 授予专利的条件

（1）药品发明专利和实用新型专利：依据我国《专利法》规定，授予专利权的发明和实用新型，应当具备新颖性、创造性和实用性；而授予外观设计专利，仅需具备新颖性即可。

1）新颖性：申请专利的发明或者实用新型不属于现有技术，即在申请日以前没有同样的发明或实用新型在国内外出版物公开发表过，在国内公开使用过或以其他方式为公众所知，也没有同样的发明或实用新型由他人向专利行政主管部门提出过专利申请并且记载在申请日以后公布的专利申请文件中。

2）创造性：《专利法》对创造性的规定为同申请日以前已有的技术相比，该发明具有突出的实质性特点和显著的进步，该实用新型具有实质性特点和进步。突出的实质性特点是指发明与现有技术相比具有明显的本质区别；显著的进步是指从发明的技术效果看，与现有技术相比

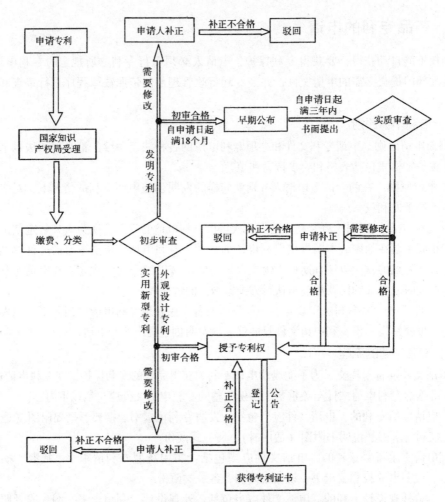

图 12-1 我国专利申请、审查及授权流程图

具有长足的进步。相较发明专利对创造性要求而言，实用新型创造性要求要低一些，只需该实用新型有实质性特点和进步即可，不要求突出和显著。

3）实用性：某些国家又将实用性称为工业实用性，是指一项发明或者实用新型能够制造或者使用，并且能够产生积极效果。能够制造是指能够按照技术方案制造出产品。若一些所申请的技术方案是利用某独一无二的自然条件所完成则不能够制造，不具有实用性；能够使用是指技术方案能够在工业生产中使用，若某一技术方案不具有重现性，则无法在工业生产中使用，不具有实用性；能够产生积极效果是指该技术方案所产生的经济、社会效益应当是积极和有益的，若某些技术方案实施将造成环境污染或人体健康损害，则不能产生积极效果，不具备实用性。

（2）药品外观设计专利：授予专利权的外观设计，应当不属于现有设计；也没有任何单位或个人就同样的外观设计在申请日以前向相关专利行政管理部门提出过申请，并记载在申请日以后公告的专利文件中；不得与他人在申请日以前已取得的合法权利相冲突。

4. 不予授权的技术领域 《专利法》规定，以下情形不授予专利权：

（1）违反国家法律、社会公德或者社会公共利益的发明创造：对违反法律、行政法规的规定获取或者利用遗传资源，并依赖该遗传资源完成的发明创造，不授予专利权。该规定是为了防止可能引起扰乱社会、导致犯罪或者造成其他不安定的因素，也是为了维护国家和人民的根本利益。

（2）科学发现：科学发现是指对自然界中客观存在的未知物质、现象、变化过程及其特征和规律的揭示。科学理论是对自然界认识的总结，是更为广义的发现，它们都属于人们认识的延伸。这些被认识的物质现象、过程、特性和规律不同于改造客观的技术方案，不是专利法意义上的发明创造，不能被授予专利权。

（3）智力活动的规则和方法：专利法所保护的是技术方案，需要利用自然规则，而智力活动的规则和方法完全依靠实施者的智力活动，作用的对象是人的活动，并没有采用技术手段或者利用自然规则，解决技术问题产生技术效果，构成技术方案，因此不属于专利法中发明的范畴。

（4）疾病的诊断和治疗方法：疾病的诊断和治疗方法是指以人体或者动物体作为直接实施对象，进行识别、确定或消除病因或病灶的过程。出于人道主义的考虑和社会伦理的原因，医生在诊断和治疗过程中应当有选择各种方法和条件的自由。另外，这类方法直接以有生命的人体或动物为实施对象，无法在产业上利用，不属于专利法意义上的发明创造，因此疾病的诊断和治疗方法不能被授予专利。

（5）动物和植物品种：动物和植物品种可以通过专利法以外的其他法律法规保护，如植物新品种可以通过《植物新品种保护条例》给予保护；对动物和植物品种的生产方法，可以授予专利。

（6）用原子核变换方法获得的物质：原子核变换方法包括原子核的自然衰变和人工核反应。自然衰变是非人力所能控制的，故不属于专利保护范围。人工核反应所获物质不授予专利的原因在于国家与公众安全考虑。

（7）平面印刷品的图案、色彩或者二者的结合做出的主要起标识作用的设计：这类设计若授予专利权，将增大外观设计专利权与商标专用权、著作权之间的交叉和冲突，故对此类设计不授予专利权。

三、药品专利权的保护

（一）药品专利权的保护期限

我国规定，发明专利权的保护期为 20 年，实用新型专利权和外观设计专利权的保护期为 10 年，均自申请日起计算。

（二）药品专利权的保护范围

发明或者实用新型专利的保护范围以其权利要求的内容为准，说明书及附图可用于解释权利要求。外观设计专利权的保护范围以表示在图片或者照片中的该外观设计专利权为准。

（三）专利权人的主要权利

1. 人身权　主要是指发明人或设计人对发明创造享有在专利文件中写明发明人或设计人姓名的权利。人身权可以不依赖财产权而存在，在财产权转让后人身权仍然得以保留。

2. 财产权　是专利权人通过对专利技术的占有、使用而取得物质利益的权利。具体有以下几种：

（1）独占实施权：主要包括：①专利被授予后，专利权人有权自行实施其发明创造；②专利权人有权许可他人实施其发明创造并收取许可费用；③专利权人有禁止他人未经许可擅自实施其发明创造的权利，以确保自己独占实施权的实现。

（2）专利许可权：指专利权人许可他人实施其专利技术并收取专利使用费的权利。任何单位或个人实施其他人的专利的，应当与专利权人订立书面实施许可合同，向专利权人支付专利使用费。专利实施许可的合同生效后，专利权仍在专利权人手中，被许可人只享有合同约定范围内的实施权，并不享有完整的专利权。

（3）专利转让权：专利可以转让，但当事人应当订立书面合同，并向国家知识产权局登记并由其予以公告，专利权的转让自登记之日起生效。中国单位或个人向外国转让专利权的，必须经国务院有关主管部门批准。

（4）专利标记权：专利权人享有在其专利产品或使用专利方法获得的产品或产品的包装上标注专利标识和专利号的权利。

（四）药品专利侵权保护

专利侵权是指未经专利权人许可，以生产经营为目的，制造、实用、销售、许诺销售、进口其专利产品或依照专利方法直接获得产品的行为。若发生专利侵权行为时，专利权人可以采用行政程序、司法程序两种方式保护自己合法权益，侵权行为人则应承担相应民事责任、行政责任与刑事责任。

（1）行政责任：管理专利工作的部门有权责令侵权行为人停止侵权行为、责令改正、罚款等，管理专利工作的部门应当事人的请求，还可以就侵犯专利权的赔偿数额进行调节。

（2）民事责任

1）停止侵权：专利侵权行为人应根据惯例专利工作的部门的处理决定或者法院的裁判，立即停止正在实施的专利侵权行为。

2）赔偿损失：侵犯专利权的赔偿数额，按照专利权人因被侵权而受到的损失或者侵权人获得的利益确定；被侵权人所受到的损失或侵权人获得的利益难以确定的，可以参照该专利许可使用费的倍数合理确定。

3）消除影响：在侵权行为人实施侵权行为给专利产品在市场上的商誉造成损害时，侵权行为人就应当采用适当方式承担消除影响的法律责任，承认自己的侵权行为，以消除对专利产品造成的不良影响。

（3）刑事责任：依照专利法与刑法的规定，假冒他人专利，情节严重的，应对直接责任人追究刑事责任。

第三节　药品商标保护

商标是一种用于商品或服务之中，用于消费者识别或者确认该商品、服务的生产经营者和服务者的特定标记。在药品领域，药品作为特殊商品，患者对其安全性有效性特别关注，然而普通消费者缺乏鉴别药品质量的能力，只能通过对药品商标的关注进行购买使用的判断，因此商标是消费者购买药品时的重要识别标识与判别指标；同时，药品商标代表着药品商标所有人生产或经营的质量信誉和企业信誉与形象，是医药企业重要的一类无形资产，对药品商标专用权的确认和保护也属于药品知识产权保护范畴，对于指导安全合理用药，维护公众健康也具有重要作用。

一、药品商标概念与特征

（一）商标的定义、特征及分类

1. 商标的定义　商标（trademark），是指生产、经营者使用在商品及其包装上或服务标记上的由数字、字母、文字、图形、颜色组合和三维标志，以及上述要素的组合所构成的一种可视性标志。世界知识产权组织（World Intellectual Property Organization，WIPO）对商标的定义解释为，商标是能够将一家企业的商品或服务与其他企业的商品或服务区别开的标志。

2. 商标的特征

（1）显著性：既区别于具有叙述性、公知公用性质的标志，又区别于他人商品或服务的标志，从而便于消费者识别。商标的基本功能在于区分商品或服务的来源。具有显著特征是对商标的本质属性。

（2）独占性：使用商标的目的是为了区别与他人的商品来源或服务项目，便于消费者识别。所以，注册商标所有人对其商标具有专用权、独占权，未经注册商标所有人许可，他人不得擅自使用。否则，即构成侵犯注册商称所有人的商标权，违犯我国商标法律规定。

（3）价值性：商标代表着商标所有人生产或经营的质量信誉和企业信誉、形象，商标所有人通过商标的创意、设计、申请注册、广告宣传及使用，使商标具有了价值，也增加了商品的附加值。商标的价值可以通过评估确定。商标可以有偿转让；经商标所有权人同意，许可他人使用。

（4）竞争性：商标是企业参与市场竞争的工具。生产经营者的竞争就是商品或服务质量与信誉的竞争，其表现形式就是商标知名度的竞争，商标知名度越高，其商品或服务的竞争力就越强。

3. 商标的分类　目前商标具有多种分类方法，按是否注册，可分为注册商标、未注册商标；按商标构成分类，可以分为图形商标、文字商标、立体商标等；按使用对象可分为商品商标、服务商标；按作用功能可分为集团商标、证明商标、联合商标；按知名度可分为知名商标（由市级工商行政管理部门认定）、著名商标（由省级工商行政管理部门认定）、驰名商标（由国家工商行政管理部门认定）。

（二）药品商标的定义、特殊要求及功能

1. 药品商标的定义　药品商标是指医药生产者、经营者用来区别于他人生产、经营的药品或医学服务而使用的由数字、字母、文字、图形、颜色组合和三维标志，以及上述要素的组合所构成的一种可视性标志。

2. 药品商标的特殊要求　药品商标除了具有上述商标的特征外，还有以下几个特殊要求：

（1）药品商标的设计必须符合医药行业的属性：健康性、安全性、生命性。商标中不得使用对药品特征具有直接描述性文字，造成药品通用名称与商标混淆，导致药品误用情况。

（2）人用药品商标申请时应当附送国家药品监督管理部门颁发的药品批准证明文件，同时必须经过国家工商行政管理部门的审批注册后方可使用。

（3）药品商标不得使用药品通用名称。药品通用名是国家核定的药品法定名称，与国际通用的药品名称、我国药典及国家药品标准中的名称一致，是多家生产企业共同使用的约定俗成的名称，是反映该药的适应证、主要原料的名称。这类名称用于指导生产企业、医务工作者、患者使用，不能由任何一家企业注册。商品名属于药品名称的一种。一个药品常有多个生产厂

家生产，企业为了树立自己的品牌，往往给自己所生产的药品注册独特的商品名进行区别。商品名由国家药品监督管理部门批准，然后经国家工商管理部门核准注册后获得保护，即药品商品名的商标保护。伴随着商标影响力的提升，药品商品名称的商标化趋势越来越明显。

3. 药品商标的功能药品商标的功能作用主要表现在以下几个方面：

（1）区分药品来源：这是药品商标的首要功能、基本功能。药品商标是区分药品的不同生产企业产品质量才得以产生的。药品商标的区分性作为基本功能，由其延伸开来，药品商标还有若干与之相联系的功能。

（2）保证药品品质：生产者通过药品商标表示药品为自己所提供，医学服务提供者通过药品商标表示某项服务为自己所提供，消费者通过药品商标来辨别药品或医学服务。对其质量做出鉴别，这种鉴别关系到生产经营者的兴衰，因此，药品商标的使用促使生产经营注重质量，保持质量的稳定。因此，药品商标的使用可以使生产经营者体会到市场竞争的压力，而关注药品质量，药品商标从而起到了保证药品品质的作用。

（3）广告和促销的主要工具：现代的药品宣传往往以药品商标为中心，通过药品商标发布药品信息，推介药品，突出醒目，简明易记，能借助药品商标这种特定标记吸引消费者的注意力，加深对药品的印象。药品吸引了消费者，消费者借助药品商标选择药品，药品商标的作用便显而易见。在现实中，药品商标成为无声的广告，更显药品商标的优势。

二、药品商标申请

依据《商标法》第三条及《商标法实施条例》第十三条，自然人、法人或者其他组织在生产经营活动中，对其商品或者服务需要取得商标专用权的，应当向商标局申请商标注册。

（一）药品商标注册申请途径、管理机构、申请人

1. 药品商标注册申请途径　国内的商标注册申请人办理商标注册申请有两种途径：一是自行办理，即由申请人直接办理商标注册申请；二是委托依法设立的商标代理机构办理。外国人或者外国企业在中国申请商标注册和办理其他商标事宜的，应当委托依法设立的商标代理机构办理。但在中国有经常居所或者营业所的外国人或外国企业，可以自行办理。

2. 药品商标注册申请管理机构　中华人民共和国国家工商行政管理总局商标局主管全国商标注册和管理的工作。国务院工商行政管理部门设立商标评审委员会，负责处理商标争议事宜。

3. 商标注册申请人　两个以上的自然人、法人或者其他组织可以共同向商标局申请注册同一商标，共同享有和行使该商标专用权。

外国人或者外国企业在中国申请商标注册的，应当按期所属国和中华人民共和国签订的协议或者共同参加的国际条约办理，或者按对等原则办理。外国人或者外国企业在中国申请商标注册和办理其他商标事宜的，应当委托依法设立的商标代理机构办理。

（二）商标注册申请要求、优先权原则及申请流程

1. 商标注册申请要求　若需申请商标注册，需按规定的商品分类表填报使用商标的商品类别和商品名称。若商标注册申请人在不同类别的商品上申请注册同一商标的，应当按商品分类表提出注册申请。注册商标需要在同一类的其他商品上使用的，应当另行提出注册申请。注册商标需要改变其标志的，应当重新提出注册申请。注册商标需要变更注册人的名义、地址或者其他注册事项的，应当提出变更申请。申请商标注册不得损害他人现有的在先权利，也不得以不正当手段抢先注册他人已经使用并有一定影响的商标。为申请商标注册所申报的事项和所提

供的材料应当真实、准确、完整。

2. 商标注册的优先权原则　商标注册申请人自其商标在外国第一次提出商标注册申请之日起六个月内，又在中国就相同商品以同一商标提出商标注册申请的，依照该外国同中国签订的协议或者共同参加的国际条约，或者按照相互承认优先权的原则，可以享有优先权。商标在中国政府主板的或者承认的国际展览会展出的商品首次使用的，自该商品展出之日起六个月内，该商标的注册申请人可以享有优先权。

3. 商标注册申请流程　商标注册申请主要包括以下环节：首先进行商标查询，查询是否有同拟注册商标存在冲突的在先申请，然后进行形式审查，若申请材料属实、准确、清晰与手续完备，通过形式审查后，进入实质审查，审核申请注册的商标是否合法，得出给予初步审定或者驳回申请的结论，最后是进行审定公告。若对已经注册的商标有争议的，可以自该商标经核准注册之日起五年内，向商标评审委员会申请裁定。

（三）不得作为商标使用或注册的情形

《商标法》第十条规定，下列标志不得作为商标使用：

（1）同中华人民共和国的国家名称、国旗、国徽、国歌、军旗、军徽、勋章等相同或者近似的，以及同中央国家机关的名称、标志、所在地特定地点的名称或者标志性建筑物的名称、图形相同的。

（2）同外国的国家名称、国旗、国徽、军旗等相同或者近似的，但经该国政府同意的除外。

（3）同政府间国际组织的名称、旗帜、徽记等相同或者近似的，但经该组织同意或者不易误导公众的除外。

（4）与表明实施控制、予以保证的官方标志、检验印记相同或者近似的，但经授权的除外。

（5）同"红十字"、"红新月"的名称、标志相同或者近似的。

（6）带有民族歧视性的。

（7）带有欺骗性，容易使公众对商品的质量等特点或者产地产生误认的。

（8）有害于社会主义道德风尚或者有其他不良影响的。

（9）县级以上行政区划的地名或者公众知晓的外国地名，不得作为商标。但是，地名具有其他含义或者作为集体商标、证明商标组成部分的除外；已经注册的使用地名的商标继续有效。

《商标法》第十一条规定，不得作为商标注册的标志包括：

（1）仅有本商品的通用名称、图形、型号的。

（2）仅仅直接表示商品的质量、主要原料、功能、用途、重量、数量及其他特点的。

（3）其他缺乏显著特征的。

三、药品商标专用权的保护

（一）商标权的保护范围和期限

1. 商标权保护范围　注册商标的专用权的保护，以核准注册的商标和核定使用的商品为限。

2. 商标权保护期限　我国注册商标的有效期为 10 年，自核准注册之日起计算。注册商标有效期满需要继续使用的，应当在期满前 12 个月申请续展注册，在此期间未能办理的，可以给予六个月的宽展期，每次续展注册的有效期为 10 年，自该商标上一届有效期满次日起计算。期满未办理续展手续的，注销其注册商标。商标可通过续展注册获得永久性保护。

（二）药品商标侵权认定

我国商标法第五十七条规定了以下几种侵犯注册商标专用权的行为：

（1）未经商标注册人的许可，在同一种商品上使用与其注册商标相同的商标的。

（2）未经商标注册人的许可，在同一种商品上使用与其注册商标近似的商标，或者在类似商品上使用与其注册商标相同或者近似的商标，容易导致混淆的。

（3）销售侵犯注册商标专用权的商品的。

（4）伪造、擅自制造他人注册商标标识或者销售伪造、擅自制造的注册商标标识的。

（5）未经商标注册人同意，更换其注册商标并将该更换商标的商品又投入市场的。

（6）故意为侵犯他人商标专用权行为提供便利条件，帮助他人实施侵犯商标专用权行为的。

（7）给他人的注册商标专用权造成其他损害的。

（三）药品商标侵权行为人的法律责任

若发生药品商标侵权行为时，商标权利人可以采用行政程序、司法程序两种方式保护自己合法权益，侵权行为人则应承担相应民事责任、行政责任与刑事责任。

1. 民事责任

（1）停止侵权：药品商标侵权行为人应该根据工商行政管理部门的处理决定或者人民法院的判决，立即停止正在实施的侵权行为并销毁侵权商品。

（2）赔偿损失：侵犯商标专用权的赔偿数额，按照权利人因被侵权所受到的实际损失确定；实际损失难以确定的，可以按照侵权人因侵权所获得的利益确定；权利人的损失或者侵权人获得的利益难以确定的，参照该商标许可使用费的倍数合理确定。

（3）消除影响：在侵权者实施侵权行为给注册商标持有人在市场上的商誉造成损害时，侵权者就应当采用适当的方式承担消除影响的法律责任。

2. 行政责任　对于药品商标侵权行为，工商行政管理部门有权责令侵权行为人停止侵权行为，没收、销毁侵权商品和主要用于制造侵权商品、伪造注册商标标识的工具，罚款等，工商行政管理部门应当事人的请求，还可以就侵犯商标权的赔偿数额进行调解。

3. 刑事责任　未经商标注册人许可，在同一种商品上使用与其注册商标相同的商标，构成犯罪的，除赔偿被侵犯人损失外，依法追究刑事责任；伪造、擅自制造他人注册商标标识或者销售伪造、擅自制造的注册商标标识，构成犯罪的，除赔偿被侵权人的损失外，依法追究刑事责任；销售明知是假冒注册商标的商品，构成犯罪的，除赔偿被侵权人损失外，依法追究刑事责任。

第四节　医药商业秘密和医药未披露数据的保护

一、医药商业秘密保护

（一）医药商业秘密定义与特征

1. 医药商业秘密的定义　为了保障市场经济健康发展，鼓励和保护公平竞争，制止不正当竞争行为，保护经营者和消费者合法权益，我国反不正当竞争法将商业秘密纳入保护范畴，并将商业秘密概括为：不为公众所知悉、能为权利人带来经济利益、具有实用性并经权利人采取保密措施的技术信息与经营信息。因此，医药商业秘密就是在医药领域内，可以通过反不正当竞争法保护的该类技术信息与经营信息，例如产品的配方、生产工艺、客户资源等内容。通过商业秘密保护，可以在不公开技术秘密的前提下保护具有极高商业价值但可能不符合发明专利关于创造性的要求而无法获得专利保护的技术，尤其在中药领域有悠久的历史。若将一种技术申请专利后，虽然能取得专利保护，但却是以公开该技术作为代价，将为竞争对手通过所公开的技术信息进一步研发出超越该专利的技术提供可能，从而使专利所有权人丧失竞争优势；另外，由于专利保护存在时间限制，而商业秘密保护不存在保护期限制，只要秘密权利人保密措施得当，其医药商业秘密就能在相当长的时间内处于保密状态，为权利人创造经济价值。综上所述，商业秘密能在一定程度上克服专利的局限性，与专利形成立体的知识产权保护体系。

我国涉及商业保护的法律主要是《反不正当竞争法》，目前尚无单行法律。

2. 医药商业秘密的特征　参照医药商业秘密定义，可以归纳出医药商业秘密的主要特征如下：

（1）秘密性（未公开性）：医药商业秘密存在的前提是必须处于未公开的秘密状态，不能从公开途径获得该信息。医药商业秘密的"未公开性"与专利、商标等其他药品类知识产权所具有的"公开性"不同。

（2）实用性：医药商业秘密必须具备能应用于生产经营或者对生产经营具有使用价值的技术方案与经营策略。若无法直接或间接被用于生产经营活动中的信息无实用性，不属于商业秘密。

（3）经济性：医药商业秘密具有实际的经济价值与市场竞争价值，能为权利人带来经济效益或者竞争优势。

（4）保密性：商业秘密权利人必须主动采取保密措施，如建立保密制度、签订保密协议等手段来确保商业秘密处于保密状态。其技术与经营信息在权利人采取了相关保密措施后，才属于法律范畴的商业秘密。

上述 4 项特征是医药商业秘密不可或缺的构成要件，只有同时具备该 4 项特征的医药技术与经营信息，才成为医药商业秘密。

（二）医药商业秘密分类

参照我国《反不正当竞争法》规定，可将医药商业秘密分为两大类：医药技术秘密和医药经营秘密。

1. 医药技术秘密　制药行业作为高技术产业代表，在药品研发过程中存在大量的技术秘密。如：①新药申报相关技术资料，包括了新药的理化性质、合成工艺、质控、处方组成及制备工艺、质量研究、主要药效学、药理学、毒理学及临床试验资料。此类技术信息的取得需要耗费大量的财力与人力，是药品取得新药证书与相关生产批文不可或缺的技术资料，在药品申请专利与正式投入市场之前，属于商业秘密。②药品研发、生产与质量控制相关技术资料，包括药品化学合成与提取制备工艺、制剂工艺、药品检测与质量监控、消毒灭菌工艺、包装工艺等相关技术资料。

2. 医药经营秘密　医药经营秘密是指与药品生产管理、经营销售等有关的未经公开的经营信息。如：①生产经营相关管理资料，包括企业在生产、经营各个环节中独特有效的管理模式、管理办法、管理心得、管理流程等内容，如标准操作规程、员工培训制度、库存管理办法等内容。②与企业重要生产经营活动相关文件，包括企业发展规划、市场调研报告、经营策略、财务报表等内容。③供销渠道与客户情报，即企业运营过程中购销商品的相关渠道和与之业务往来的相对人情报，包括供货商情况、客户清单、产销策略等内容。

（三）医药商业秘密保护形式

我国医药商业秘密保护主要包括权利人自我保护与法律保护两种形式。

1. 权利人自我保护　自我保护是指医药企业通过事先建立健全各项保护措施，从源头上防止医药商业秘密泄密。它是医药商业秘密保护的根本，也是法律保护的前提。各国都将"权利人采取了保密措施"作为商业秘密认定的要件之一，才具有法律保护的可能。医药企业可通过以下途径加强商业秘密保护：①企业设立专门商业秘密管理机构，并健全相关保密制度与措施。②与涉密人员签订保密合同与竞业限制协议进行约束。③形成分级管理制度，对涉密权限进行限制。④加强员工培训，培养其商业秘密保护意识，提高其商业秘密保护能力。

2. 法律保护　法律通过采取对非法侵害他人商业秘密的行为依法追究法律责任的方式来保护商业秘密合法权益。目前，我国无商业秘密保护单行法，有关的商业秘密保护的规定主要分散在《反不正当竞争法》《民法通则》《合同法》等几个法律法规中。

我国相关法律规定侵犯商业秘密行为的法律责任，分为民事违约责任、民事侵权责任、行政责任与刑事责任四种。通常情况下，侵犯商业秘密行为应当主要承担民事违约责任和民事侵权责任；若侵犯商业秘密行为构成不正当竞争时，还应依法承担行政责任；情节严重，构成侵犯商业秘密罪的应当承担刑事责任。

二、医药未披露数据的保护

药品研发生产企业为了证明其研发生产的药物安全、有效与质量可控，其在向药品监督管理部门所提交的新药申请中包含大量的临床前研究和临床试验数据，这些数据是药品监督管理部门审批授权新药上市销售的最主要依据。在目前新药研发周期长、费用高、风险大的背景下，该类数据若被其他仿制者利用，将对研发者造成巨大损失。

（一）医药未披露数据的定义及内容

1. 医药未披露数据定义　医药未披露数据是指含有新型化学成分药品的注册过程中，申请者为获得药品生产批准证明文件向药品注册管理部门提交的关于药品安全性、有效性、质量可控性的未披露的试验数据。

2. 医药未披露数据内容　医药未披露数据主要来源于药品研发过程中的临床前试验和临床试验阶段，包括以下内容：

（1）针对临床前试验数据：包括动物、器官、组织、细胞、微生物等试验系统的药效学、动物药物代谢动力学、毒理学等试验数据。

（2）针对生产工艺流程：包括药物合成工艺、提取方法、物理与化学性质及纯度、剂型选择、制剂处方筛选、制备工艺、检验方法、质量指标、稳定性；中药制剂还包括药材的来源、加工及炮制方法等；生物制品还包括菌毒种、细胞株、生物组织等起始材料的质量标准、保存条件、遗传稳定性及免疫学等研究数据。

（3）针对人体的临床试验数据：包括通过临床药理学、人体安全性和有效性评价等获得的人体对新药的耐受程度和药代动力学参数、给药剂量等试验数据。

（二）医药未披露数据的特征

1. 医药未披露数据不具备独占性　医药未披露数据的保护不禁止其他申请人自行独立获取

该数据，其他申请人可以合法使用该数据。

2. 医药未披露数据获得的途径不具备创新性 《中华人民共和国药品管理法实施条例》中规定，"生产或者销售含有新型化学成分药品"中"新"并不是指应用创新方法获得的信息，而是一个注册性概念，若生产者或者销售者所提交的化学活性成分是未经注册的即是新的。

（三）医药未披露数据保护的含义及法律依据

1. 医药未披露数据保护的含义 医药未披露数据保护是指对未在我国注册过的含有新型化学成分药品的申报数据进行保护，在一定的时间内，负责药品注册的管理部门和药品仿制者既不能披露也不能依赖该新药研发者所提供的证明药品安全性、有效性、质量可控性的试验数据。对药品注册过程中的未披露数据提供有效保护，是为了禁止后来的药品注册申请者直接或者间接的依赖前者的数据进行药品注册申请，保护新药研发的积极性。

2. 医药未披露数据保护的法律依据

（1）与医药未披露数据保护有关的国际公约：TRIPS 规定，当成员国要求以提交未披露过的试验数据或其他数据作为批准使用了新化学成分的药品或者农业化学产品上市的条件，如果该数据的原始活动包含了相当的努力，则该成员国应对该数据提供保护，以防止不正当的商业使用。同时，除非出于保护公众需要，或已采取措施确保该数据不会被不正当地投入商业使用，各成员国均应保护这些数据，以防止其被泄露。

（2）与医药未披露数据保护有关的行政法规：依据 TRIPS 协议中医药未披露数据保护内容，我国制定了相关的行政法规。《药品管理法实施条例》规定，国家对获得生产或者销售含有新型化学成分药品许可的生产者或者销售者提交的自行取得且未披露的试验数据和其他数据实施保护，任何人不得对该未披露的试验数据和其他数据进行不正当的商业利用。自药品生产者或者销售者获得生产、销售新型化学成分药品的许可证明文件之日起 6 年内，对其他申请人未经已获得许可的申请人同意，使用前款数据申请生产、销售新型化学成分药品许可的，药品监督管理部门不予许可；但是，其他申请人提交的自行取得数据的除外。另外，若因公众利益需要，或已采取措施确保该类数据不会被不正当地进行商业利用的情况除外。

（3）与医药未披露数据保护相关的部门规章：《药品注册管理办法》对未披露试验数据的保护制度进行了明确，对获得生产或者销售含有新型化学成分药品许可的生产者或者销售者提交的自行取得并且未披露的试验数据和其他数据，国家食品药品监督管理总局自批准许可之日起 6 年内，对未经已获得许可的申请人同意，使用其未披露数据的申请不予批准；但是申请人提交自行取得的数据的除外。医药未披露数据保护是在药品专利之后进行的知识产权保护形式，专利已公开的数据不在保护范围之内。医药未披露数据保护与药品专利保护形成了一个整体，能够有效地保护药品相关知识产权。但若药品专利数据的充分公开将对未披露数据保护的内容产生影响。

参 考 文 献

[1] 杨世民. 药事管理学 [M]. 6 版. 北京：人民卫生出版社，2016.

[2] 何宁，胡明. 药事管理学 [M]. 2 版. 北京：中国医药科技出版社，2018.

[3] 吴蓬，杨世民. 药事管理学 [M]. 4 版. 北京：人民卫生出版社，2007.

[4] 杨世民. 药事管理与法规 [M]. 北京：高等教育出版社，2010.

[5] 黄泰康. 现代药事管理学 [M]. 北京：中国医药科技出版社，2004.

[6] 谢明，田侃. 药事管理与法规 [M]. 北京：人民卫生出版社，2012.

[7] 孟锐. 药事管理学 [M]. 4 版. 北京：科学出版社，2016.

[8] 周进东，罗兴洪. 药品生产企业经营管理与实务 [M]. 北京：人民卫生出版社，2010.

[9] 曾渝，罗兴洪. 医药企业管理学 [M]. 北京：中国医药科技出版社，2013.

[10] 张晓，胡大洋，罗兴洪. 医疗保险谈判理论与实践 [M]. 北京：中国劳动社会保障出版社，2011.

[11] 国家食品药品监督管理总局执业药师资格中心. 药事管理与法规（国家执业药师考试指南）[M]. 北京：中国医药科技出版社，2018.

[12] 刘红宁. 药事管理学 [M]. 北京：高等教育出版社，2009.

[13] 张立明，罗臻. 药事管理学 [M]. 北京：清华大学出版社，2011.

[14] 方宇，丁锦希. 药事管理与法规 [M]. 西安：西安交通大学出版社，2012.

[15] 张文玉，邹延昌. 药事管理学 [M]. 济南：泰山出版社，2011.

[16] 杨世民，翁开源，王志敏. 药事管理学 [M]. 北京：人民卫生出版社，2013.

[17] 宿凌. 药事管理与法规 [M]. 北京：中国医药科技出版社，2017.

[18] 张爱萍，孙咸泽. 药品 GMP 指南 [M]. 北京：中国医药科技出版社，2011.

[19] 蒋琬，屈毅. 美国 FDA 的 cGMP 现场检查 [M]. 中国医药科技出版社，2007.

[20] 宿凌. 药事管理与法规（国家执业药师考试习题与解析）[M]. 10 版. 北京：中国医药科技出版社，2018.

[21] 张建平. 药事法规 [M]. 南京：江苏教育出版社，2012.

[22] 孟锐. 药事管理与法规 [M]. 长沙：湖南科学技术出版社，2012.

[23] 陈永法. 中国药事管理与法规 [M]. 南京：东南大学出版社，2012.

[24] 陈永法. 药品注册法律法规 [M]. 北京：中国医药科技出版社，2011.

[25] 周海钧. 药品注册的国际技术要求：质量部分 [M]. 北京：人民卫生出版社，2011.

[26] 王玉琨，潘红春. 药事管理学 [M]. 北京：科学出版社，2016.

[27] 杨书良，刘兰茹. 药事管理学 [M]. 2 版. 北京：化学工业出版社，2013.